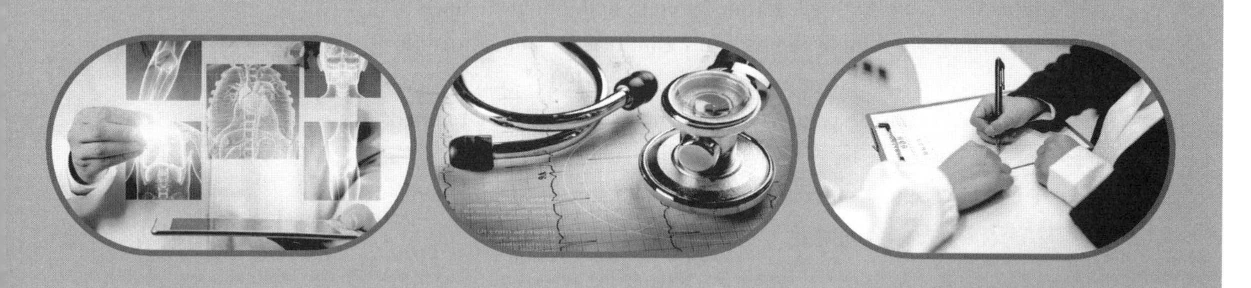

# 全科医学临床病例解析

CCU CLINICAL CASES UNCOVERED

# General Practice


主　编　［新西兰］艾玛·斯托（Emma Storr）
［英］盖尔·尼科尔斯（Gail Nicholls）
［英］艾莉森·里（Alison Lea）
［英］玛莎·利（Martha Leigh）
［英］希娜·麦克曼（Sheena McMain）

主　译　姜　岳
副主译　陈　哲　李利红　王晓娟　潘　琦
译　者　（排名不分先后）
姜　岳（清华大学第一附属医院）
陈　哲（首都医科大学附属北京朝阳医院）
李利红（清华大学附属北京清华长庚医院）
王晓娟（首都医科大学附属北京朝阳医院）
潘　琦（北京医院）
靳凯伦（北京市通州区永乐店社区卫生服务中心）
董芳余（北京市朝阳区团结湖社区卫生服务中心）
李皓月（北京市朝阳区高碑店社区卫生服务中心）
李　杰（首都医科大学全科医学与继续教育学院）
梁艳虹（首都医科大学附属北京朝阳医院）
潘清蓉（首都医科大学附属北京朝阳医院）




江苏凤凰科学技术出版社·南京 | WILEY

图书在版编目（CIP）数据



全科医学临床病例解析 /（新西兰）艾玛·斯托等主编；姜岳主译. —南京：江苏凤凰科学技术出版社，2021.10

ISBN 978-7-5713-1423-1

Ⅰ. ①全… Ⅱ. ①艾… ②姜… Ⅲ. ①临床医学-病案 Ⅳ. ①R4

中国版本图书馆CIP数据核字（2020）第168372号

# 全科医学临床病例解析

主　　编　［新西兰］艾玛·斯托（Emma Storr）
　　　　　［英］盖尔·尼科尔斯（Gail Nicholls）
　　　　　［英］艾莉森·里（Alison Lea）
　　　　　［英］玛莎·利（Martha Leigh）
　　　　　［英］希娜·麦克曼（Sheena McMain）
主　　译　姜　岳
责任编辑　楼立理
责任校对　仲　敏
责任监制　刘文洋

出版发行　江苏凤凰科学技术出版社
出版社地址　南京市湖南路1号A楼，邮编：210009
出版社网址　http://www.pspress.cn
制　　版　南京紫藤制版印务中心
印　　刷　江苏苏中印刷有限公司

开　　本　787mm × 1 092mm　1/16
印　　张　18.25
字　　数　300 000
插　　页　1
版　　次　2021年10月第1版
印　　次　2021年10月第1次印刷

标准书号　ISBN 978-7-5713-1423-1
定　　价　58.00元

图书若有印装质量问题，可随时向我社印务部调换。

# 目 录

## 第三部分　自测题



## 附录

# 前言

我们写这本书是为了鼓励个人用一种具有挑战性和启发性的方式来学习全科医学。总体来说，我们都拥有丰富的专业经验并了解社区病人病情的复杂性，大多数病人的病情都不符合教科书中对疾病的描述。因此，对社区病人的临床问题进行管理是一个持续性的挑战。我们的目的是引入“现实生活”中的人物角色，他们伴随一系列的医学、心理和社会问题，以此为例阐明社区病人的全科管理方法。虽然并不是每一个案例都有最终的或非常圆满的解决方案，但是这些案例都能反映在不同医疗条件下处理个人多重问题的现实情况。

这本书编写的 36 个案例，代表了全科医师们所能看到的许多常见临床问题。你会注意到不同的写作风格和方法，这反映了作者们的个性以及在诊室中所遇到病人的迥异情况。我们深知，由于时间和场地的缺乏，会缺失部分病人的场景，包括涉及严重精神问题和有特殊需求的病人。尽管如此，我们认为这里介绍的案例，能说明全科医师每天主要处理的病人和疾病的类型。

随着每个病人故事的展开，会呈现出新的信息或问题，此时要求学生解决这些问题，做出鉴别诊断并考虑他们接下来要做什么。最后测试学生的临床知识和判断力以及医学常识。在案例回顾和关键要点部分讨论了最新的证据并指出需要进一步阅读的材料。本书末尾包含与案例有关的自我评估部分，以加强所提供信息的真实性。

本书主要针对的是正在进入全科诊所的高年级医学生和低年资医师，可以作为他们培训内容的一部分。我们希望他们能够喜欢这本书，将其看作他们今后在社区中遇到各种各样的病人的入门介绍，欣赏这本书中所体现的全科医师的整体性临床思维。

我们要感谢所有的病人和同事，他们使我们获得了独特的经验并且能享受在全科医疗环境中实践“医学艺术性”的挑战。

艾玛·斯托（Emma Storr）

盖尔·尼科尔斯（Gail Nicholls）

艾莉森·里（Alison Lea）

玛莎·利（Martha Leigh）

希娜·麦克曼（Sheena McMain）

2008 年

# 译者前言

历时三年多的翻译和反复校对，本书即将出版。合上译稿，脑海中不断地浮现一个个鲜活的案例，不由得感叹全科医师的诊疗不仅是一种技能，更是一门艺术，没有过硬的医疗能力和全科技能很难应对病人复杂问题的挑战，也不容易满足民众对全科医学的期待。虽然书中英国全科医师的水平确实很高，但是也没到高不可及的程度，只要认真做好规范化培训，落实好医患沟通和人文关怀，我们也可以利用现有的手段将诊疗能力不断地提升到英国全科医师的水平。相信您看完本书之后，也能获得这样的体会。

众所周知，全科医师是居民健康的守门人，在基层工作的范围很广，在国家卫生健康服务体系中发挥着越来越重要的作用。虽然现有文件明确规定了全科医师的职责，但是多年来社会大众仍然存在很多误解：全科医师能做什么？怎么做的？如何提高？因此，我们引进版权翻译了英国全科医师编写的《全科医学临床病例解析》，希望通过阅读书中的案例，有助于解答上述疑惑。

全科医师的工作环境与专科医师有很大的不同，大部分都是以门诊服务的形式开展工作，那么在 10 min 的接诊过程中如何落实首诊负责制？如何体现全人照顾？如何做预防保健和健康管理？如何做好医患沟通？如何处理社区病人的复杂病情？这些是我们需要关注的重点内容，也是这本书反复论述的——全科医疗的艺术性在于在有限的时间内开发出一种有效的且具有同理心的接诊方法。这不仅仅是接诊的艺术，更是全科医师的行医艺术。

本书作为一本病例解析的教材，有以下几个特点：首先，从全科诊所的真实场景出发设计临床案例，每个案例都按照临床接诊的流程顺序展开临床问题的讨论，引入“现实生活”中的人物角色以激发读者的学习兴趣，随着病例故事的发展，学习到全科诊疗整个流程中的技能。其次，呈现了英国全科医师扎实的临床能力，包括问诊、体格检查、专科检查、问卷评估、风险评估、实验室检查、制订治疗方案、健康教育、用药指导、预防医学和急救处理等多个方面。书中诊疗的病种涉及呼吸、心血管、血液、肿瘤、内分泌、消化、神经、骨科、妇产科、眼科、肾内科、皮肤科、耳鼻喉科、精神科和男科等多个系统的常见疾病，体现了全科医师诊疗的广度。即使面对病人及其家属提出的无理要求，仍然严格按照循证医学的临床指南进行诊疗，具有良好的临床思维和临床技能的示范作用。另一方面，书中的全科医师具有较高的职业素养，采用“以病人为中心的方法”认真倾听病人的述说，关心病人，绝不歧视病人；强调体格检查时需要有第三者在场，为外籍人员提供合适的翻译服务也需要取得病人本人的同意；高度重视病人的隐私保护和法律风险，即使是同一家人也不能私自泄漏病情信息。对于诊疗方案积极进行医患共同决策，将以人为本的人文关怀落实到每一个细节。通过协调诊所内外的专业人士，甚至社会机构的资源来提供个性化的服务，确保病人安全，协助预约转诊。同时，书中也论述了一些全科诊疗的特殊技能，比如：为病人提供连续性照顾、为整个家庭提供照顾、家庭访视和出诊服务、协调性服务、团队式服务、双向转诊和安宁疗护等。当然，书中的案例并不是都得到完美的解决，其实这就是医学的不确定性和未知性，这说明全科诊疗即使非常全面，也是有限度的。最后，本书还有自测题和相关附录，帮助读者更好地掌握所学的内容。

虽然原作者只是希望低年资全科医师和医学生能使用本书，并且英国独特的社会背景、卫生体系和全科医师绩效考核方式与中国有很多不同，但对于工作多年的医务人员也有参考价值，更重要的是能从中学习到原汁原味的英国全科医师接诊模式，进一步提高服务水平。希望本书能解答您对全科医学的诸多困惑，从中获取全人照顾的智慧，并享受全科诊疗“艺术性”的挑战，提高全科医师的职业认同感。

感谢各位译者的认真翻译，感谢刘云霞、许牧、陈怡涵、高淑欣、白灵丽、任小丽、张超虎、杨彦娜、刘雪娇等协助进行修改，感谢江苏凤凰科学技术出版社楼立理编辑的细致校对。

由于时间有限、个人翻译水平不足以及对英国全科医学的理解不够，书中谬误之处在所难免，敬请广大读者和专家批评指正！

姜　岳

2021 年 8 月 23 日

# 如何使用本书

《临床病例解析》系列丛书经过精心设计，可以帮助你积累临床经验。本书分为三部分：第一部分——基础知识；第二部分——案例；第三部分——自测题。

第一部分为你提供本领域的学科基础知识、病史、辅助检查以及关键诊断的快速提示。第二部分包含你希望在病房或在考试中可能遇到的许多临床问题，并通过问答的方式引导你了解每个案例。辅助检查结果等新资料将随着事件的展开而呈现，每个案例都对关键要点进行了总结，使用非常方便。第三部分的题目可以检验你的学习效果，包括以下题型：单选题、多备选答案单选题和简答题，每个问题的设计都非常贴近临床。

不论是你个人随手翻阅还是作为团队工作的一部分，我们都希望你能喜欢《临床病例解析》系列丛书。如果你有任何问题和改进建议，请随时联系我们。联系方式：medstudentuk@oxon.blackwellpublishing.com.

## 免责声明

《临床案例解析》系列丛书中每位病人反映的都是其真实的个人情况，报告自己真实的症状和担忧。请读者注意，所有病人的名字均为化名，不论生者或逝者，如有雷同，纯属巧合。

# 第一部分

## > > > > > > 基础知识

# 设置场景

## 全科医疗的艺术

医学的实践既是一门科学，也是一门艺术，这一点在全科医学中得到了最清楚的证明。与专科医师相比，全科医师是多面手，这意味着他们必须接受医学的整个范围，而不只是深入了解某一个临床领域。

全科医师的主要工作是治疗患有轻微疾病和慢性疾病的病人，但他们必须具备处理急性问题和紧急医疗情况的技能。全科医师必须迅速而安全地评估哪些人“病了”，哪些人“没有病”，哪些人需要紧急入院，哪些人可以等后续检查。病人在英国国家医疗服务系统（National Health Service，NHS）的第一个接触者通常是全科医师，因此病人常常带着未分化的、令人困惑的症状来看医师。医学的“艺术性”实践可帮助全科医师理解这些症状，并适当地治疗病人。它需要综合优秀的临床知识、直觉和常识，才能弄清楚病人前来就诊的原因，可能存在的问题，以及如何提供帮助。这通常会与医院场景下的诊断过程不同，因为全科医师可能很了解病人，包括他们的焦虑和信念，背景和病史。从事全科医疗的乐趣之一是可以为病人提供持续性的照顾并为他们及其家人提供持续多年的支持。

## 全科医师的角色

在英国，全科医师承担着二级和三级医疗照顾中社区“守门人”的角色。全科医师接诊的病人只有一小部分（不到15%）会被转诊到医院或专科医疗机构；但是，全科医师是同病人和团队的其他成员共同做出转诊决定的。目前，诊所的全科医师和护理人员正按照政府制订的以“初级卫生保健为主导”的NHS计划，来管理糖尿病和哮喘等慢性病。根据英国皇家全科医师学院（Royal College of General Practitioners，RCGP）的数据，2006年全科医师的接诊量大约有80%涉及慢性病的照顾。

近年来，医疗资源已从二级医疗机构转移到初级保健机构，并且在2004年签订了新合同，这给全科医师提供了选择和财务激励，以便在他们的诊所中提供某些服务（“定向增强服务”），该服务超出所有全科医师必须为病人提供的基本照顾。

## 公共卫生

全科医师主要为单个的病人提供一对一地服务，同时也对所服务的当地居民负责。他们的公共卫生角色包括向当地公共卫生实验室通报某些疾病，并在他们意识到疾病聚集发病时采取行动。例如，康沃尔郡的一位全科医师意识到他的病人有铜和铅中毒的症状（皮肤刺激症状、头发变绿和气味的改变），便向地方当局发出了警报。因为

1988年7月在卡梅尔福德发生了一次重大工业事故，当时有毒废物污染了2万人的供水。

## 教育

“医师”一词来自拉丁语“*doctore*（教学）”。全科医师一直参与教育工作，他们的病人和其他专科的医师都是全科医学的培训对象。由于医学教育发生了巨变，越来越重视对学生进行社区培训，越来越多的全科医师参与了本科生的教学，授课地点可能是在他们的诊所中或在医学院里。全科医学作为一门独立的专业，在医学学术方面发展出一个新的领域，强调以病人为中心的方法和以整体观来看待病人。同时，设立了全科医师的研究生课程，对那些有兴趣定期参与教学的人提供教育和培训。

## 研究

在诊所和学术部门中，全科医师具有参与和开展研究的悠久历史，这有助于我们了解疾病的流行病学特点。在这一领域的先驱医师有朱利安·图德·哈特教授（Julian Tudor Hart）和19世纪90年代末的苏格兰全科医师詹姆斯·麦肯齐（James McKenzie）。图德·哈特教授1971年在西格拉摩根郡格林科鲁格（Glyncorrwg West Glamorgan）工作时提出“颠倒的医疗法则”的概念。与这个研究传统相关的是初级保健中的健康促进和疾病预防获得了发展。全科医师和护士每天都在向病人提供健康建议，并进行筛查程序（例如子宫颈涂片检查、血液检查、儿童健康监测和血压检查），这也有助于改善整个国家的健康状况，以及与病人有关的健康状况。

## 代言人

对于个人来说，全科医师通常充当病人的代言人，并指出当地的健康不平等现象，例如避难者难以获得适当的初级和二级医疗保健的问题，或在偏远的农村老年人所遇到的健康困境。全科医师可联络医院的员工，缩短病人检查或门诊的预约时间，或写信来支持重新预约病人。来自政府的许多福利，如残疾人或需要护理的人员的津贴，都需要通过全科医师来获得病人的信息，而填写这些申请表成为全科医师日常工作的一部分。全科医师还可以参与游说政府以改变卫生政策，以满足他们在工作区域所感知到的病人的日常需求。

## 政府监管

直到2004年，全科医师一直是政府事务的“独立承包商”，但是人们越来越意识到对全科医师进行监管的必要性，为此出台了一种新的全科医师合同。通过这种方式，政府试图为英国各地的病人提供标准化的照顾。该合同的大部分内容列出了应满足病人的某些照顾“目标”。这些目标内容分为四个领域：临床、管理、附加和病人体验。质量和结果框架（Quality and Outcomes Framework，QOF）中列出的临床目标包括诸如：

监测血压、进行药物审查、定期进行特定的血液检查以及与慢性病（例如哮喘和糖尿病）相关的检查等任务。筛查和免疫接种计划也构成 QOF 目标的一部分，通过对他们的病人进行高比例的筛查使诊所获得了良好的财务回报。管理目标包括就诊的可及性问题和预约后等待的时间。

定向增强服务是合同“附加”领域的一部分，包括新的“挑选和预约登记”系统，该系统使病人可以选择专科医师和医院，并可以选择适合他们的预约时间（当然，这通常仅在资源丰富的地区才可以实现，那里通常是设有几个二级和三级医疗服务转诊中心的地区）。全科医师也可以选择提供本地增强服务，这些服务已被初级保健组织（Primary Care Organization，PCO）确定为满足本地必要的需求。这些服务可能是小手术，如处理宫内节育器插入的并发症（Complications of Intrauterine Contraceptive Device，IUCD）或尿素呼气试验，为此需要额外付费以增加诊所的收入。

## 信息技术

信息化已经在许多方面彻底改变了初级保健，目前在全科诊所中几乎已经普及。它有助于确保获得有效的临床和人群数据，并提供适当的合同报销和对服务的绩效考核。大多数全科医师都使用阅读编码系统对症状和疾病进行分类，它有助于确保准确记录临床信息，并改善初级保健团队之间的沟通。2000 年，政府取消了对纸质票据的法律要求。政府计划在 2010 年推出“NHS Spine”，这是一个针对英格兰所有病人的电子病历记录的国家数据库，并成为 NHS 照顾服务记录（Care Records Service，CRS）的核心。“无论何时何地，病人在英国的 NHS 寻求照顾时，治疗他们的医务人员都可以安全地获取病人的信息摘要，以帮助进行诊断和照顾”（NHS Spine 简介）。“安全”一词在这里至关重要，如果 IT 系统出现故障或以某种方式被篡改后会发生什么情况，人们担心病人信息的保密性。

新的软件程序正在广泛引入决策支持工具，通过病人的个体因素（如体重、家族史和血液检查结果）进行分析，可以预测特定情况下的临床结局。根据最新的证据基础，它们可以提出个性化的治疗建议。例如，心血管风险评估工具可根据各种参数（如血脂、吸烟史、年龄和性别）预测未来 5 年内病人发生心血管事件的风险百分比。

然而，这样的工具有可能会取代常识和临床判断并导致部分全科医师的“自动化”趋势。没有什么能够或应该取代全科医师与病人之间的治疗关系，全科医师通过临床能力使双方之间具有良好的沟通和相互尊重。计算机可以用于与病人分享理解，并教育他们了解病情，但也可能阻碍有同理心的倾听和解释。如果一个医师对挖掘信息和注视电脑屏幕更感兴趣，那么他很快就会失去面前这个病人的信任和尊重。

在英国医学总会（General Medical Council，GMC）的《医师职责》（*Duties of Doctor*）中规定，医师必须以病人能够理解的方式来提供信息，并让他们参与有关对其照顾的决策，确保为病人保密，以及尊重和维护所有病人的尊严。

## 监测质量

复诊处方、病人病历记录和诊所的统计通常都运行在诊所的计算机系统上，这更容易保持每年数据的准确性。新的全科医师合同要求：所有诊所对全科医师为病人提供的照顾进行定期审核，并对那些没有达到设定的高标准的医师给予经济处罚。除了对这些病人和疾病审核之外，分析处方模式或血液检查申请单的数量，可以为从业人员提供有用的信息来讨论和改变他们的实践，以确保对病人采取一致有效的方法。随着诊所的发展和信息复杂性的增加，处理这些信息所需的行政人员数量也随之增加。诊所经理可能会接受IT培训，但在一些较大的初级保健机构中，可能会聘用一两名员工，他们的唯一责任是维护和更新计算机的记录并进行定期审核和研究。



## 循证医学

全科医师现在可以获得大量关于临床实践的网络资源，包括当地的转诊和管理协议、国家指南和基于证据的系统评价。他们使用基于网络的电子期刊或网站来汇总和总结重要的临床数据，以获取有关急性和慢性疾病的最新信息（例如Prodigy，Bandolier，Cochrane协作网站）。保持个人和专业上的持续发展是全科医师的职责之一，以便他们可以为病人提供最优质的照顾。全科医师的年度评估系统提供了一种方法，可让同行对医师进行监控，以确保他们正在执行安全的临床医学实践，也能够发现他们在知识上的任何差距，并在行为方面始终保持专业和诚信（参见GMC 2006）。

根据最新的研究证据，英国国家卫生与临床卓越研究所（NICE）制定了有关疾病治疗的常规指南，所有全科医师均应在日常实践中阅读和遵循这些指南。在某些领域可能有专科医师和初级保健专业人员组成的团队制定了当地的规程或处方指南，以确保治疗的一致性和质量。

## 团队合作

初级卫生保健团队是一个广义的术语，是指在诊所中工作或与之合作的对病人负责的任何人。这通常包括其他健康专业人员，例如护士、助产士、健康随访员和社区护士。它还可能包括受过专门培训的人员，例如当地的药剂师、社会工作者或社区机构的成员［例如"关注老年人（Age Concern）"］。全科医师对他们注册名单上的病人负有全面责任，关键是要为病人提供整体的和个性化的照顾，尽管他可能在团队中扮演领导角色，全科医师可能只是众多参与人员中的一员。

在过去的20年中，许多执业护士已接受了有关慢病管理的高级培训，并从医师手中接过这个角色。在大多数诊所中，如治疗哮喘、糖尿病和心血管疾病的诊所是由受过训练的护理人员承担的，他们通常根据当地商定的协议开展工作，只有在出现问题或护士无法做出临床决策时才会参考全科医师的意见。执业护士是一个相对较新的角色。他们通常是接受过研究生培训的执业护士，能下诊断和开出某些病症的处方。在一些诊所中，他们可能会分流电话、管理诊室并处理许多有小病小伤的病人。

诊所越大就越有可能聘请其他专业人员，包括理疗、心理咨询、整骨或足病治疗人员，他们能为病人群体提供服务。英国实行了一项举措，在初级保健机构中发展专科服务，例如一些诊所每月开设专科门诊，由来自医院的一位专科医师在该诊所接诊病人。现在，许多全科医师都接受了专科培训［具有特殊专长的全科医师（General Practitioner with a Special Interest，GPwSI）］，并且能够在其执业范围内提供以前只能在医院获得的服务。例如，经过风湿科培训的 GPwSI 可以诊断和治疗结缔组织疾病或进行关节注射。



## 环境

全科医师需要不同的技能，这取决于他们工作的环境，在市中心实行的全科医师模式，非常不同于偏远的农村环境。在市中心，全科医师可能要面对和考虑病人的高流动率和诸如住房过度拥挤和贫困等社会问题，这些问题可能会影响他们所服务的社区的卫生需求。不过，好的方面是附近可能会有一家医院，可以随时使用实验室和 X 线设备，获得专科服务，以及该地区同行的建议。

相比之下，苏格兰高地的全科医师的工作范围可能会覆盖广大的农村地区，这里的病人生活在非常孤立的环境中。全科医师必须能够应对紧急医疗情况，因为无法获得配置高档的救护车或进入当地实验室进行检查。这将要求他们改变出诊车里或医师出诊包中所预备的设备和药物种类。当然，农村地区和城市都存在贫困和生活物质匮乏现象，但是农村地区的全科医师可能会处理一个更稳定的人群，并在该人群中发挥着核心作用，全科医师在该人群中不仅为人们所熟知，并认识社区中的每个人。

全科医师的乐趣之一是可以选择他们想要工作的环境。两个诊所哪怕相隔只有几千米，里面的工作环境和医师的兴趣就完全不同。

## 改变初级保健的面貌

病人比以往任何时候都更了解自己的情况，对医师和医疗服务的期望更高，这对全科医师及其诊所提出了更高的要求。同样，全科医师也改变了他们对理想的工作时间和服务的预期。现在，独自开业的全科医师的数量正在减少，大多数医师都与他人合作，还有些医师在非常大的机构工作，可能为数千名病人提供服务。由于医师和病人都比过去更加频繁地四处搬迁，导致医疗照顾的连续性变得更加困难，尽管它仍然是一种愿望。越来越多的全科医师拥有政府提供薪水的职位，或自愿选择为临时职员。更多的医师选择兼职工作（根据 RCGP 2006 的数据，1995 年占全科医师的 10%，2005 年占 25%）。他们这样做是希望实现工作与家庭休闲的平衡，以保护自己免受生病、酗酒、吸毒以及职业倦怠的困扰。

## 非工作时间的医疗服务

从历史上看，全科医师通常为他们的病人提供非工作时间的医疗服务，一般是由合作伙伴之间或几个当地诊所轮流提供，这些诊所在晚上或周末共同承担病人需要医疗照顾的任务。2004 年签订的新合同使全科医师可以选择不做任何非工作时间的工作，这项责任被委托给初级保健信托机构。不可避免的是，这对照顾的连续性产生影响，现在很少有病人在诊室开诊以外的时间去看自己的签约医师。

在 1998 年，政府引入了主要由护士提供的 24 h 电话健康咨询服务（NHS Direct），以增加病人对常见疾病的咨询和治疗，并减轻预约全科医师的压力。有证据表明，这项服务的成本更高，效率更低，不如把钱花在增加护士的数量上，这样护士就可以分流病人的电话，并在必要时安排紧急预约（Richards 等，2004 年）。有一项研究确实表明，在引进 NHS Direct 之后，对非工作时间的全科医疗服务需求略有下降（Munro 等，2000 年）。

2000 年，成立了 NHS 免预约的医疗中心，以增加获得初级保健服务的机会，并减轻全科医师的压力，NHS 以前发现全科医师很难满足病人对医师接诊的需求。2007 年 1 月，英格兰有 66 个这样的中心（RCGP 2007）。他们通常由护士领导，为轻微的疾病和外伤提供建议和治疗，并且营业时间很长。有许多人批评指出，对于缺乏连续性照顾或对随访安排不满意的病人，这些医疗中心的建立会导致病人获得的健康服务更加分散。一些研究表明，免预约的医疗中心对其他医疗服务提供者的接诊率并未产生影响（Hsu 等，2003；Maheswaran 等，2007）。

## 初级卫生保健组织

由于变革的步伐从未停止，因此不可能全面描述 NHS 内的初级卫生保健组织。许多全科医师对政府要求他们提供更多的服务和文件材料感到疲惫和沮丧，但他们却努力去诊治病人并做出明智的临床判断。到本书出版时，将形成新的结构和安排。最近出现了一种变化，即一些私人卫生保健机构已经开始经营一些全科医疗诊所并抓住机会提供上述增强服务。许多从事初级保健工作的卫生专业人员对将市场力量引入 NHS 感到失望。例如，上述私人卫生保健机构通过“竞标”提供性健康检查和静脉切开服务。有一种危险是，如果全科医师不提供这种服务，或者向其他全科医师支付费用，让他们在某个特定的地方提供服务。初级保健信托基金可能会委托私营机构开展这项工作，最终可能导致全科诊所破产。

## 初级保健信托基金

政府一直在推动医疗服务从较昂贵的二级和三级医疗机构转移到初级保健机构中，而全科医师的诊所也面临着为社区中的病人提供越来越多服务的压力。2002 年，根据当地居民的需求并为改善该群体的健康状况而设立了 303 个初级卫生保健信托基金（primary care trusts，PCT），从而规划、提供和委托医疗机构来提供健康服务。他们的职责还包括整合健康服务和社会服务。为实现这些目标，NHS 75%的预算分配给了 PCT，并由较大的初级保健组织（primary care organizations，PCO）进行监督。将来，PCT 可能会消失，并被整合到更少的区域性 PCO 中。



虽然这次对全科诊所进行了重大的重组，一些地区向病人提供的服务有所改善，但是一些 PCT 的预算超支，不得不削减他们提供的服务设施或取消与卫生提供者的合同。PCT 现在将接管当地居民的健康和社会需求评估流程以及委托服务。例如，在一个有许多老年病人的地区，更多的 PCT 预算将更适用于足病治疗和听力服务，而不是用于生育或戒毒和戒酒服务。

## 基于诊所的绩效考核

基于诊所的绩效考核是政府计划即将推出的另一种模式。这将意味着，个人诊所被分配到的预算（全部总和），可以直接从服务提供商（包括私营机构）那里购买服务，这表面上是为改善病人的服务质量和范围（除了 PCT 已经提供的服务之外）。政府认为这是降低 NHS 成本上涨的一种方法，让诊所从自己的预算中为服务付费，促使他们减少不必要的检查或转诊的次数，从而降低成本。如果全科医师不断地为病人制订检查和治疗方案所产生的费用，可能很容易干扰病人的“最佳利益”。这是否会激励提供优质医疗服务的诊所，是非常有争议的。

## 医患关系

全科医学的核心始终是治疗性的医患关系。从全科医师的角度来看，这是一个独特的权利，随着时间的推移了解病人，陪伴他们探索健康和疾病的旅程，努力确保个人的身心健康。对人有好奇心、希望体验临床多样性以及理解未分化症状的挑战的任何人，都会发现全科医学是医学中最有趣且最不可预测的专业之一。

## ○ 参考文献

General Medical Council (GMC). (2006) *Duties of a doctor*. www.gmc-uk.org/guidance/good_medical_practice/duties_of_a_doctor.asp Accessed on 28 August 2007.

General Medical Council (GMC). (2006) *Good medical practice*. www.gmc–uk.org/guidance/good_medical_practice/index.asp Accessed on 19 February 2008.

Hsu, R.T., Lambert, P.C., Dixon–Woods, M. & Kurinczuk, J.L. (2003) Effect of NHS walk–in centre on local primary healthcare services: before and after observational study. *BMJ* **326**, 530.

Maheswaran, R., Pearson, T., Munro, J., Jiwa, M., Campbell, M.J. & Nicholl, J. (2007) Impact of NHS walk–in centres on primary care access times: ecological study. *BMJ* **334**, 838.

Munro, J., Nicholl, J., O'Cathain, A. & Knowles, E. (2000) Impact of NHS Direct on demand for immediate care: observational study. *BMJ* **321**, 150–153.

NHS spine factsheet. www.connectingforhealth.nhs.uk/resources/comms_tkjune05/spine_factsheet.pdf Accessed on 26 August 2007.

National Institute for Health and Clinical Excellence (NICE) guidelines. www.nice.org.uk Accessed on 21 August 2007.

Richards, D.A., Godfrey, L., Tawfik, J., Ryan, M., Meakins, J., Duttob, E., etal. (2004) NHS Direct versus general practice based triage for same day appointments in primary care: cluster randomised controlled trial. *BMJ* **329**, 774.

Royal College of General Practitioners (RCGP). (2006) *Key Demographic Statistics from UK General Practice*. www.rcgp.org.uk/pdf/ISS_info_01_Jul06.pdf Accessed on 26 August 2007.

Royal College of General Practitioners (RCGP). (2007) *The Primary Care Practice and its Team*. www.rcgp. org.uk/pdf/ISS_info_21_Feb07.pdf Accessed on 20 February 2008.

# 接诊病人



## 最初的印象

在全科诊所中，第一印象非常重要。全科医师可能会在诊室中看 20 位或更多的病人，见面的时间很少超过 10 min。你需要收集信息、检查和治疗在你面前的这个病人。全科医师需要培养的一种技能是从病人进入房间的那一刻起，就密切观察他们：

- 他们看起来如何？
- 他们穿着什么，他们是否不整洁？
- 他们如何行走？
- 他们有无受伤的肢体或未察觉的皮疹？
- 他们看起来是焦虑还是沮丧？
- 他们是生病还是处于痛苦的状态？

这些病人往往要花几秒才能走进门，然后坐到诊室的椅子上。通过简单地观察并记录病人在这几秒内所展现的情况，就可以收集到大量信息。

## 以病人为中心的方法

“以病人为中心的方法”是在医学教育和全科医师培训中使用的模式，它描述了许多全科医师多年来所做的日常工作。其重点在于认真倾听，不要打断病人，并努力理解任何症状对病人生活的影响。它还包括找出病人所关心的是什么，他们对自己出了什么问题的理解，以及他们对问题是如何发生的看法和可以采取什么措施来帮助他们。只有在收集到所有这些信息之后，医师才能与病人协商有关检查、治疗和随访的计划。

正如 RCGP《全科医师的职业生涯》（2007）所述：“全科医师是私人的医师，主要负责为病人提供全面和持续的医疗照顾，而不分年龄、性别或疾病。在与病人协商医疗计划时，他们会考虑身体、心理、社会、文化因素，并通过对过去照顾的熟悉程度以及对医疗状况的广泛理解来获得病人的信任。”

## 以医师为中心的方法

“以医师为中心的方法”与上述方法相反，它忽略了疾病和患病在社会心理方面的重要性，专注于狭隘的生物医学世界观，因此被认为对治疗关系有潜在的损害。但是，病人相信医师的临床专业技能和知识，并希望他们对其诊断和治疗做出明智的决定。医师不应回避做出这些决定，而应以病人为中心进行公开讨论和解释，以便与病人能够“互相理解”，而不是由医师来决定他们的治疗和行为。

全科医师也是“教育工作者”，要花费大量时间为病人提供咨询，回答问题，解释药物、疾病和手术流程，安抚病人及其家人，并在令人痛苦的身心疾病发作期间提供支持。这一角色是日常工作的一部分，目的是提供良好的临床照顾，并确保采用整体性的诊疗方法。



## 安全和保密

病人的安全至高无上，不仅包括全科医师可能针对病人做出的临床决策，还包括更广泛的工作环境、沟通问题、紧急药物存储和计算机维护。随着服务从医院转移到社区，通过团队、个人和诊所组成的网络为病人提供照顾，安全性变得更加重要。对病人安全的研究表明，英国各地的错误率差异很大，最常见的错误是诊断失败或延误。2001 年成立了国家病人安全局（National Patient Safety Agency，NPSA）。它在 2005 年确定了初级保健的 7 个关键活动领域：

1. 树立安全意识
2. 领导能力
3. 风险管理活动
4. 报告
5. 与病人和公众合作
6. 学习正确的课程
7. 实施解决方案

保密性是管理全科医师接诊病人的另一个重要原则。全科医师对各种信息都有所了解，可能会治疗同一家庭的几名成员。英国医学总会的医师职责规定，医师必须尊重病人的保密权利（除非对病人或其他人造成严重风险的情况），绝不歧视病人或同事。全科医师很难始终遵守这些职责，因为他们难免遇到不赞成他们行为或态度的病人（和同事）或他们不喜欢的人。但这是全科医师以“专业”方式工作的一部分，应该抛弃任何消极的情绪反应，试着以平等、礼貌、体贴的态度和临床专业知识来对待所有病人。

## 处理不确定性

全科医师通常是病人就诊的第一站。病人就诊时常伴随一系列的症状和体征，而这些症状和体征可能不符合某种疾病所应有的表现。全科医师必须能够应对一定程度的不确定性，即病人有什么问题，并意识到社会和心理因素可能与身体问题同样重要。若病人症状和体征不明显，采取谨慎的“等待与观察”的方法和几天后的随访是非常有用的。

家访是诊断和治疗方面的另一个挑战，“医师出诊包”应配备所有必要的设备和药物，以便在病人家中进行检查和治疗（内容清单见附录）。

## 病史和体格检查

与所有医学专业一样，在全科诊所中对病人的常规做法包括查明病人就诊的原因、症状和疑虑，并进行体格检查来确诊或鉴别诊断。

全科医师接诊的时间受限意味着进行全面的系统评估和检查是不恰当或不必要的，全科医师倾向于“有重点”地采集病史和体格检查。当医学生第一次花时间学习初级保健时，他们可能会对全科医师感到惊讶，甚至批评，并认为他们对病人的病史或检查不够全面。医学生要欣赏全科医师的重要技能是需要花费时间的，全科医师能专注于问题，并根据对面前病人的丰富诊疗经验和对病人的了解，对病人的问题做出明智的临床判断。

全科诊所的体格检查必须始终保护病人的隐私并在适当的时候提供陪同人员。来自不同文化背景的病人对脱衣和允许医师检查身体某些部位的可接受程度不同。医师的性别可能是至关重要的，在理想的情况下，所有的诊所应该允许病人自主选择男性或女性全科医师进行接诊。根据法律规定，男性和女性医师都必须在体检时提供陪同。医师应该在病历中记录诊疗情况，以及病人是否选择了第三者在场。

## 预防医学

全科医学通常涉及诊断和治疗过程，但大部分日常工作都是针对一级和二级预防。要对高血压、糖尿病或癌症等疾病进行大量筛查，如果发现了这些疾病，需要对治疗或转诊提供适当的建议。二级预防通常包括药物治疗和定期血液检测，是慢性病病人的常规预防措施，目的是避免或延迟可能出现的并发症。大多数筛查是随机性的，也有一些全国性项目，如针对所有 25~65 岁妇女的子宫颈筛查，其中大多数是在初级保健机构进行的。全科医师在许多预防措施中发挥着重要的作用，例如建议安全的饮酒量限制，鼓励戒烟和筛查精神健康问题，并确定有自杀风险的人，以便可以安排紧急转诊和干预。

## 检查和治疗

诊所当地的医疗环境将决定可以在诊室中进行哪些检查，哪些检查需安排在附近的医院或诊所，或者需要病人长途跋涉去做专科检查。血液检查、拭子取样、尿液和粪便的样本很容易在诊所获取，通常将其送到最近的实验室，并通过电子方式或通过邮寄方式接收结果。越来越少的全科医师会配备显微镜并接受培训以查看微生物拭子或尿液样本来诊断常见的感染，如阴道念珠菌病或大肠埃希菌引起的尿路感染。尿液分析试纸是一种日常诊断工具，而血糖仪则提供了一种快速的方法来检查病人的血糖水平。许多诊所都有心电图机、除颤仪、超声多普勒仪以及治疗急性哮喘发作的便携式雾化器等。

诊室内会有一个急救包，里面装有药物和设备，用于治疗一系列危及生命的疾病，包括各种尺寸的气道插管、静脉套管针和液体以及药物，用于治疗诸如急性过敏反应、产后出血、心肌梗死、脑膜炎、外伤和低血糖症等疾病（完整列表请参阅附录1）。

大多数全科医师无法为病人直接进行磁共振成像（MRI）或计算机断层扫描（CT）、结肠镜检查或更多的侵入性检查，如血管造影或关节镜检查。目前，任何需要这些检查的病人必须转诊到二级医疗机构或管理中心，管理中心根据病人的病史和临床表现来决定检查的紧急程度并将病人列入相应的预约名单。

初级保健的服务范围正在扩大，越来越多的全科医师接受某些领域的专科培训。诊所购买更复杂的诊断设备，例如X线设备、超声波和内镜；经常雇用其他卫生专业人员，可以提供物理治疗、心理咨询或补充疗法（例如针灸或顺势疗法）。如果初级保健信托机构确认这些额外的服务能够满足当地人口的需求，诊所就可能会在定向增强服务方面获得收入。



## 检查不足和过度检查的危险

在为面前的病人考虑诊断时，全科医师必须确定发生严重疾病的概率和需要进一步检查的范围。忽视或低估病人的症状或体征是一种失职，反之亦然，过度检查可能导致病人不必要的焦虑并浪费NHS资源。在任何情况下，全科医师都必须根据他们的知识和经验来进行临床判断，使对个体病人的检查项目具有适用性和安全性。

## 团队合作

尽管在法律上和道德上，全科医师有责任照顾他们的病人，但他们在很大程度上依赖于护理人员来分担这种责任，并且依赖管理人员来管理诊所的日常工作。为了给病人提供最好的照顾，卫生专业人员之间的团队协作和良好沟通是至关重要的。一些诊所会联络健康随访员、社区护士和助产士，而另一些诊所可能依赖于当地的护理团队，他们与该地区的多个全科诊所合作。无论采取何种安排，病人的照顾都是由几位不同的健康工作者提供，特别是对于有多种医疗问题和社会问题的老年病人。在诊所中定期召开会议来规划和协调所提供的照顾，是提高病人安全感和满意度的一个重要方面。

## ○ 参考文献

General Medical Council (GMC). (2006) *Duties of a doctor*. www.gmc-uk.org/guidance/good_medical_practice/duties_of_a_doctor.asp Accessed on 28 August 2007.

Royal College of General Practitioners (RCGP). (2007) *A career in general practice: education, training and professional development in the UK*. www.

rcgp.org.uk/ pdf/ISS_info_Careers07.pdf Accessed on 28 August 2007.

National Patient Safety Agency (NPSA). *Seven steps to patient safety in primary care*. www.npsa.nhs.uk/health/ resources/7steps?contented=2664 Accessed on 28 September 2007.

# 临床概述

全科医师只能看到大多数人所经历的一小部分健康问题，而大多数症状都是通过病人进行自我保健来控制的。这包括自我用药，来自家人、朋友或当地药剂师的建议，以及使用替代或补充疗法。即使症状很常见，也只有少数症状需要去看医师。因此，问题就来了：人们在什么时候以及为什么选择去看全科医师呢？这个原因是多方面和复杂的，包括感知到症状的严重程度、持续时间以及症状对日常生活的干扰程度。5 岁以下和 75 岁以上人群的就诊率最高，反映这些年龄段的发病率和死亡率较高（来自对 1991—1992 年全科诊所的发病率统计）。

## 环境

社会剥夺仍然是导致疾病发病率和死亡率升高的一个主要原因（译者注：社会剥夺是指减少或阻止个人与社会其他部分之间在文化上正常的互动。这种社会剥夺包括在一个广泛的相关因素网络中，会导致社会排斥。这些因素包括精神疾病、贫穷、受教育程度低和社会经济地位低）。循环系统疾病和与吸烟有关的疾病是造成死亡或残疾的最常见原因。造成这种情况的原因有很多，尤其是收入与健康密切相关。在英国，贫富差距已经扩大，与 20 年前相比，有更多的人生活在平均收入的 50% 以下（Simon 等，2005）。失业是另一个预测疾病的重要因素。长期以来，它一直被认为是健康状况不佳的一个危险因素，抑郁症和缺血性心脏病的发病率不断地上升，冠状动脉疾病、癌症、自杀、意外事故和暴力导致的死亡率也在上升。全科医师在诊室中看到的医疗状况，在很大程度上取决于他们工作环境的人口统计学特征、当地的社会经济状况和就业率。

## 统计

超过 95% 的英国人注册了一位全科医师，2005 年有 42 876 名注册全科医师。在英国，每 10 万人拥有的全科医师数量一直在稳步增长，但这一数字没有考虑到这样一个事实：目前在全科诊所兼职的全科医师数量正在增长（RCGP 2006）。全科医师每年进行近 3 亿次接诊，其中 80% 以上在诊室中进行，10% 在电话中进行，约 3% 在其他地点进行（信息中心，2007 年）。全科医师的家访从 1971 年占所有接诊量的 22% 大幅下降到 2002—2003 年仅占 5%（国家统计局，2004 年）。

自 1972 年以来，全科医师每年对每个人的接诊次数平均约为 4 次，但咨询执业护士的病人数量大幅增加，因为他们在促进健康和管理慢病方面发挥了作用（表 1）。

从年龄、性别和疾病等方面对这些数据进行详细分析，可以得出有意思的结论，在英格兰北部和南部还有不同的就诊率，但这里不予赘述。

**表 1 医师接诊病人最常见的原因**

（From Morbidity Statistics from General practice 1991—1992）

| 疾病类别 | 百分比 /% |
|---|---|
| 其他分类（免疫接种、健康监测、产前和避孕保健） | 33 |
| 呼吸系统疾病（咳嗽和感冒、哮喘、支气管炎、慢性阻塞性呼吸道疾病、肺气肿） | 31 |
| 神经系统疾病（头痛、耳部和眼部感染、偏头痛、头晕） | 17 |
| 肌肉骨骼问题（骨关节炎、背痛、关节痛、类风湿关节炎） | 15 |
| 皮肤疾病（湿疹、银屑病、痤疮） | 15 |
| 症状、体征和未确诊的疾病（头晕、咳嗽、皮疹、头痛、呼吸困难、胸痛、恶心、呕吐、腹痛） | 15 |
| 外伤和中毒（骨折、扭伤、拉伤、开放性伤口、挫伤） | 14 |
| 传染病或寄生虫病（念珠菌病、疱疹、皮肤真菌病、疣、疥疮、感染性胃肠炎） | 14 |
| 泌尿生殖系统疾病（膀胱炎、肾盂肾炎、盆腔炎、前列腺疾病、围绝经期综合征） | 11 |
| 消化系统疾病（消化不良、食管炎、胃炎、胃十二指肠溃疡、肝胆疾病） | 9 |
| 循环系统疾病（高血压、缺血性心脏病、心绞痛、脑血管疾病、心肌梗死） | 9 |
| 精神疾病（抑郁、焦虑、慢性疲劳、失眠） | 7 |
| 内分泌、营养及代谢疾病（糖尿病、肥胖、甲状腺疾病、痛风） | 4 |

有趣的是，这份清单的顶部是影响健康状况和接触卫生服务的因素的补充分类，涵盖了除患病以外来诊所的其他原因。几乎 1/3 的接诊属于这一类别，反映了在初级保健中开展了大量的筛查程序、健康促进和预防医学服务。在这篇介绍的前面提到的另一点是，全科医师看到大量的未分化“疾病”，它们不能被归类为一种“疾病”或公认的医学问题。这反映了在症状、体征和未确诊的疾病这个类别占总数的 15%。

当然，这些数据只提供了在收集数据的那一年（1991—1992 年），1% 的英格兰和威尔士人找他们签约医师看病的简单情况。每一种分类并不是截然独立的，许多病人会在同一时间对几个不同的问题咨询他们的医师。如果现在进行一项类似的研究，因某些疾病（如肥胖和糖尿病）进行咨询的人数将会增加，因为这些疾病在过去 15 年中不仅变得更加普遍，而且是导致疾病的主要原因。

女性的就诊率高于男性的原因是因归类为轻微或者中等的疾病而就诊，这种情况很可能依然存在。另外，许多女性就诊是为避孕和产前保健，而不是为治疗疾病本身。

根据 1991—1992 年的发病率研究，在所有年龄组中，归类为严重疾病的发病率在男女之间是相似的。

5 岁以下儿童的就诊率最高，特别是呼吸道疾病、耳部感染和皮肤病。在老年人中，许多人找全科医师看循环系统疾病、呼吸系统和肌肉骨骼问题，但他们也经常来参加预防程序，如免疫接种和健康检查。

## 看医师的理由

从病人的角度来看，表 2 列出了一些令人担心的症状，需要去看全科医师。也许令人惊讶的是，这些清单惊人地相似，表明男性和女性担心的症状是相同的，但是需要更详细的分析来解释这些症状，并探索每个症状在社会心理方面的情况。

最近有一项为期 5 年的前瞻性队列研究，对来自曼彻斯特郊区一家全科诊所的 738 名病人进行了这项研究（Kapur 等，2005），发现找全科医师就诊的原因也存在性别差异，女性就诊率更高（如前所述），与心理问题有关的因素对女性更为突出，而身体症状和认知因素对男性更为显著。



表 2　全科医师诊所中最常见的 10 种症状

（From Morrell 1972）

| 男性 | 女性 |
| --- | --- |
| 咳嗽 | 咳嗽 |
| 皮疹 | 皮疹 |
| 咽痛 | 咽痛 |
| 腹痛 | 色斑、疮疡、溃疡 |
| 肠道症状 | 腹痛 |
| 胸痛 | 肠道症状 |
| 背痛 | 背痛 |
| 色斑、疮疡、溃疡 | 胸痛 |
| 头痛 | 胃部症状 |
| 关节痛 | 头痛 |

## 循证医学的资源

全科医师可以利用大量优秀的循证资源，帮助他们利用最新的证据对病人做出明智的临床决策。

循证医学（evidence-based medicine，EBM）包括以下方法：

· 识别一个临床问题或需求并将其转化为一个可回答的问题（例如，对于简单的尿道感染，最好的一线治疗方法是什么？）

· 寻找回答这个问题的最佳证据

· 批判性评估证据的实用性和有效性

· 将研究结果应用于临床实践

· 思考结果并评估结果。这可能意味着在一个特定的时期内，对所有确定的和使用某种抗生素治疗的尿路感染进行审核。

现在有如此丰富的证据可用，全科医师如何知道哪些来源的证据是可靠的和有效的？为了帮助解决这个问题，这里有一个证据可靠性分级的分类系统（表 3）。

**表 3 证据可靠性分级体系**

（Belsey & Snell 2001）

| | | |
|---|---|---|
| A 级 | Ⅰa | 随机对照试验的 Meta 分析 |
| | Ⅰb | 至少有一个合理规模的随机对照试验提供了强有力的证据 |
| B 级 | Ⅱa | 来自精心设计的非随机试验（如病例对照或队列研究）的证据 |
| | Ⅱb | 证据来自精心设计的准实验研究 |
| | Ⅲ | 来自多个研究或研究小组的设计良好的非实验性描述性研究的证据（如比较研究、个案研究、相关研究） |
| C 级 | Ⅳ | 根据临床证据和描述性研究或专家委员会报告的权威意见 |

批判性评估是另一个工具，帮助全科医师以一种系统的方式解释证据并决定其相关性、有效性和结果是否对他们的病人有用。评估工具可以从牛津大学开发的批判性评估技能项目（Critical Appraisal Skills Programme，CASP）中下载，该项目采用分步骤的方法阅读材料并分析其可靠性和有效性。它们可以通过访问国家卫生图书馆（National Library for Health，NLH）来获取。

为了便于临床实践，我们提供许多国际公认的基于网络来源的信息，如国家卫生图书馆。国家卫生图书馆的使命是：“帮助病人和专业人员在决策过程中使用当前最好的知识”。它有种类庞大的不同资源，包括基于证据的评论，如科克伦（Cochrane）图书馆、国家指南图书馆、NICE、书籍、期刊和病人资源库。

在框 1 中列出了常用的和备受重视的电子资源，包括网站与临床指南。其中一些资源也包含在 NLH 中。

**框 1 临床常用电子信息源**

| | |
|---|---|
| http://www.jr2.ox.ac.uk/bandolier | Bandolier: Evidence-based thinking about health care |
| http://www.besttreatments.net/btgeneric/home/jsp | BMJ best treatments |
| http://www.clinicalevidence.bmj.com | Clinical Evidence （BMJ Publishing） |
| http://www.cochranelibrary.com | Cochrane library |
| http://www.ebm.bmj.com | Evidence-based medicine |
| http://www.gpnotebook.co.uk | GP encyclopaedia on-line |
| http://www.library.nhs.uk | National Electronic Library for Health |
| http://www.nice.nhs.uk | National Institute for Health and Clinical Excellence |
| http://www.npc.co.uk/merec_index.htm | National Prescribing Centre-MeReC Bulletin |
| http://www.york.ac.uk/inst/crd | NHS Centre for Reviews and Dissemination |
| http://www.nzgg.org.nz | New Zealand Guidelines Group |
| http://www.cks.library.nhs.uk | Prodigy: Clinical Knowledge Summaries |
| http://www.ncbi.nlm.nih.gov | PubMed: A service of the US National Library of Medicine |
| http://www.sign.ac.uk | Scottish Intercollegiate Guidelines Network |

电子文献数据库也是发现临床问题背后证据的有用工具。Medline 和 Embase 就是其中的两个例子，Medline 覆盖了整个医学领域，Embase 提供有关药物和药理学的信息。这些资源和其他资源可以通过 NLH 找到。

Bandolier 和 Prodigy 都以提供简洁、易于阅读和理解的临床证据而著称，这些临床证据对忙碌的全科医师有实际用途。全科医师并不总是使用循证医学，是因为有很多障碍和缺陷。澳大利亚的一项研究（Belsey & Snell 2001）总结了这些缺陷，包括缺乏因特网接入、对循证医学术语理解不足、时间、金钱和技能。然而，新一代的医师被训练成理所当然地使用循证医学资源，并以系统和合乎逻辑的方式批判性地评估新信息。有些人反对盲目迷信循证医学，因为它会干扰医患关系和直觉的临床推理和判断。需要在循证医学资源与它的使用之间取得平衡，循证医学资源为全科医师提供了关于临床问题的总结建议，将这些建议应用于面前的病人，需要考虑病人的具体症状、社会心理环境和对药物的特殊反应。这是行医的“艺术性”，也是全科医学中最有价值的一个方面。

## ○ 参考文献

Belsey, J. & Snell, T. (2001) *What is evidence-based medicine?* www.jr2.ox.ac.uk/bandolier/band92/692-6.html Accessed on 2 October 2007.

Critical Appraisal Skills Programme (CASP). http://www. phru.nhs.uk/casp Accessed on 4 October 2007.

Kapur, N., Hunt, I., Lunt, M., McBeth, J., Creed, F. & Macfarlane, G. (2005) Primary care consultation predictors in men and women: a cohort study. *British*

*Journal of General Practice* **55**, 108–113.

Royal College of General Practitioners (RCGP). (2006) *Key Demographic Statistics from UK General Practice.* www.rcgp.org.uk/pdf/ISS_fact_06. KeyStats.pdf Accessed on 4 October 2007.

Office for National Statistics. (July 2004) *General Household Survey for GP Consultation Data.* www.statistics. gov.uk.

Morbidity Statistics from General Practice, 4th National Study 1991–1992. Office of Population Censuses and Surveys Series MB3 no 5. www.statistics.gov.uk/ downloads/theme_health/MB5No3.pdf Accessed on 2 October 2007.

Morrell, D.C. (1972) Symptom interpretation in general practice. *Journal of the Royal College of Practitioners* **22**, 297.

Simon, C., Everitt, H. & Kendrick, T. (2005) *Oxford Handbook of General Practice.* Oxford University Press, Oxford.

The Information Centre. (2007) *Trends in Consultation Rates in General Practice 1995—2006.* www.ic.nhs. uk/statistics-and-data-collections/primary-care/ general-practice/trends-in-consultation-rates-ingeneral–practice 1995—2006 Accessed on 2 December 2007.

# 第二部分

## 临床案例

# 案例 1 一位患有肺部感染的 40 岁女性吸烟者

40 岁的奥黛丽·卡特赖特（Audrey Cartwright）夫人是一位保障性住房的看守人，她因咳嗽 2 周来就诊。你知道她是一个吸烟者，烟龄有 20 年，每天 20 支。病历记录中没有显示近期有人给她提出过戒烟的建议，但记录显示了她去年冬天也曾因咳嗽来看过病。

### 你还想问其他问题吗?

- 咳嗽的持续时间多长?
- 咳嗽是否伴有咳痰? 如果有痰，是什么样的?
- 咳嗽是否导致运动耐力下降?
- 有无气短?
- 在咳嗽或吸气时有无胸痛?
- 还有别的症状吗?



卡特赖特夫人已经咳嗽 2 周了，伴有咳大量黄绿色的脓臭痰，而且现在不能像过去那样跑上楼梯。刚开始时她只是咳嗽，然后出现了气短的症状，偶尔会在咳嗽时感到剧烈的疼痛。疼痛位于背部，与呼吸无关。她没有发现痰中带血。因为夜间频繁咳嗽醒来，她觉得很疲乏。她在最近两周才出现症状，在此之前自认为身体健康。

### 你的鉴别诊断是什么?

- 下呼吸道感染（LRTI）—— 病毒性
- 下呼吸道感染——细菌性
- 肺炎
- 潜在的肺部疾病

### 下一步你将会怎么做?

卡特赖特夫人同意接受检查。她没有发热，脉搏 88 次 /min，没有呼吸窘迫的体征，呼吸频率为 14 次 /min。她没有扁桃体炎的征象，听诊时肺部呼吸音清晰，气流通畅，没有哮鸣音。

她希望你给她使用抗生素，因为这是唯一可能改变病情的药物；而且她不能占用工作时间来看病，因为没有人能替代她。

## 你的每一个诊断的理由和可能的治疗策略是什么？

### 病毒性下呼吸道感染

支持此诊断的理由：病程持续时间短，没有潜在肺部疾病的证据，体格检查基本正常。

治疗方案包括对症治疗或延迟抗生素处方（即如果症状持续不缓解，再使用抗生素）。

### 细菌性下呼吸道感染

支持这种诊断的理由包括：痰液颜色改变、臭味痰、运动耐力下降，以及作为长期吸烟者可能存在潜在的肺部疾病。

治疗方案包括抗生素延迟处方、抗生素和对症治疗。

### 社区获得性肺炎

这个诊断可能性不大，因为没有系统性疾病的表现和胸部疾病的体征。

### 在这种情况下还需要考虑哪些因素？

- 病人的偏好和期望
- 在全科诊所滥用抗生素的情况
- 是否出现抗生素耐药性

你了解到她的期望和她优先考虑的事情，并决定给她开一张延迟抗生素处方。

### 你会选择哪种抗生素？开具多长时间的药物？

需要考虑的因素如下：

- 可能的病原体
- 你所在地区的抗生素耐药情况
- 药物过敏史
- 病人的体重
- 有无可能的肾脏或肝脏损害
- 其他药物（包括非处方药物）的使用情况

如果考虑是由细菌感染引起的疾病，最常见的两种病原体是肺炎链球菌和流感嗜血杆菌。除非有这个地区对这两种微生物耐药的证据，阿莫西林和多西环素是首选的药物（Jones 等，2004）。阿莫西林的常用剂量是 500 mg，每天 3 次，疗程 5 天。多西环素的常用剂量是第 1 天 200 mg，然后每天 100 mg，疗程 6 天。

### 你如何协商开一张延迟处方?

你使用延迟处方的目标是减少在急性下呼吸道感染中使用抗生素的数量，降低抗生素的耐药性，在后续发作中减少医疗干预的需要（Arroll，2003）。有人对延迟处方的使用进行了系统评价，发现如果处方延迟 1~7 天再使用，抗生素的使用数量总体上会有所减少（Arroll 等，2003）。

开始讨论时，你需要总结双方的观点。你了解到卡特赖特夫人的情况——每年她的肺部感染只有在使用抗生素后才会痊愈，她没有时间休病假。你的观点是她的肺部感染较轻，会自行痊愈。你知道在这种情况下用抗生素不会缩短病程，也不会更快改善她的症状（Jones 等，2004）。

你开了一张处方，写着如果症状持续无缓解或恶化，需要在 3 天内复查后再服用。必须有一个附加条件，即病人应该监测症状，如果他们出现全身不适、有咯血或有其他任何值得关注的原因，都需要来看医师进行复查。因为病人也许只想服用抗生素，而不愿意进行重新检查。

并不是所有的医师都主张使用延迟处方，因为他们认为这样做会带来负面影响，或者存在更高的医疗法律风险（Arroll，2003）。



### 有无机会进行健康促进?

这是建议戒烟的黄金时期，因为吸烟是疾病的一个促发因素。

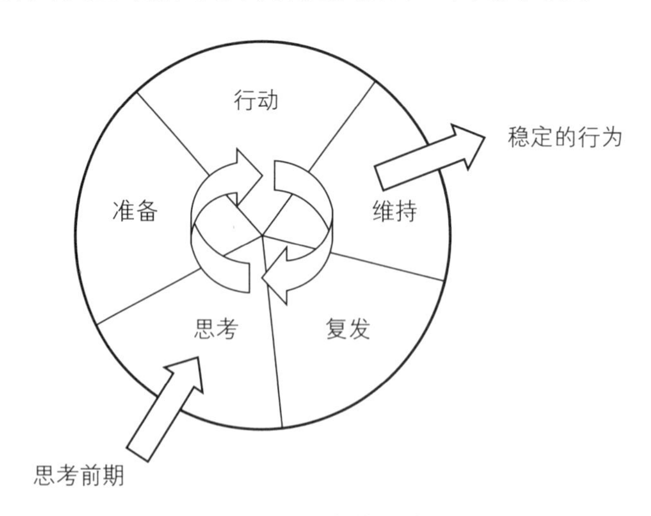


**图 1　改变的周期**

（Adaped from Prochaska and DiClemente，1984）

可以考虑用“改变的周期”模型（图 1）来评估卡特赖特夫人持续吸烟的动机和改变的障碍。

她告诉你，她想戒烟并承认吸烟会危害健康。但她的丈夫也吸烟，她感觉自己无法戒烟，并且吸烟是她作为看守人巡逻生活的一部分，是她的社交消遣行为。她觉得自己的工作压力太大，所以没有考虑这个问题。

她正处于改变周期的“思考”阶段。你可以给她一份来自英国国家医疗服务体系的热线电话服务系统（NHS Direct）的传单（戒烟病人信息传单），上文介绍了戒烟的好处以及如何进入 NHS 的戒烟诊所。

**结局：**卡特赖特夫人在这次就诊 2 天后服用了给开她的抗生素。她仍然吸烟。

## 案例回顾

下呼吸道感染是指咳嗽并伴有至少一种以下所述其他症状：咳痰增多、呼吸困难、喘息、胸痛或不适。这些症状持续时间小于 21 天，而且没有明显的其他原因来解释这些症状（例如鼻窦炎、哮喘、心脏病；Holmes 等，2001）。

下呼吸道感染是找全科医师就诊最常见的原因（比例高达所有就诊次数的 20%；Akkerman 等，2005），在过去 10 年中，这一比例不断上升（McFarlane 等，1997a），就诊病人中，有高达 75% 的人使用了抗生素（McFarlane 等，1997a）。有多达 50% 的处方被认为是不必要的（Akkerman 等，2005）。

开抗生素处方的原因有很多，包括病人的压力（Coenen 等，2006）、全科医师临床实践的时间长短（Akkerman 等，2005）、全科医师对呼吸道感染知识的掌握情况（Akkerman 等，2005）、全科医师认为他们与每个病人相处了很长的时间（Akkerman 等，2005）以及同一疾病的复发情况（Holmes 等，2001；McFarlane 等，1997a）。有趣的是，人们可能认为在周五下午更有可能开出抗生素处方；然而，这并没有得到证据支持（McFarlane 等，1997b）。

了解关于下呼吸道感染自然病史的信息，特别是咳嗽的持续时间，可能会减少同一疾病的复发次数，从而减少二线抗生素处方的数量。

## 关键要点

· 细致的病史和检查，以建立清晰的临床表现印象
· 对本次就诊的原因进行讨论

· 将病人的期望纳入管理计划

· 在这个案例中，她的期望是基于她的社会及职业背景而定的

· 在全科诊所中过度使用抗生素，可能是由于对细菌性下呼吸道感染的过度诊断、病人的期望、共病［如哮喘和慢性阻塞性肺疾病（COPD）］等造成的

· 社区的抗生素耐药性在不断增加

· 同一种疾病引起的咳嗽症状，复发率很高

·（向病人）解释疾病的自然病史，可能会减少复发

· 向病人提供健康信息的传单，可能有助于改变病人寻求帮助的行为

· 开抗生素延迟处方和随访可能会减少抗生素的使用量

## ○ 参考文献


Akkerman, A.E., Kuyvenhoven, M.M., van der Wouden, J.C. & Verheij, T.J.M. (2005) Prescribing antibiotics for respiratory tract infections by GPs: management and prescriber characteristics. *British Journal of General Practice* **55**, 114–118.

Arroll, B. (2003) Delayed prescriptions: can reduce antibiotic use in acute respiratory infections. *BMJ* **327**, 1 361–1 362.

Arroll, B., Kenealy, T. & Kerse, N. (2003) Do delayed prescriptions reduce antibiotic use in respiratory tract infections? A systematic review. *British Journal of General Practice* **53**, 871–877.

Coenen, S., Michiels, B., Renard, D., Denekens, J. & Van Royen, P. (2006) Antibiotic prescribing for acute cough: the effect of perceived demand. *British Journal of General Practice* **56**, 183–190.

Holmes, W.F., McFarlane, J.T., MacFarlane, R.M. & Hubbard, R. (2001) Symptoms, signs, and prescribing for acute lower respiratory tract illness. *British Journal of General Practice* **51**, 177–181.

Jones, R., Britten, N., Culpepper, L., Gass, D., Grol, R., Mant, D., *et al.* (eds.) (2004) *Oxford Textbook of Primary Medical Care*. Oxford University Press, Oxford.

McFarlane, J.T., Holmes, W.F. & MacFarlane, R.M. (1997a) Reducing reconsultations for acute lower respiratory tract illness with an information leaflet: a randomised controlled study of patients in primary care. *British Journal of General Practice* **47**, 719–722.

McFarlane, J.T., Lewis, S., McFarlane, R. & Holmes, W. (1997b) Contemporary use of antibiotics in 1089 adults presenting with acute lower respiratory tract illness in general practice in the UK: implications for developing management guidelines. *Respiratory Medicine* **91**, 427–434.

NHS Direct Patient Information Leaflets. www.cks. library.nhs.uk/patient_information_leaflet/smoking_quitting Accessed on 21 May 2007.

Prochaska, J.O. & DiClemente, C.C. (1984) *The Transtheoretical Approach: Crossing Traditional Boundaries of Therapy*. Don Jones-Irwin, Homewood, IL.

# 案例 2 一位患有哮喘的 9 岁儿童

你是诊室的值班医师，前台电话接线员告诉你，有一个紧急的家庭出诊请求。一个叫杰克（Jake）的 9 岁男孩，呼吸急促，众所周知他是一位哮喘病人。但你正在出上午的门诊。

**你的第一反应是什么？**

你需要对这次呼叫进行鉴别分类，并决定是否呼叫救护车，或立即出诊，或在上午门诊结束后出诊，或请求照顾孩子的人带孩子来就医。

**你需要什么信息来确定哪种选择是最合适的？**

· 孩子的临床状况如何？

· 孩子过去有什么病史？——杰克既往确诊过哮喘和 / 或既往有类似的发作史和 / 或住院治疗的病史吗？

· 谁与孩子在一起，他们的恐惧和担忧是什么？

· 他们是在家吗？有交通工具吗？

· 他们有处方药吗？特别是治疗哮喘的吸入药物？

要了解这些信息，你需要查看病历记录，并与正在照顾杰克的人谈谈。

他的母亲很担心，说他这几天身体不舒服，流鼻涕，还伴有发热。他患有哮喘病，平时病情控制得很好，几乎很少需要使用吸入剂。但是，在过去几天里，他需要频繁使用吸入剂来缓解呼吸困难和咳嗽。今天早上，他已经使用了 4 次吸入剂，但每次的效果都不能持续多久。他裹着毯子坐在沙发上。

他的病历记录显示，医师给他开过沙丁胺醇的定量吸入剂，但他没有住院治疗的记录。

**你已经获得了足够的信息吗？你还会问些什么问题来帮助评估病人的临床状态？**

· 他是醒着还是睡着了？他睡着时容易惊醒吗？

· 他能说话吗？如果能，他能说完整的句子还是只能说单个单词？

· 他的呼吸是嘈杂的还是平静的？

· 他的面色怎么样？

· 他现在的状况已经持续多久了？

你得知他只能坐在沙发上，能说简短的句子。他听起来气喘吁吁，面部涨得通红。整个上午他大部分时间都是这样。

你断定他的病情不会马上危及生命，但很可能会迅速恶化，于是告诉他的母亲，你会离开诊室，立刻前往她家出诊。

### 她在等待的时候应该做些什么吗？

通过储雾罐给予他吸入更多揿的沙丁胺醇（最多喷 10 揿）。如果他的病情在你到达之前突然恶化，她应该拨打 999。

### 在离开诊室前你需要做什么？

- 告诉接待员你不得不离开诊室去出诊，请他们告知正在等候的病人
- 打印出病人的病历记录摘要
- 带上你的手机，以便别人可以联系你，你也可以与他人联系
- 你确保知道目的地在哪里



### 你应该带什么？

除了医师出诊包里常见的物品外，你至少应该带一支支气管舒张剂（如沙丁胺醇定量吸入剂）和一个储雾罐。一些全科医师也可以携带便携式雾化器，但有证据表明，对于吸入 $\beta_2$ 受体激动剂，定量吸入剂 + 储雾罐的效果与雾化器一样有效（Closa 等，1998）。峰流速仪也很有用，它能帮助你评估哮喘急性发作的严重程度。

### 到达她家后，最重要的事情是做什么？

你需要快速评估杰克的情况，同时让他和他的母亲放心。紧张和焦虑只会使他的病情恶化。

### 你会如何评估他的病情？

你应该根据表 4，评估他的症状严重程度和临床表现（表 4），但应该记住，这些症状与气道阻塞的程度关系不大（BTS，SIGN 2005）。呼吸和脉搏频率的正常值可在本书的附录中找到。

- 脉搏频率
- 呼吸频率和呼吸困难程度
- 辅助呼吸肌的使用
- 哮鸣音的数量
- 烦躁程度和意识水平

如果测量的峰流速值低于个人预计值或个人最佳峰流速值的 50%，且对初始支气

管舒张剂的反应较差，则可预测哮喘持续状态的发生。英国指南建议对所有 5 岁以上的儿童都应尝试测量峰流速，并采用 3 次测量值中最好的那次，但在诊所中，特别是在儿童身体不适的情况下，这么做是不切实际的（BTS，SIGN 2005）。

你听见他有呼哧呼哧的喘鸣音和咳嗽。他完全清醒，能够用简短的句子说话。他有点焦虑，呼吸频率为 27 次 /min，脉搏为 116 次 /min，他没有使用辅助呼吸肌呼吸。他的峰流速值是个人预计值的 54%。

**表 4　临床表现**

（After BNF for children 2007）

| 年龄段 | 轻度 | 中度 | 重度 | 危重 |
|---|---|---|---|---|
| 2 岁以内 | 咳嗽，喘息，没有痛苦表情 | 血氧饱和度＞ 92% | 血氧饱和度＜ 92% | |
| | 没有发绀 | 可闻及哮鸣音 | 发绀 | |
| | 呼吸频率正常 | 使用辅助呼吸肌 | 明显的呼吸困难 | |
| | 说话流畅 | 仍然可以喂食 | 因呼吸困难无法喂食 | |
| 2~5 岁 | 咳嗽，喘息，没有痛苦表情 | 血氧饱和度 > 92% | 血氧饱和度 < 92% | 血氧饱和度 < 92% |
| | 没有发绀 | 没有严重哮喘的临床特征 | 因呼吸困难无法说话或吃饭 | 沉默胸 |
| | 呼吸频率正常 | | 心率 130 次 /min | 无效呼吸 |
| | 说话流畅 | | 呼吸 50 次 /min | 躁动或意识障碍 |
| | | | 使用辅助呼吸肌 | 发绀 |
| 5~18 岁 | 咳嗽，喘息，没有痛苦表情 | 血氧饱和度＞ 92% | 血氧饱和度 < 92% | 血氧饱和度＜ 92% |
| | 没有发绀 | 峰流速＞ 50% 的个人最佳值或预计值 | 峰流速＜ 50% 的个人最佳值或预计值 | 峰流速＜ 33% 的个人最佳值或预计值 |
| | 呼吸频率正常 | 没有严重哮喘的临床特征 | 因呼吸困难无法说话 | 沉默胸 |
| | 说话流畅 | | 心率 120 次 /min | 无效呼吸 |
| | | | 呼吸 30 次 /min | 躁动或意识障碍 |
| | | | 使用辅助呼吸肌 | |



### 为什么对哮喘急性发作的严重程度进行划分很重要?

通过对严重程度进行分类后，你可以使用英国国家儿童处方集（BNF 2007）来决定正确的治疗方法（框 2）。BNF 也可以作为评估预后的指标。

他这次急性发作的严重程度为中等，因此在检查 BNF 后，你可以通过他的储雾罐再给他 10 揿沙丁胺醇。他喘鸣音和呼吸困难随之减轻，呼吸频率降至 22 次 /min，脉搏为 98 次 /min。但仅仅几分钟后，他的症状又出现了，杰克和他的母亲变得更加沮丧不安。

**框 2 治疗**

此处仅包括适合杰克的年龄组（After BNF for children 2007）

**轻度至中度恶化**

沙丁胺醇气雾剂吸入，每吸 100μg

**2~18 岁儿童**

· 每隔 15~30 s 通过储雾罐喷 1 揿，最多喷 10 揿。如有必要，在 20~30 min 后重复使用

· 还应开具短程的泼尼松龙处方治疗

· 如果反应不佳或在 3~4 h 内复发，请将孩子送到医院

**重度或危重型**

立即送到医院。在等待转诊时，如上述方法给予沙丁胺醇或雾化溶液治疗。

**2~18 岁儿童**

· 必要时每隔 20~30 min 加 2.5 mg 沙丁胺醇雾化溶液，或必要时每 20~30 min 加 5 mg 特布他林雾化溶液

· 如果对 $\beta_2$ 受体激动剂的反应较差（等待转入医院时），必要时每隔 20~30 min 用异丙托溴铵雾化溶液 125~250 μg

· 如果有氧气，应该给予吸氧

· 泼尼松龙片或氢化可的松注射液也是治疗方案的一部分，尽管这些药物可能在入院前不会在社区使用

### 下一步你要怎么做?

他的症状很快就复发了，这使他的病情更加不稳定。他的母亲也很难应对这种压力，所以你冷静地告诉杰克和他的母亲，最好让他去医院做进一步的评估和治疗。

杰克的母亲开始哭泣，说她没有车可以去那里。你让她平静下来，说医院对他来说是最好的地方。你解释说，你会安排一辆救护车，并询问她是否可以叫人来帮助她。她打电话给杰克的父亲，他说他会在医院与他们汇合。

杰克在医院里住了 48 h。在这段时间里，他得以确诊，并通过口服类固醇激素和常规雾化吸入支气管扩张剂使病情稳定。随后，他被允许出院，出院时的药物与入院时相比没有变化。

### 你为什么要安排后续的预约复诊?

为了使家人放心：

· 他对目前的病情控制满意

· 了解他的治疗计划，包括诱因和需要避免的因素（如感染、过敏原、空气中播散的化学物质、被动吸烟、运动）

· 如果再次发作，知道应该怎么做，以及何时寻求医疗帮助

**结局：** 不幸的是，这次的发作预示着他的病情开始恶化，他在几个月内需要额外吸入类固醇激素，并且他每天都需要使用支气管扩张剂来控制症状。他在6个月内因急性发作再次入院，儿科医师决定对他进行门诊随访。

## 案例回顾

哮喘是一种下气道的慢性炎症性疾病，表现为可逆性气道阻塞和黏膜炎症导致支气管痉挛收缩。该病在英国的患病率为10%~23%，并且确诊病例数量在逐年上升（NICE 2002）。

哮喘是一种非常严重的疾病，在英国每年约有1 000人死于急性哮喘（Currie 等，2005）。“每一次急诊就诊都应视为急性严重的哮喘发作。对充分的治疗没有反应时，都需要立即转诊到医院”（儿童 BNF 2007）。

我们知道诊断并不总是那么简单，任何孩子如果能听到哮鸣音、反复咳嗽和呼吸困难急性加重，都应该怀疑有哮喘的可能。我们可以通过对学龄儿童测定峰流速变异率或支气管高反应性来确诊（BTS，SIGN 2005）。

在整个案例中，我们提到了不同的指南。英国国家指南由专家制定，以帮助临床医师使用现有的最佳证据来诊断和管理疾病。BNF 中有现成的哮喘指南，可帮助临床医师评估病情的严重程度，并给予恰当的急性期和长期的治疗。

在这个案例中，提到了杰克出院后的随访。这是为了确保：

1. 家长和孩子对疾病和药物有很好的了解。良好的健康教育将改善症状控制、自我管理和复诊率（BTS，SIGN 2005）。教育应包括讨论避免诱发的因素，包括感染、过敏原、被动吸烟和运动（NICE 2002）。

2. 评估适合的吸入装置的类型，使得进入肺部的药物剂量能够最大化（NICE 2002）。

3. 制订行动计划。这将改善健康状况，行动计划应该关注个人的需求（BTS，SIGN 2005）。

国家急性疾病服务框架流程图（卫生部，2004 年）总结了哮喘不同阶段的行动（图 2）。

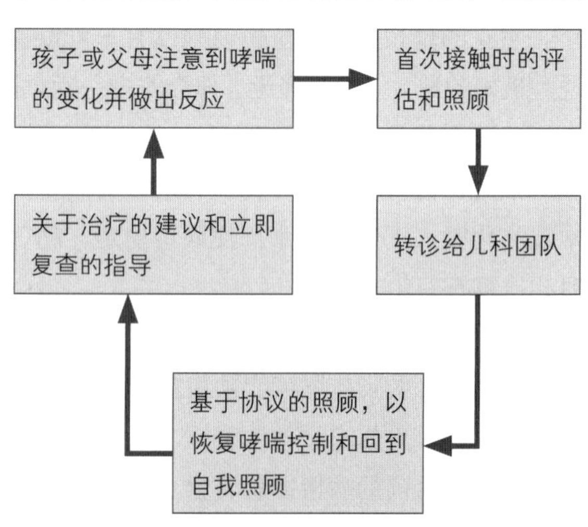


**图 2　国家急性疾病服务框架流程**
（Deprtment of Health 2004）

## 关键要点

· 哮喘是一种影响下呼吸道的慢性炎症性疾病，会导致支气管痉挛收缩。

· 它在英国的患病率为 10%~23%。

· 在英国，每年因哮喘急性发作导致约 1 000 人死亡。

· 对任何孩子如果能听到哮鸣音、有反复咳嗽和呼吸困难急性加重，都应该怀疑有哮喘的可能。触发因素包括感染、过敏原、空气中播散的化学物质、被动吸烟和运动。

· 体征、症状和治疗方案按年龄段而有所不同。

· 急性加重期的治疗包括使用支气管舒张剂和糖皮质激素，可以氧疗和住院治疗。

### ○ 参考文献


*British National Formulary for Children.* (2007) Royal Pharmaceutical Society of Great Britain. RPS Publishing and BMJ Publishing Group, London.

British Thoracic Society, Scottish Intercollegiate Guidelines Network (BTS, SIGN). (2005) *British Guideline on the Management of Asthma*, Revised edition. http://www.brit-thoracic.org.uk/Guidelinessince%201997_asthma_html Accessed on 13 March 2007.

Closa, R.M., Ceballos, J.M., Gomez-Papi, A., Sanchez-Galiana, A., Gutierrez, C. & Marti-Henneber, C. (1998) Efficacy of bronchodilators administered by nebulisers versus spacers in infants with acute wheezing. *Pediatric Pulmonology* **26**, 344–348.

Currie, G.P., Devereux, G.S., Lee, D.K.C. & Ayres, J.G. (2005) Recent developments in asthma management. *BMJ* **330**, 585–589.

Department of Health. (2004) *Asthma exemplar. National Service Framework for Children, Young People and Maternity Services.* http://www.dh.gov.uk/en/ Publicationsandstatistics/Publications/Publications-PolicyAndGuidance/DH_4089205 Accessed on 13 March 2007.

Joint Royal Colleges Ambulance Liaison Committee. (2004) *Recognition of the Seriously Ill Child.* Joint Royal Colleges Ambulance Liaison Committee, London.

National Institute for Health and Clinical Excellence (NICE). (2002) *Inhaler devices for routine treatment of chronic asthma in older children (aged 5–15 years).* Technology Appraisal Guidance No. 38. http://guidance. nice.org/TA38/guidance/pdf/English Accessed on 13 March 2007.

# 案例 3　一位头痛的 27 岁女性

埃娃（Ewa）是几个月前自波兰移民过来的 27 岁女性，最近刚在你的诊所注册。几周前，她参加过一项针对新病人的预约筛查，没有任何就诊记录，也没有接受过任何药物治疗。埃娃今天因为头痛来看病，由她的丈夫多米妮卡（Dominik）陪同并翻译，因为她几乎不会说英语。

**对一位头痛的病人，需要问哪些重要的问题？**

见框 3。



**框 3　头痛病史**

（After British Association for the Study of Headache 2007）

- **时间问题**
  - 她患头痛已经有了多长时间？
  - 他们多长时间发生一次头痛？
  - 每次头痛发作能持续多长时间？
  - 为什么他们此刻来就诊？
- **特性问题**
  - 疼痛的强度
  - 疼痛的性质
  - 疼痛的部位
- **相关症状**
- **病因**
  - 诱因
  - 加重或缓解的因素
  - 家族史
- **对疾病的反应**
  - 头痛如何影响他们的日常活动？
  - 她服用什么药物治疗头痛？
  - 在两次发作之间她的病情是否平稳？

你需要记住，你将通过翻译与她谈话。她的丈夫作为她的翻译非常便利，但是这会涉及病人的隐私问题，而且可能会更改病人的病史（框 4）。通过口译员获得病史可能会非常耗时，而且你如果需要进行一个私密的体格检查时也会出现问题。

**框 4　针对非英语人士的语言服务**

（After Phelan & Parkman 1995）

- 双语种的卫生工作者：理想但罕见
- 训练有素的口译员：保持严格的保密规范，在保持面谈内容准确性的同时，熟练掌握同声传译。这也包括电话口译服务
- 朋友或亲戚：虽然很容易找到，既了解病人的问题又让人安心，但是也可能会阻扰病人，使他们无法表达真实的信息。他们也可能故意更改所提供的信息
- 未经训练的志愿者：主要的考虑是保密性

你问埃娃，选择多米妮卡翻译或者通过译员电话翻译，她更乐意选择哪一个，她最后选择了她的丈夫。

埃娃说，她以前常常是发作性头痛，三四个月前开始每天头痛。她偶尔会因为头痛而醒来，而且头痛几乎可以持续一整天。当疼痛严重时，呈双侧的、搏动性的，但会缓解眼睛后面的轻微疼痛。她试了一两次从药剂师那里买的对乙酰氨基酚和 co-codamol（译者注：可待因 / 对乙酰氨基酚的复方制剂），但效果不大。

埃娃头痛时偶伴恶心，没有其他症状。十几岁时埃娃曾被诊断为偏头痛，但与这次不同，也没有发现什么诱因。

### 头痛有哪些不同的原因?

见表 5。

**表 5　头痛的鉴别诊断**

（After Hopcroft & Forte 1999）

| 常见 | 少见 |
|---|---|
| 紧张性头痛 | 丛集性头痛 |
| 偏头痛 | 三叉神经痛 |
| 眼睛疲劳 | 原发性闭角型青光眼 |
| 脱水 | 一氧化碳中毒 |
| 药物滥用性头痛 | 蛛网膜下腔出血或其他 |
| 颈源性头痛（起因于颈部） | 颅内出血 |
| 鼻窦炎 | 颞动脉炎 |
|  | 脑膜炎 / 脑炎 |
|  | 脑瘤 |
|  | 特发性良性颅内高压 |
|  | 严重的高血压 |

### 在这个案例中，最可能的两种诊断是什么?

- 慢性紧张性头痛
- 药物滥用性头痛

### 病人什么时候开始出现药物滥用性头痛? 这可能是埃娃头痛的原因吗?

如果病人每月使用镇痛药或曲坦类药物超过 17 天，则存在这种风险。使用含有可待因的药品是一个特殊的问题（Fuller & Kaye 2007）。由于埃娃只是偶尔使用止痛药，所以这个原因不太可能。

### 还没有考虑的最重要的问题是什么？为什么它很重要？

埃娃担心的可能是什么？在问诊过程中探索和解决病人对头痛恐惧的原因是非常重要的。因为病人经常担心可能患有脑瘤，另一个常见的担忧是高血压。

当你提出这个问题时，她开始哭泣，看起来很难过。她担心自己可能得了脑瘤。她最近回波兰老家看了以前的医师，那名医师为她安排了一次脑部扫描，这使她觉得一定是出了什么严重的问题。她返回英国时，医师正在休假，所以她没能知道结果。她递给你一袋计算机断层扫描（CT）胶片，里面并没有找到报告。

### 你需要考虑头痛的红旗征是什么？哪些可能预示着严重的病变？



**红旗征**

头痛的症状（Fuller & Kaye 2007; NGC 2006）。
危险较大的头痛包括那些被称为首次发作和最剧烈（单发和突然发作）的头痛

- 持续数周 / 数月的进展性头痛（颅内病变）
- 突然暴发性的头痛“就像重击头部”（蛛网膜下腔出血）
- 妊娠晚期的孕妇（子痫）
- 在清醒时新发的和加重的头痛，在弯腰或紧张时加重（颅内压升高）
- 50 岁以上人群的新发头痛（颞动脉炎）
- 伴有发热（感染）
- 癫痫发作（颅内病变）

### 有这些症状吗？

除了偶尔醒来后头痛之外，她并没有表现出上述症状，而且这并不是新发的。

### 接下来你应该怎么做？

你应该通过检查来完成自己的评估。

### 头痛的全面检查应该包括哪些方面？

见框 5。

在全科诊所中，对于某些病人而言，其中一些内容不是必需的。

**框 5　头痛检查**

NGC（2006）

- 生命体征
- 神经系统检查：格拉斯哥评分、眼科、脑神经、周围神经系统
- 颅外结构：颈动脉、鼻窦、颞动脉、颈椎检查

她的脉搏频率为 82 次 /min，血压为 112/78 mmHg，中枢和外周神经系统检查正常，鼻窦和颞动脉无压痛。颈椎无压痛，可以全方位的运动。使用斯涅伦视力表测量了埃娃双眼的视力为 6/6。

**通过你的评估，你认为病人是否需要进行脑部扫描（这通常需要通过神经科医师进行评估）？**

你没有高度怀疑这个病人有颅内病变，所以不认为脑部扫描是必要的。虽然扫描有助于减少病人的恐惧，但一项研究发现，接受扫描的病人在 3 个月内焦虑的程度较低，但到 1 年后没有差别（Howard 等，2005）。

这让你陷入了两难的境地，因为病人已经做过脑部扫描，而你不知道扫描的指征是什么，而且也没有得到检查报告。

**你可能采取什么样的治疗方案?**

· 要求病人联系她在波兰的医师，要求他们提供诊疗摘要和 CT 扫描的报告

· 询问一位当地关系友好的放射科医师，看他们是否能给出 CT 扫描的报告

· 将病人转诊给神经科医师，告知他们你的诊断困惑

· 相信你自己的评估，病人不需要进行扫描和治疗，就像她在波兰没有看过病一样

**如果没有指征，对病人进行扫描是否合乎伦理?**

你不应该进行不必要的检查，特别是如果涉及放射线暴露。然而，如果在之前进行的检查中发现了问题，即使不是你发现的，你也应该随访。

你权衡了不同的选择，并决定最好的办法是让这对夫妇联系他们在波兰的医师。他们答应这样做，但她丈夫在第二周打电话给你，说他联系不到以前的医师了。

因此，你决定打电话给本地医院的放射科同事，并且简单介绍了病例情况。她同意看扫描结果，但提醒你，如果图像不清晰或有任何病变的影像，病人可能需要重新扫描。

CT 扫描报告正常。

**最可能的诊断是什么?**

最可能的诊断是紧张性头痛。

### 你会告诉病人什么?

处理这个案例最重要的部分是安慰。你应该告诉这对夫妇，在波兰进行的扫描结果是正常的，并且你认为诊断结果是紧张性头痛。

多米妮卡立即回应说，你是否认为埃娃有压力?

你回答说紧张性头痛可能是由压力引起的，并询问埃娃是否认为这就是原因。她解释说，她想念她在波兰的朋友和家人，并且她在英国并没有很好地安顿下来。多米尼克补充说，他们在这里赚的钱比在家乡多得多，所以即使她不开心，如果他们能留下来生活会更好。

你说，你想讨论可能的治疗方法，但她无法改变的苦恼可能是导致头痛的原因之一。埃娃说，她听说瑜伽有帮助，是否可以先试试，因为她不想进行任何形式的谈心疗法或药物治疗。你同意用这种方法，并说你想在一个月内随访她。你向她强调，如果症状恶化，应该早点来就诊。

**结局:** 埃娃和她的丈夫在几个月内从诊所附近的社区搬走了，没有回来就诊。你不知道她的症状有无改善。



### 紧张性头痛的治疗方法有哪些?

见框 6。

**框 6 紧张性头痛的治疗**

（After British Association for the Study of Headaches 2007）

- 运动：紧张性头痛在久坐不动的人群中更为常见
- 如果存在肌肉骨骼问题，请进行物理治疗
- 放松疗法和认知训练
- 消除压力源
- 药物治疗：包括抗炎药、阿米替林或对乙酰氨基酚（尽管后者效果较差）

## 案例回顾

头痛是看全科医师最常见的原因之一，终身患病率为 96%。大多数是良性的，紧张性头痛是最常见的类型（终身患病率为 30%~78%；Fuller & Kaye 2007）。慢性紧张性头痛在女性中更为常见，而且通常有家族病史。症状可在 10 岁以下即开始出现，且患病率随年龄增长而下降（Silver 2007）。

与所有头痛病人一样，这个案例强调了探讨病人的想法和担忧的重要性。如果你不解决这些问题，管理计划就无法让病人和医师都满意。

紧张性头痛的潜在诱发因素极为重要，有效的治疗依赖于对这些因素的识别和治疗。慢性紧张性头痛可能是难治性的，这些病人通常最终会在慢性疼痛管理诊所进行

治疗。有些病人可能会使用替代疗法，如针灸或顺势疗法，但这两种疗法的有效性都是未知的（British Association for the Study of Headaches 2007）。

我们有许多来自世界各地的病人，他们来自不同的医疗保健系统，并且往往是来自于那些进行了许多不必要检查的国家，从而使病人产生了很高的期望。应该尽一切努力了解他们的文化和预期，以便能够适当地处理这些问题，但这可能非常困难。

作为一位医师，与不断搬迁的病人打交道，可能会让你感到沮丧。然而，你应该记住，特别是当他们失去了后续的随访时，这些病人的医疗管理通常是很不得当的。如果他们不是说英语的人，也会让他们处于不利地位，所以他们在你的诊所时，应该尽一切努力优化他们的照顾。

## 关键要点

· 头痛的终身患病率为 96%

· 头痛的病因有很多，大多数是良性的，但病人常担心是恶性的

· 病史应包括时间、特征、病因、对诊疗的反应、相关症状以及病人在两次发病之间的健康状况

· 体格检查包括生命体征、神经系统检查和颅外结构：颈动脉、鼻窦、颞动脉、颈椎检查

· 慢性头痛病人应考虑药物滥用的可能性

· 紧张性头痛的治疗包括识别诱发因素、安慰、运动、理疗、放松疗法、认知训练和药物治疗

## ○ 参考文献


British Association for the Study of Headaches. (2007) *Guidelines for all healthcare professionals in the diagnosis and management of migraine, tension-type, cluster and medication-overuse headache.* www.bash. org.uk Accessed on 5 May 2007.

Fuller, G. & Kaye, C. (2007) Headaches: masterclass for GPs. *BMJ* **334**, 254–256.

Hopcroft, K. & Forte, V. (1999) *Symptom Sorter*. Radcliffe Medical Press, Abingdon.

Howard, L., Wessely, S., Leese, M., Page, L., McCrone, P., Husain, K., *et al.*(2005) Are investigations anxiolytic or anxiogenic? A randomised controlled trial of neuroimaging to provide reassurance in chronic daily headache. *Journal of Neurology, Neurosurgery and Psychiatry* 76, 1 558–1 564.

National Guideline Clearinghouse (NGC). (2006) *Diagnosis and treatment of headache*. Institute for Clinical Systems Improvement. www.guideline.gov Accessed on 5 May 2007.

Phelan, M. & Parkman, S. (1995) How to do it: work with an interpreter. *BMJ* **311**, 555–557.

Silver, N. (2007) Headache (chronic tension-type) clinical evidence. *BMJ* http://0-www.clinicalevidence.com Accessed on 4 June 2007.

# 案例 4 一位刚出院的 76 岁男性

你要对理查兹（Richards）先生进行一次家访，这位 76 岁的西印度人在几个月前注册了你的诊所，但你从未见过他。他的女儿格兰特（Grant）夫人打电话说，她的父亲最近因卒中治疗后出院了。她希望你尽快做一次家访。

不幸的是，医院的出院证明尚未寄过来。理查兹以前的病历记录显示：他在 8 年前被诊断出患有高血压，他每天服用阿替洛尔 50 mg 和苄氟噻嗪 2.5 mg，他不吸烟，独居。没有关于最近一次住院的信息，他最近一次去看他以前的全科医师是在 10 个月前。

### 你首先应该做什么？

给格兰特夫人打电话，确认你要来看她的父亲，并向她了解理查兹先生身体的情况。

### 你需要在医师的出诊包里放什么？

· 血压计和听诊器

· 尿液样本瓶和尿液试纸（尿路感染在老年人中很常见，况且你想排除蛋白尿和 / 或糖尿）

如果这是一种急性情况，你可能需要使用叩诊锤和设备来测试脑神经。然而，理查兹已经确诊为卒中，因此你的角色将会更多地参与他的康复和进一步预防未来的卒中。

与格兰特夫人交谈得知，她的父亲已经住院 7 周，昨天出院回家。格兰特夫人担心父亲无法独自生活，可能会摔倒。她记得医院说过他们会安排社区护士，却还没有人联系过她。

她现在正在工作，安排了将在 20 min 内到理查兹先生的公寓见你。

### 家访

在公寓里，格兰特夫人把你领进一间杂乱的前厅，地板上到处都堆满了报纸和杂志。理查兹先生正坐在电暖气前的扶手椅上，电暖气在全风量运转，可以闻到一股强烈的尿味。

你做了自我介绍，并试图与理查兹先生握手，但他却无法握住你的手。他歪着脸笑了笑，含糊不清的说“你好，医师”。格兰特夫人在沙发上前后摇晃着放声大哭。

### 接下来你应该怎么做?

- 安慰格兰特夫人，你会尽一切努力帮助她的父亲
- 建议她去泡杯茶，而你给理查兹先生检查一下（这样可以减少分散你的注意力，让她做一些实际的工作，帮助她重获信心）
- 了解理查兹先生的感受，有无泌尿系统症状，以及他对未来的期望

理查兹先生给你了一份医院的出院证明复印件，证实了左侧脑血管意外（CVA）。你注意到他的一些药物处方已经更改：

苄氟噻嗪 2.5 mg/d

地尔硫䓬缓释胶囊 240 mg/d

阿司匹林肠溶片 75 mg/d

双嘧达莫缓释胶囊 200 mg, 一天两次

二甲双胍 500 mg, 一天三次

对乙酰氨基酚 500 mg, 必要时

辛伐他汀 40 mg, 夜间服



### 关于理查兹先生所患卒中的类型以及其他已确诊的疾病，这张清单告诉了你什么?

理查兹先生肯定患有动脉粥样硬化性血栓或栓塞性卒中导致的脑梗死，而不是出血性卒中，因为他已经服用阿司匹林和双嘧达莫进行抗血小板治疗，以防止再次发生类似的事件，并服用辛伐他汀降低血脂水平。他也开始使用双胍类药物（二甲双胍），这表明他被诊断出患有糖尿病。出院证明中没有提到这一点。

### 为什么会改变治疗高血压的药物?

有证据表明，某些药物［β受体拮抗剂和血管紧张素转换酶（ACE）抑制剂］对非洲-加勒比血统的人疗效较低，因此建议使用钙通道阻滞剂和噻嗪类药物（NICE 2006，Williams 等，2004）。你注意到他的药物中添加了一种钙通道阻滞剂——地尔硫䓬。

### 你还需要进一步了解哪些信息?

你已经观察到很多情况。理查兹先生右侧面部明显无力，他的言语和右手功能受到卒中的影响。他的右腿也乏力吗？他能听懂你对他说的一切吗？他是不是很抑郁，这是所有 CVA 病人都存在的一个常见问题。他喝酒吗？如果是喝，喝多少？（过量饮酒易导致缺血性和出血性卒中）他的关节炎怎么样了？

- 检查理查兹先生的脉搏，有无心律失常（栓塞性卒中的一种常见原因）
- 测量他的血压
- 用试纸检查尿液样本中的白细胞、亚硝酸盐、葡萄糖和蛋白质

你还应该评估他的行动能力，以及他是否可以自己上厕所？他能给自己弄杯热饮、做顿饭吗？在送他回家之前，医院应该安排这些评估，但在这个案例中，还不清楚是否做过。

尽管他的回答仅限于“是”和“不是”，但理查兹先生明白你问他的一切。格兰特夫人告诉你，职业治疗师和物理治疗师确实对理查兹先生进行了几次家访。在他离开医院之前，医师给了他一根三脚架拐杖，一个马桶边上的扶手和一个适合沐浴的架子。

理查兹先生似乎感觉良好，精神状态很好。你注意到他很胖。他没有泌尿系统症状。他偶尔喝酒。他知道自己患有糖尿病，但自己无法进行血液或尿液检查。他的左髋部因关节炎而疼痛，但用对乙酰氨基酚有效。

他的脉搏为 80 次 /min，律齐，坐位血压为 148/84 mmHg。他能够很吃力地从椅子上站起来，然后拄着拐杖走路，但是拖着右脚走。他说他能给自己沏杯茶，但做饭会很困难。他很清楚地表示，他想待在自己家里，而不是住在养老院。



### 理查兹先生的主要健康危害是什么？

· 卒中复发——通过良好地控制血压来减少卒中发生的机会（< 130/80 mmHg）（英国高血压指南 2004）

· 因行动不便而跌倒，而公寓内的杂物乱放也有害无益

· 糖尿病的恶化——药物和饮食至关重要

· 没有按时服药——可能是记忆问题（卒中后很常见）或难以打开药盒而且要服用几种不同制剂的药物

· 火灾风险 ——特别是周围堆满了那么多文件

格兰特夫人仍然心烦意乱，小声抱怨着她父亲还没有准备好就回家了，因为护士长想要收拾病床。她说，她有自己的家庭需要照顾、有一份全职工作，她不能“在我爸爸这里一直进行照顾”。她暗示你现在就应该把问题解决了。

### 你应该如何回应这种情况？

你不应该参与责怪医院或工作人员，那是违反职业道德的，你不清楚这种情况是如何产生的。格兰特夫人显然很担心她的父亲，这可能会使她生气或不讲道理。你解释说，你将尽力为理查兹先生提供尽可能多的帮助，但这将涉及到要给诊所打一些电话。你记下了她的手机号码，问她或她兄弟今晚有无可能留下来陪理查兹先生，你要去处理这件事。

### 你应该联系哪些机构获取进一步的帮助?

· 社区护士—— 可以帮助定期检测他的血糖，并协助洗澡、穿衣等工作
· 社会服务部门安排上门送餐服务
· 药剂师提供一个装有每周所有药物的药箱
· 考虑转诊给社区物理治疗师和 / 或言语治疗师，但这取决于医院已经安排过什么

### 你能给格兰特夫人提供什么支持吗?

你可以建议她与卒中协会取得联系。该协会为病人及其护理人员提供实用的建议，并在某些地区为病人及其照顾者组织当地的支持团体（卒中协会电话：0845 30 33 100 http：//www.stroke.org.uk）。

理查兹先生现在无法提供尿液标本，因此你把尿样瓶留给他，并请格兰特夫人明天早上把它送到诊所。你向理查兹先生解释说，你担心他是否有能力独立处理家务，但你会尽快为他安排帮助人员。



### 你还应该找其他人谈谈理查兹先生的病情吗?

联系理查兹先生曾经住院的病房，并与护士交谈，了解已经提供了哪些帮助，以及随访的安排是什么。

与你经营糖尿病诊所的同事一起讨论理查兹先生的案例，并预约几个月后在那个诊所见他。

### 返回诊所

尝试了很多次才打通病房的电话，通话后护士确认职业治疗师和物理治疗师已经进行了评估，理查兹先生可以自己在家处理日常活动。他们已联系好社区护士并将于明天上午来家访。理查兹先生将在 6 周后来门诊就诊。目前没有打算去医院做进一步的康复治疗。

### 接下来你应该做什么?

· 给社区护士打电话，确认她们已经收到转诊信，并计划明天去拜访
· 按照上述建议联系其他机构
· 给格兰特夫人打电话，告知她你做出的这些安排，并提醒她带回尿液标本
· 安排在一周内再次去访问理查兹先生，重新检查他的血压，看看他病情如何

格兰特夫人告诉你，她哥哥已同意今晚和理查兹先生待在一起。她听起来还是很不高兴，但感谢你尽力提供的帮助。

**在理查兹先生的病历记录里，你应该填些什么？**

· 记录你在家访时的发现
· 列出你目前为止联系过的机构
· 更新他的药物清单，并添加 3 个月内的审核日期
· 将卒中和糖尿病的诊断添加到他的病历记录中
· 打印出一份细菌检查申请表，明天同尿液标本一起发送到实验室

你还应该记录理查兹先生想留在家里的愿望。如果格兰特夫人不是你诊所登记的病人，你应该添加联系方式，将她作为患者的主要照顾者。

### 从长远角度看（长期照顾）

在社区中照顾理查兹先生将涉及几个不同的机构。在几周内安排所有的服务机构举行一次会议是一个好主意，这样每个人都知道谁参与了他的护理和长期康复计划。

在早期阶段，公寓内杂物堆放混乱是一个很难处理的问题。如果你觉得他因为公寓的状况而有严重的摔倒和 / 或火灾的危险，你可以在下次拜访时向格兰特夫人和理查兹先生提及这一点。否则，你可以先搁置这个问题，直到你更好地了解他们，并与他们建立良好的人际关系。同样，理查兹先生的体重问题也会影响他的行动能力和糖尿病。你可能会建议他吃低盐、低脂的食物，从长远来看，也可将他转诊给营养师来帮助减肥。



### 案例回顾

卒中是导致英国成年人残疾最常见的原因，并且对病人及其家人来说，往往是毁灭性的打击。

由于全科医师要照顾经历过这种事件的病人，治疗共病是至关重要的，包括保持独立性和活动能力以及预防卒中进一步发展。理查兹先生提供了一个复杂但常见的情景案例，他有几个危险因素（糖尿病、高血压、超重和居住条件差）。抑郁和记忆力障碍可能是卒中后的问题，需要仔细的、定期的监测。

如果理查兹先生能够继续呆在家里，他的女儿格兰特夫人也将需要很多支持，并积极参与照顾患者的决策。或许她的哥哥能发挥更积极的作用。志愿部门以及社会服务、护理和理疗机构可以提供一些支持。也许她可以申请护理津贴来帮助照顾理查兹先生。协调理查兹先生康复过程中所涉及的每个人，对于实现他留在家中的愿望都是至关重要的。

他的用药变化也应该告知当地的药剂师，每周一次的小药盒可以帮助理查兹先生记住定期服药。最后，二级和初级保健机构之间的沟通和细致的诊断记录是病人得到良好照顾的一部分。因为在这个案例中，从医院的出院证明上看不出理查兹先生在离开病房之前，做了哪些评估和安排。

NICE 指南的建议，对于最近发生缺血性脑卒中或短暂性缺血性发作（TIA）的病人，应从最近一次卒中事件开始，持续 2 年联合使用双嘧达莫缓释剂和低剂量阿司匹林（NICE 2006）。

## 关键要点

· 卒中是英国成年人致残最常见的原因（Simon 等，2005）

· 在所有卒中人群中，有 50% 发生在 70 岁以上的人群中

· 组织有序的专科住院病人治疗，如卒中单元提供的照顾，与改善预后相关（Young & Forster，2007）

· 在英格兰，因卒中而住院的病人中，只有不到 50% 的病人接受了卒中单位的治疗

· 卒中的危险因素包括：血压升高、糖尿病、年龄、吸烟、肥胖、饮酒，既往有卒中、TIA 或心肌梗死、心房颤动病史和缺乏体力活动

· 卒中大约 70%的原因是血栓栓塞、19%的原因是出血



### ○ 参考文献

National Institute for Health and Clinical Excellence(NICE). (2006) *Hypertension: management of hypertension in adults in primary care.* Clinical guideline. http://www.nice.org.uk Accessed on 15 July 2007.

Royal College of Physicians. (2004) *National Clinical Guidelines for Stroke,* 2nd edn. Available from http://www.rcplondon.ac.uk Accessed on 15 July 2007.

Scottish Intercollegiate Guidelines Network (SIGN). (2006) *Management of patients with stroke, rehabilitation, prevention and management of complications and discharge planning*. http://www.sign.ac.uk Accessed on 15 July 2007.

Simon, C., Everitt, H. & Kendrick, T. (2005) *Oxford Handbook of General Practice*, 2nd edn. Oxford University Press, Oxford.

Williams, B., Poulter, N.R., Brown, M.J., Davis, M., McInnes, G.T., Potter, J.P., *et al.* (2004) The BHS Guidelines Working Party. *British Hypertension Society Guidelines for Hypertension Management, 2004, BHS IV: Summary. BMJ* **328**, 634–640. http://www.bhsoc.org Accessedon 15 July 2007.

Young, J. & Forster, A. (2007) Rehabilitation after stroke. *BMJ* **334**, 86–90.

## 案例5 一位患有红眼的23岁男性

恩多武（Ndovu）先生是一位来自津巴布韦的23岁非洲男子，他最近在你的诊所注册。你曾经接诊过他，他因为患有肺部感染而接受抗生素治疗。现在他一进来就抱怨右眼疼痛、流泪和发红，并说这已经持续大约2天，而且现在加重了。

### 你考虑是什么原因导致红眼？

· 结膜炎：通常出现脓性分泌物

· 睑缘炎：眼睑发炎

· 角膜炎：角膜问题

· 虹膜炎：也称为前葡萄膜炎

· 巩膜外层炎：覆盖眼睛巩膜的薄膜发炎、发红和弥散分布，无分泌物排出，几乎没有疼痛

· 急性青光眼：严重疼痛、视物模糊和视力受损，通常出现在50岁以上的人群中

· 角膜磨损：创伤史

· 结膜下出血：红眼，没有不适症状，通常是离散点状出血

· 发炎的翼状胬肉：老年人的眼睛表面有胬肉增生

### 你需要问他什么问题？

· 是否做过什么可能导致眼睛受伤的事情？

· 做什么工作？

· 视力是否受到影响？

· 眼睛有黏性分泌物吗？

· 对什么东西过敏吗？

· 疼痛有多严重？

· 戴隐形眼镜吗？

· 之前发生过类似的情况吗？

· 自己尝试过什么治疗吗？

恩多武先生告诉你，他在一家养老院照顾老人。他的眼睛没有受伤，没有已知的过敏史，右眼很痛，而且很难看清东西。他不戴隐形眼镜，眼睛没有任何分泌物，以前也没有过。他去找了药剂师，开了一些滴眼液，但没有效果。

**你记得疼痛性红眼有时与莱特尔（Reiter）综合征有关。如果怀疑这种疾病，你还应该问他哪些相关的问题？**

· 最近是否患有类似流感的疾病？
· 关节（手腕、手指、膝关节和脚踝）有无一些疼痛或僵硬？
· 是否注意到排尿时感到疼痛和 / 或有阴茎分泌物？
· 口腔或生殖器上有溃疡吗？

对所有这些问题的回答，恩多武先生都是“没有”。当他和你说话时很难保持右眼睁开，只能用手遮住右眼。

**为什么他的症状不像结膜炎？（全科诊所中最常见的红眼原因）**

他有疼痛感，而不仅仅是不舒服，而且没有眼睛黏性分泌物的病史。



**哪些预警的症状和体征会让你意识到，这可能是一个严重的眼部疾病，需要紧急转诊？**

**红旗征**

· 眼睛疼痛
· 畏光
· 视力下降
· 睫状充血（角膜周围的红色或紫色环）
· 角膜水肿或混浊
· 角膜上皮破坏（仅在给眼睛染色时可见）
· 在正常状态下和受影响的情况下，眼睛瞳孔有大小或形状的差异

以上所有“红旗征”都可能预示着严重的眼部问题，如果没有专科医师的检查和治疗，可能会导致永久性失明。

**你应该做什么检查？**

你应该先检查并比较恩多武先生的两只眼睛。瞳孔的大小有差异吗？（瞳孔扩大提示青光眼，瞳孔缩小提示虹膜炎）右眼的哪个部位是红的？有明显的分泌物吗？

通常，在柔和的灯光下更容易看清眼睛和眼底，所以你要提醒恩多武先生，你准备关掉房间里的灯，或者拉上窗帘或百叶窗。

使用检眼镜：

· 检查角膜
· 检查前房（角膜和虹膜之间的空间）
· 检查虹膜、结膜和眼底

你现在应该重新把灯打开。测量两只眼睛的视力，首先核实他是否经常戴眼镜，你让他在看斯涅伦标准视力表之前戴上眼镜。

恩多武先生的右眼睑发炎，眼睛的角膜周围呈红色，还流了一些泪水，但没有分泌物。虹膜看起来正常，前房无明显脓液。瞳孔大小相等，对光反射存在。你不确定角膜有无暗淡的斑点，可能是混浊的。眼底看似正常，但由于他看到光线时很痛，因此很难充分地观察眼底。

他的右侧耳前区压痛。恩多武先生不戴眼镜，他的视力是左眼 6/6，右眼 6/18。

### 在这个阶段还有哪些有用的检查？

用荧光素滴眼液给眼睛染色，然后用钴蓝色的光检查角膜（应该在检眼镜上可以看到）。角膜上皮有破坏时将显示为绿色。

当你滴入荧光滴眼液后再次观察恩多武先生的眼睛时，你可以在角膜上看到有一个明显的绿色病变（见文末彩图）。

### 你的诊断是什么，接下来你要做什么？

恩多武先生患有原因不明的角膜炎（角膜炎症）。这是一种严重的疾病，会导致视力损害和失明。他右眼的视力已经低于左眼（虽然这对他来说，可能是正常的）。需要紧急转诊到眼科诊所，以便明确诊断和治疗的原因。

### 角膜炎可能的原因是什么？

· 感染导致溃疡（阿米巴、细菌和真菌性的感染，在隐形眼镜佩戴者中更常见。病毒性的感染——可能由单纯疱疹或带状疱疹引起）

· 强烈的紫外线辐射引起的光性角膜炎（雪盲或焊工的弧光眼）

· 严重的过敏反应导致角膜炎症和溃疡

· 眼睑紊乱或泪液排出能力下降导致的干眼症

· 维生素 A 缺乏症

### 你应该开处方吗？

不——你不确定你在治疗什么疾病。

对于未确诊的红眼病，千万不要开类固醇眼药水。

### 你怎么对恩多武先生解释你的发现？

你向他解释说，你发现他的右眼外侧有严重的炎症，要马上把他转到专科医院找眼科专家进行治疗。

恩多武先生非常担心自己会失明。他问你，他是否会失去视力。

如果这是角膜炎的第一次发作并且他得到了快速和适当的治疗，他的视力很可能不会受到永久性的影响。你可以向他保证，他的右眼很可能会完全恢复，但这取决于角膜炎的诊断和病因，以及他对治疗的反应。

### 他在医院可能会发生什么事?

在医院里，眼科医师会用裂隙灯检查他的眼睛，测量每只眼睛的眼压，取出棉签，然后给他用滴眼液治疗（根据诊断使用抗生素、抗病毒或抗真菌类药物）。

### 你会安排什么样的随访?

你建议他过几天再来看你，这样你就可以确定他的症状是否正在改善以及他正在接受处方药治疗。你给眼科医师写了一封紧急转诊信，把它交给恩多武先生，然后打电话给正在医院眼科急诊值班的医师，安排他当天去看病。



### 3 天后

恩多武先生带回来眼科医师的一封信，确诊了是由单纯疱疹感染（HSV-1）引起的角膜溃疡（一种树突状溃疡）。医师为他开了处方，使用阿昔洛韦乳膏，每天涂抹 5 次，连续 10 天，并在 2 周内再次预约去眼科诊所。并告诉他在此之前不能去上班。

他问你为什么他会出现这个问题，是否会复发?

### 你对疱疹感染了解多少? 你应该告诉他什么?

你可以诚实地告诉他，尽管有各种各样的诱发因素可以重新触发在三叉神经节存活的疱疹病毒，但你不确定他为什么现在患上了溃疡。

### 这些因素有哪些?

- 压力
- 紫外线
- 全身性疾病
- 发热
- 局部创伤
- 冷风

· 免疫抑制

根据 2007 年 Prodigy 指南，这种疾病可能会再次复发（2 年内 20%，5 年内 40%），在这种情况下，他应该立即寻求医疗帮助。

你会想到恩多武先生来自于一个 HIV 感染率很高的国家。你怎样才能知道他有无感染 HIV 的风险？

这是一个很难提出的话题，但你可以问他是否特别担心自己的健康，看看他过去几年是否一直感到身体不适。你也可以问他是否有性伴侣或妻子。你可以询问他是否曾经输血或使用静脉注射毒品。

Ndovu 先生告诉你，他没有结婚。他在津巴布韦和英国都有几个女朋友，但目前还没有固定的关系。他从来没有接受过输血或使用静脉注射毒品。他明白你所指的是什么，而且他在 6 个月前自愿做了 HIV 检测，结果呈阴性。

### 你应该提出为他重新做 HIV 检测吗？

你应该采集一个完整的性生活史，看看他有无感染艾滋病病毒和 / 或乙型肝炎的风险。进行艾滋病病毒检测前的咨询是有必要的，尽管越来越多的全科医师也同时进行检测和咨询，但在许多地区应当在当地的泌尿生殖疾病诊所进行。

### 从接触 HIV 到血液检测呈阳性，需要多长时间？

大多数人在感染后 6~12 周内产生可检测到的艾滋病病毒抗体。在极少数情况下，最多可能需要 6 个月（框 7）。对于一个人来说，用 6 个月以上的时间来产生抗体是非常罕见的。

Ndovu 先生似乎有感染艾滋病病毒的风险，因为他在过去的两个月内与两个不太熟悉的女人发生过无保护措施的性行为。你建议他去性病诊所做一次全面的性传播感染性疾病（STI）的检查，并在他最后一次性行为的 3 个月后再做一次 HIV 检测。当他几周后拿到测试结果时，你要求他再次复诊。

**框 7　艾滋病病毒检测**

在感染后 3 个月内进行检测，可能会导致检测结果不明确，因为感染者可能尚未产生艾滋病病毒抗体。从感染到抗体产生之间的这段时间称为窗口期。在窗口期，艾滋病病毒感染者的血液中没有可被检测出的艾滋病病毒抗体。然而，病人可能已经在血液、生殖器分泌物或母乳中感染了高水平的艾滋病病毒。即使 HIV 检测没有显示你感染了 HIV 病毒，HIV 病毒仍然可以在窗口期传染给另一个人。因此，最好在你最近一次存在暴露风险后，至少等 3 个月再进行一次检测。为了确保万无一失，一些检测中心可能会建议在 6 个月后再检测一次。

### 你还会给他什么建议？

你向他建议安全的性行为，并给他一些避孕套（有些诊所是把避孕套存放起来，然后少量发放）。你还要详细告诉他最近的性病诊所在哪里，以及如何与他们取得联系。

你告诉恩多武先生，他的右眼应该会继续改善，但如果疾病复发，他应该尽快寻求医疗帮助。

恩多武先生对这些安排感到很满意，并表示他很快就会打电话给你预约就诊。他感谢你的帮助和关心。

## 案例回顾

结膜炎是红眼病最常见的原因，约占全科诊所中所有眼科疾病的35%。这种疾病通常表现为眼睛的刺激性症状而不仅限于疼痛、发红和一些透明或脓性的分泌物，这取决于它是病毒还是细菌引起的。在恩多武先生的案例中，他的眼睛非常疼，而且没有分泌物，这一事实应该提醒你，这不太可能是结膜炎，而是更严重的情况。单纯性眼疱疹在一般情况下并不常见，但却是高收入国家角膜盲最常见的感染性原因。根据Prodigy指南（2007年），其患病率为每1 000人口中有1.5例，男女比例相等。

对两只眼睛进行系统检查，包括视敏度和荧光素滴染色，对于鉴别红眼非常重要。如果有视力障碍的任何病史，你应该降低转诊给眼科医师的标准。只要你认识到有需要紧急转诊的“红旗征”情况，专科医师（和病人）就不会指责你无法区分虹膜炎和角膜炎。在这个案例中，涉及结膜和眼睑的病症可能导致耳前淋巴结肿大。

单纯疱疹性角膜炎的并发症包括角膜瘢痕和视力丧失、穿孔性角膜溃疡、继发性细菌感染、继发性青光眼和全身受累的症状，因此早期诊断并开始治疗至关重要。

恩多武先生的案例也引发了他可能感染艾滋病病毒的问题。许多人来自撒哈拉以南非洲等广泛传播这种病毒的国家，已经进行了血液检查，但重要的是要记录完整的性病史和吸毒史，以检查他们是否存在危险因素。其他相关的性传播感染包括衣原体和淋病，它们都可能引起眼部症状。根据你的专业知识和当地性病诊所的情况，你可能需要采集尿道拭子检查淋病，并将首次的尿液样本送去检测衣原体。在恩多武先生的案例中，首要的是将他紧急转诊至眼科诊所，然后在性病诊所安排其他检查。

## 关键要点

· 在全科诊所中，有2%~5%的接诊案例会涉及眼睛（Manners 1997，引自Prodigy指南）

· 在全科诊所中大多数的红眼并不疼痛

· 准确地诊断红眼病的原因，不如知道何时紧急转诊的时机重要

· 眼睛疼痛、视力下降和畏光都预示着是严重的眼病，需要紧急转诊
· 对于未确诊的红眼、视力下降或有树突状溃疡病史的病人
· 切勿使用类固醇滴眼液，因为它可能导致永久性瘢痕形成和视力丧失
· 角膜炎（角膜炎症）是红眼不舒服的常见原因之一
· 50 岁以上的人出现任何剧烈疼痛的红眼，应考虑急性青光眼
· 免疫功能受损可能导致眼睛、皮肤或黏膜出现复发性单纯疱疹感染

## ○ 参考文献

Image of a dendritic ulcer. http://www.opt.indiana.edu/ce/hsk/index.htm Accessed on 17 July 2007.

Prodigy guidance. (2007) *Herpes simplex ocular*. http://www.cks.library.nhs.uk/Herpes_simplex_ocular/In_depth/Backgd_information Accessed on 17 July 2007.

The red eye: diagnostic picture tests. Interactive case history. http://www.bmjlearning.com Accessed on 27 June 2007. A useful website for testing your knowledge and skills in diagnosing causes of red eye.

# 案例6 一位患耳痛的5岁儿童

艾比(Abby)是一个5岁的小女孩，她经常因为一些小病被带来就诊。几天前，她因为轻度发热、流鼻涕和她母亲一起来到诊所就诊。她被诊断为轻度上呼吸道感染，建议她的母亲给她用小儿剂型的对乙酰氨基酚或布洛芬对症治疗。

今天，艾比被她的祖母带来就诊。祖母通常在她放学后、她妈妈还在上班的时候照顾她。她显然还是不舒服，还在不断地扯自己的耳朵。祖母认为艾比耳朵被感染，想给她开点抗生素。艾比走进你的诊室时看起来情况很好。



### 这么快又见到艾比，你的第一反应是什么？

· 令人感到懊恼的是，尽管两天前她们来过诊所，但她的家人现在不得不又来就诊。发生了什么变化？有影响疾病管理和家庭应对能力的临床情况或其他因素吗？

· 祖母提出了一个明确的方案，是否恰当未知。

· 是因为母亲或祖母的关心而来就诊吗？

### 祖母担心艾比耳部感染，中耳炎到底有哪些症状？

见框8。

**框8 中耳炎发病迅速时伴有的征象**

SIGN（2003）

· 耳痛是最重要的症状之一
· 拉扯耳朵
· 相关的全身症状（如发热、烦躁）
· 可能先出现上呼吸道症状
· 如果鼓膜穿孔，则典型症状会消失

### 你最需要问什么问题？

记住，艾比可以自己回答一些问题：

· 艾比的症状与几天前有什么不同吗？

· 她有耳痛吗？

· 她有没有诉说任何其他的症状，例如咽痛？

· 艾比吃得怎么样，睡得怎么样？

她一直在拉扯自己的耳朵，上次发生这种情况时，口服抗生素后病情好转。艾比说她的左耳疼，但没有其他症状。她的饮食和睡眠都很正常。艾比的祖母认为艾比有耳朵感染，一再要求给她开抗生素，因为她无法应对生病的艾比。

**鉴别诊断有哪些疾病？**

· 上呼吸道感染
· 急性中耳炎
· 急性外耳道炎
· 慢性化脓性中耳炎伴积液

**你有哪些更多的信息来源可以帮你确定艾比的临床状况？**

你需要进行体格检查来完成你的评估。

**你应该为艾比做什么检查？**

· 精神状态、反应及互动能力、对疼痛的感知等一般状态
· 有无脱水
· 皮肤黏膜颜色
· 体温，但要记住，这可能会给这个年龄段的孩子带来痛苦，尤其是如果用耳温计测量耳朵疼痛的孩子，由于耳道尺寸小，测量数据可能不可靠
· 循环系统评估，包括外周循环系统（只有在儿童看起来不太好时才需要）
· 呼吸系统检查
· 耳鼻喉科（ENT）检查，特别要检查鼓膜有无红色膨出，提示中耳感染，伴有或不伴有积液

记住，可以让艾比坐在她祖母的腿上进行大部分的检查，这有助于她放松。

艾比清醒且活泼好动。她没有脱水，肤色正常。当你拿着耳温计靠近她时，她会尖叫，所以你放弃了这部分检查。接下来，你拿着检耳镜靠近她，看到了双侧鼓膜。左侧鼓膜看起来是粉红色的，但没有鼓起，右边是正常的。没有分泌物。因为她开始闹腾，想回到地上去玩，你无法看到她的咽喉。她有流鼻涕（透明的分泌物）。

**你的诊断是什么？你会给她什么样的治疗？**

艾比看起来有轻度的急性中耳炎，但她一般情况很好，所以她目前不需要抗生素治疗。大约 80% 的中耳炎无需使用抗生素就能治愈（O' Neil 等，2006）。

**对于中耳炎，你在什么情况下会开抗生素处方？开哪种药？**

见框 9。

**框 9　中耳炎时可以使用抗生素的情况**

BNF for Children（2006）

· 72 h 后症状仍未改善
· 病情发生恶化
· 病人年龄小于 2 岁
· 病人免疫功能低下

一线用药为阿莫西林或红霉素（在青霉素过敏的情况下，疗程为 5 天）。如果 48 h 后症状仍无改善，可以考虑使用阿莫西林克拉维酸钾的复方制剂。如果发生鼓膜穿孔，大多数儿童不需要使用抗菌药物即可康复。

你告诉祖母，最好不要在这种情况下使用抗生素，因为抗生素不太可能减轻艾比的症状，反而可能导致腹泻等不良反应。你要强调，艾比应该接受对乙酰氨基酚或布洛芬的治疗，并根据她的年龄和体重给予适当的剂量。



### 这次诊疗结束了吗?

你应该鼓励祖母在艾比的病情恶化时及时联系诊所。你也应该教给患儿家人如何处理轻微的疾病。这次诊疗也可能是祖母在请求帮助的信号。她和艾比之间的相处有困难吗？你可以与患儿家人和健康随访员进一步探讨这个问题。

### 你建议他们将来如何处理轻微疾病?

见框 10。

**框 10　管理轻微疾病的可选方案**

（Porteous 等，2007）

· 预约看全科医师
· 预约看专科护士或执业护士
· 向药剂师咨询
· 寻求补充疗法治疗师的建议
· 致电 NHS 热线电话直通服务，要求提供信息
· 根据其他家庭成员和朋友的建议，自行处理症状
· 对症状不做任何处理
· 书面宣传材料（例如《从出生到五岁》，这是卫生部提供给所有家长的资料）

这样做的目的是赋予病人的家人更多的力量，而不是恐吓他们，这样他们在某些适宜的时候无须联系诊所。

祖母对此很不高兴，她说如果没有拿到处方就回家，艾比的妈妈会很生气，因为如果艾比生病了，她不能请假去照顾孩子。她最近开始在一家工厂工作，已经因为请了一天假照顾女儿而受到了处罚。作为家里唯一的经济支柱，她不能失去工作。

### 你的选择是什么？

· 立场坚定，拒绝这些要求

· 与另一位同事交换意见

· 给开出处方

· 提供延迟处方

由于需要立即使用抗生素的情况很少，一种治疗的选择是建议父母延迟使用抗生素。换句话说，家长可以在 72 h 内自行决定是否使用处方。这种策略可以减少 76%的抗生素使用，因为只有 24%的人使用了该处方（Little 等，2001）。

在进行艰难的协商之后，你选择了抗生素延迟处方的方案，祖母看起来很开心。

### 你应该安排中耳炎随访吗？

急性中耳炎通常会自行好转，并发症很少，因此不需要常规的随访（框 11）。

**框 11　中耳炎随访的适应证**

1. 当耳部排出分泌物时，观察鼓膜情况。

2. 存在积液时。很少出现积液不完全吸收并发展成长期积液（SIGN 2003）。大多数没有症状的儿童可能会短暂出现胶耳（咽鼓管堵塞）或中耳积液。这些症状的持续存在会导致说话和语言发展的问题，因此应该转诊给专科医师（Silva 等，1982）。

3. 如有持续存在的问题，应考虑转诊给耳鼻喉科医师。

在这个案例中，没有迹象表明需要安排预约随访。

艾比的病没有用抗生素就治愈了，也没有发生并发症。几周后，她又因为轻微的咽痛被她的母亲带来就诊。

### 你应该怎么处理？

你应该像对其他任何一次诊疗活动一样，按部就班地处理病情。你不应该跳过任何一部分，即使你觉得你之前已经完全了解了所有内容，因为你这样做可能会错过一个重要的诊断或教育家庭的机会。

· 病史

· 体格检查

· 协商管理计划

· 父母教育

你也可以借此机会询问一下。在母亲工作时，家庭如何处理艾比的照顾问题。

在对艾比进行病史询问和体格检查后，她被再次诊断为轻度上呼吸道感染。

你消除了家长的疑虑，并讨论了一项管理计划。

在一段时间内，随着她们逐渐获得信心，这个家庭应对轻微疾病的能力会发生变化。

艾比的母亲不想和你讨论艾比的照顾问题。你安排健康随访员进行随访，并与她联系，让她了解最近的诊疗情况，并让她联系家人，提供进一步的建议和支持。

**结局：**艾比去诊室看病的次数逐渐减少，尽管你以前对她的管理与家人有不同的意见，她的家人似乎仍然乐意向你咨询她们的问题。

## 案例回顾

中耳炎是中耳感染的通称，它可以有或没有症状。它可以表现为急性或慢性状态。75%的急性中耳炎发生在10岁以下的儿童中，大约1/4的儿童都有过急性中耳炎的经历。在3~6岁的儿童好发（SIGN 2003）。

当病人或父母与医师有不同的日程安排时，接诊可能很难处理，而且很耗时。重要的是，所有管理计划仍需协商，全科医师应回应家人的担忧。如果不这样做，就会导致病人的依从性差，并会再找另一位医师接诊。

全科医师经常与父母争论是否应该给孩子开抗生素处方。在过去的几年里，不需使用抗生素的证据越来越多，因此大多数全科医师开出的抗生素处方比他们过去的数量要少很多（框12）。

**框12　对中耳炎不需常规使用抗生素治疗的证据基础**

1. 多数感染都是病毒性的，大多数简单的病例无需使用抗生素即可治愈（儿童BNF 2006）。一项荟萃分析显示，抗生素并不会影响疼痛在24 h内的缓解率（Del Mar等，1997）。

2. 在没有发热和呕吐的情况下，不太可能会出现不良的结局（Little等，2002年）。具体来说，抗生素对复发或耳聋没有影响，但它们会增加腹泻、呕吐和皮疹的发病率（Del Mar等，1997; Glasziou等，2004）。

3. 需要治疗的人数（Number needed to treat）：有研究显示，大约需要15名儿童服用广谱抗生素而不是不使用抗生素，才能防止一名儿童在2天后出现疼痛（Glasziou等，2004）。

## 关键要点

10岁以下儿童有1/4的人会出现急性中耳炎

症状包括：

- 拉扯耳朵
- 相关的全身症状（如发热、烦躁），耳朵痛是唯一最重要的症状

  可能会出现上呼吸道症状

很少需要使用抗生素

解热镇痛药有助于减轻症状

延迟处方是减少抗生素使用的一种方法

· 中耳炎通常会自行缓解

·胶耳(咽鼓管堵塞)可能会暂时出现,但如果它持续存在,可能会导致严重的问题,因此应该转诊

## ○ 参考文献


*British National Formulary for Children.* (2006) Royal Pharmaceutical Society of Great Britain. RPS Publishing and BMJ Publishing Group, London.

Del Mar, C.B., Glasziou, P.P. & Hayern, M. (1997) Are antibiotics indicated as initial treatment for children with acute otitis media? A meta-analysis. *BMJ* **314**, 1 526–1 529.

Glasziou, P.P., Del Mar, C.B., Sanders, S.L. & Hayem, M. (2004) Antibiotics for acute otitis media in children. *Cochrane Database of Systematic Reviews* Issue 1. Art No.: CD000219. DOI:10.1002/14651858.CD000219.pub2.

Little, P., Gould, C., Williamson, I., Moore, M., Warner, G. & Dunleavey, J. (2001) Pragmatic randomised controlled trial of two prescribing strategies for childhood acute otitis media. *BMJ* **322**, 336–342.

Little, P., Gould, C., Moore, M., Warner M., Dunleavey, J. & Williamson, I. (2002) Predictors of poor outcome and benefits from antibiotics in children with otitis media: pragmatic randomised trial. *BMJ* **325**, 22.

O'Neill, P., Roberts, T. & Bradley-Stevenson, C. (2006) Otitis media in children (acute). *Clinical Evidence* British Medical Journal Publishing Group. www.clinicalevidence. com Accessed on 2 March 2007.

Porteous, T., Ryan, M., Bond, C.M. & Hannaford, P. (2007) Preferences for self-care or professional advice for minor illness: a discrete choice experiment. *British Journal of General Practice* **57**, 911–917.

Scottish Intercollegiate Guidelines Network (SIGN). (2003) *Diagnosis and management of childhood otitis media in primary care.* http://www.sign.ac.uk/guidelines/ fulltext/66/index.html Accessed 10 March 2008.

Silva, P.A., Kirkland, C., Simpson, A., Stewart, J.A. & Williams, S.M. (1982) Some developmental and behavioural problems associated with bilateral otitis media with effusion. *Journal of Learning Disabilities* **15**, 417–421.

# 案例 7 一位咽痛的 20 岁女性

艾米丽（Emily）是你一个朋友的女儿。当孩子们小的时候，你们两家人一起过暑假。她在学生时代曾多次因扁桃体炎就诊。你周五早上在诊室看到她有一个紧急预约。她等了一个多小时才见到你。

她告诉你最近毕业了，在当地一家保险呼叫中心找到了一份暑期工作。她现在有工作了，所以和男朋友本（Ben）搬到一起住。本准备去美国参加几周的夏令营工作。你从她的病历记录中注意到，她最近一次就诊找别的医师开了避孕药的处方。她告诉你，她已经咽痛三天。



### 你想问艾米丽哪些问题?

- 她觉得不舒服吗?
- 她有无发热或头痛?
- 她是否感到恶心或有呕吐?
- 她正在服用什么药物?
- 她吸烟吗?
- 她今天为什么会出现这种症状?

艾米丽告诉你，她觉得身体不舒服，除避孕药之外她没有服用任何药物，夜间感到有点发热，但没有头痛或呕吐。她和朋友去酒吧时会吸一点烟——每周只吸 5 支。

她请你开一些抗生素，这样她就不需要请假。如果她不去上班就没有收入，就没法偿还她的学生贷款。

### 你还有什么问题要问吗?

- 到目前为止，她是怎么治疗的?
- 她认为是什么引起的?
- 她希望你为她做什么?
- 你想知道工作是不是一个重要原因。

她告诉你，她已服用了对乙酰氨基酚和一些非处方药的含片。这些药物都没有奏效。因为咽痛，她在工作时说话交流都很困难。她担心自己目前的状态不能胜任工作。她知道医师不愿意开抗生素，但因为过去青霉素一直对她有效，她希望开点青霉素。她十几岁时就有很严重的咽痛，不用抗生素就不会好转。

### 你想做什么检查？为什么？

你进行了咽部视诊并且检查了她的颈部淋巴结。你想寻找扁桃体肿大伴隐窝溢脓（细菌性扁桃体炎）或其他引起咽痛的证据，如念珠菌（白斑）或腺热，也称为传染性单核细胞增多症（腭部出血）。

你应该检查一下她的体温和脉搏，因为这些基本项目的测量能让你知道艾米丽的身体有多么不舒服。高热更多见于细菌性感染，她可能还有口臭。

在检查她的咽部时，你发现她的扁桃体红肿，但没有脓液，她的颈部淋巴结是肿大的。她没有发热或口臭。脉搏是 68 次 /min。

### 最可能的诊断是什么？

· 病毒性咽炎 / 扁桃体炎
· 细菌性咽炎 / 扁桃体炎
· 传染性单核白细胞增多症
· 脑膜炎
· 淋病
· 鹅口疮

根据她没有发热、没有脉搏增快，你判断她可能患有病毒性扁桃体炎。尽管脑膜炎并不常见，但它在开始的时候也可能表现为咽痛和身体不舒服，因此需要你谨记在心，尤其是本病在年轻人中的发病率比老年人要高。

## 现在你应该做什么？

### 向病人解释你检查的结果

你的咽部有点发红，但是没有细菌感染的表现。

### 探查她对这种疾病的自然病史的理解

90%的咽痛是由病毒感染引起的。抗生素对病毒感染没有效。

艾米丽说，她知道这些，医师总是说同样的话，但是如果她不服用抗生素，病情只会变得更糟，她最终不得不请假，这是她承受不起的。

现在你的处境很困难，你们需要协商一个管理计划。

### 对于处理这个问题，你有哪些选择？

· 仅仅对症治疗，如常规的对乙酰氨基酚和含漱液

· 开抗生素处方

· 协商延迟处方

## 每个选项可能产生的后果是什么？

### 仅仅对症治疗

· 她可能会改善

· 她可能会回来，再接受下一次预约

· 她的情况可能会变得更糟，并且继发链球菌感染的一些并发症，如肾炎，她会因此责怪你没有给她正确的诊断和治疗

· 你们之间长久的关系可能会受到影响

### 开抗生素处方

· 下次她咽痛时，她更加期望使用抗生素

· 她不太可能自我治疗一些自限性的小病

· 将促使出现抗生素耐药

你决定给她开一张抗生素的延迟处方或“后口袋”的处方。如果在 48 h 内症状没有改善，病人可以使用这种处方。最佳治疗方案是使用抗菌谱覆盖化脓性链球菌的青霉素 V 250 mg，一天 4 次，治疗周期期 10 天（或红霉素 250 mg，一天 4 次）。这两种抗生素的疗程都很长，每天服用 4 次，很难记住。许多病人都不能完成这个疗程。

扁桃体炎的严重并发症（风湿热、肾炎和扁桃体周围脓肿）很少见，一般见于生活在贫穷或过度拥挤环境中的社会经济地位较低的人群。



### 你还应该与她讨论哪些事情？

疾病的自然病史——她的症状可能会在几天内消失：

· 90%是属于病毒性的感染

· 她对抗生素有无过敏反应

· 你们讨论使用抗生素的利弊（可能导致腹泻或鹅口疮）

· 抗生素可能会稍微缩短病程

· 如果她确定要服用抗生素，你要向她解释完成抗生素疗程的重要性

· 你告诉她，在服用抗生素期间和之后的 7 天内，也要使用额外的避孕措施

这也是一个机会，可以对病人进行一些教育：

· 你们讨论了戒烟——吸烟会增加上呼吸道感染的可能性

· 如果她的咽痛在 7 天内没有缓解，你建议她复诊。你可能需要考虑其他诊断，如传染性单核细胞增多症

· 如果她出现高热、呕吐、严重头痛或嗜睡，她应该立即寻求医疗帮助，因为这

表明可能是脑膜炎（本也需要知道这一点）

艾米丽告诉你，如果她的症状不能很快改善，她可能要服用抗生素。她想知道是否需要切除扁桃体，毕竟她以前也有过这种经历。

你承认她的担忧，并表示如果她的情况没有好转的话，你愿意和她讨论一下扁桃体切除的利弊。

快要离开的时候，她有一点犹豫，要你开一张病假条。

你告知了疾病的自限性，并建议她在生病后的前 7 天不需要开病假条。到那时她应该康复了。你决定多问一些关于她工作的问题。

艾米丽说她觉得这份工作很无聊，并希望在本去美国之前多花一点时间和本在一起。公司不接受自我签署病情证明，她请求你写一张病假条。

你对此感到很不高兴，但还是决定不去破坏你和她的关系。你厌烦了，她总因为抗生素的事情跟你过不去。

## 案例回顾

咽痛在全科诊所中是很常见的医疗问题。抗生素耐药普遍存在，其益处微乎其微。有人认为正常人咽部的细菌携带率可能高达 30%：咽拭子的结果可能具有误导性（Swartzman 1994）。艾米丽没有细菌性扁桃体炎的体征，所以没有使用抗生素的指征，尽管使用它们可能将症状的持续时间缩短 24 h。

青霉素的价格很便宜，且非常普遍地用于咽痛，因此青霉素的处方数量巨大。有 10% 的人对青霉素过敏。

扁桃体炎的并发症，如风湿热，在工业化国家越来越少。处方抗生素可能弊大于利。

处方抗生素的后果是相当严重的：

- 它使咽痛合法地成为一种需要就诊的疾病
- 它鼓励病人将来因一种轻微的自限性小病而就诊
- 它鼓励人们对开处方的期望
- 它破坏了自我管理的策略（例如含漱液、阿司匹林）

这会影响医师的工作负荷（Little 等，1997a，b）。影响医师是否开药的因素有很多，在初级保健机构中有许多因素并不完全是临床因素。在这个案例中，它们可能包括医师以前与病人及其家人的关系。病人因素，如艾米丽等待 1 h 看全科医师和她坚持要求使用抗生素。另一种情况是，可能既往有一个病人因为没有服用抗生素而出现了并发症，或者过去曾有病人投诉没有处方抗生素。

研究表明，全科医师因咽痛而开出的抗生素处方数量在 1995—1999 年有所下降，此后一直保持不变（Ashworth 等，2004 年； Smith 等，2004）。出现这种情况的原因有很多，包括对病人和医师进行非必要抗生素处方的教育，提高公众对抗生素耐药问题的认识，以及因咽痛就诊的频率降低。

对于成年人复发性扁桃体炎（每年超过 5 次发作），进行扁桃体切除术是有益的（Little 2007）。

## 关键要点

- 咽痛是一种常见的病症
- 大多数（90%）的咽痛将在 7 天内缓解，无需特殊治疗（Del Mar 2000）
- 咽痛的并发症并不常见
- 抗生素耐药性不断上升
- 抗生素治疗的并发症可能很严重
- 有关治疗的决定对医师、病人和社会都有相当大的影响
- 病人教育很重要



### ○ 参考文献及推荐阅读

Arroll, B., Goodyear-Smith, F., Thomas D.R. & Kerse, N. (2002) Delayed antibiotic prescriptions: what are the experiences and attitudes of physicians and patients? *Journal of Family Practice* **51**, 954–959.

Ashworth, M., Latinovic, R., Charlton, J., Cox, K., Rowlands, G. & Gulliford, M. (2004) Why has antibiotic prescribing for respiratory illness declined in primary care? A longitudinal study using the GP Research Database. *Journal of Public Health (Oxford)* **26**, 268–274.

Del Mar, C. (2000) Sore throats and antibiotics. *BMJ* **320**, 130–131.

Graham, A. & Fahey, T. (1999) Sore throat: diagnostic and therapeutic dilemmas. *BMJ* **319**, 173–174.

Little, P. (2007) Recurrent pharyngo-tonsillitis. *BMJ* **334**, 909.

Little, P., Williamson, I., Warner, G., Gould, C., Gantley, M. & Kinmouth, A.L. (1997a) Open randomized trials of prescribing strategies in managing sore throat. *BMJ* **314**, 722–727.

Little, P., Gould, C., Williamson, I., Warner, G., Gantley, M. & Kinmouth, A.L. (1997b) Reattendance and com-plications in a randomised trial of prescribing strategies for sore throat: the medicalising effect of prescribing antibiotics. *BMJ* **315**, 350–352.

Smith, G.E., Smith, S., Heatlie, H., Bashford, J.N., Hawker, J., Ashcroft, D., *et al.* (2004) What has happened to microbial usage in primary care in the UK since the SMAC report? Description of trends in antimicrobial usage using the GP Research Database. *Journal of Public Health (Oxford)* **26**, 359–364.

Swartzman, P. (1994) Careful prescribing is benefi cial. *BMJ* **309**, 1 011–1 012.

## 案例 8　一位背痛的 35 岁男性

雷（Ray）是一位 35 岁的男性，在周一下午来就诊，主诉背部疼痛。他是一位长途卡车司机，在欧洲短途运输路线上工作，每次工作时间长达一周，他过去一直受背部问题的困扰。

你熟知雷的家人。他有 3 个孩子，大女儿几个月后就要上大学了。他的妻子安（Ann）患有类风湿关节炎并且有残疾。他年迈的母亲梅维丝（Mavis）也是你的病人之一，她患有骨关节炎并且不能出门。

雷在工作时期出现了慢性皮肤疾病——被诊断为皮炎。他一直觉得运输工作的压力会使他的皮肤问题变得更糟，特别是现在他的年龄越来越大。

他是当地酒吧的飞镖冠军。5 天前，他从酒吧回家的路上滑倒，告诉你他的背部疼痛自那以后更严重了。

他周末在家时喜欢喝酒，他每周能喝大约 30 单位的酒。

### 你最初想问他什么问题?

· 疼痛是如何开始（发作）的?
· 从那以后情况如何（进展）?
· 有无什么事情使其变得更好或更坏（缓解和加重的因素）?
· 他过去有腰痛的病史吗?
· 他有无其他能表明相关疾病的症状（如皮疹、慢性腹泻、眼部问题）?

在你的评估中包含一些非常重要的问题，这些问题可能表明严重的潜在病变，需要对可能的感染、癌症、骨折或脊髓压迫进行紧急筛查。这些特征通常被称为红旗征（危险信号）。

### 腰痛的红旗征是什么?

· 发病年龄小于 20 岁或超过 55 岁
· 非机械性疼痛（与时间或活动无关）
· 胸痛
· 既往有癌症、使用类固醇及 HIV 的病史
· 感觉不适或存在其他疾病
· 体重减轻和发热

· 神经症状包括步态不稳或鞍区感觉缺失

· 脊柱结构畸形（图 3）

雷告诉你，这种疼痛是在几周内逐渐出现的。他第一次觉察到腰痛是在某一天漫长的驾驶结束之后，他感觉到背部很僵硬，几乎下不了车。自从上个周末他滑倒以来，变得更差了，但在那之前，他的状态非常稳定。

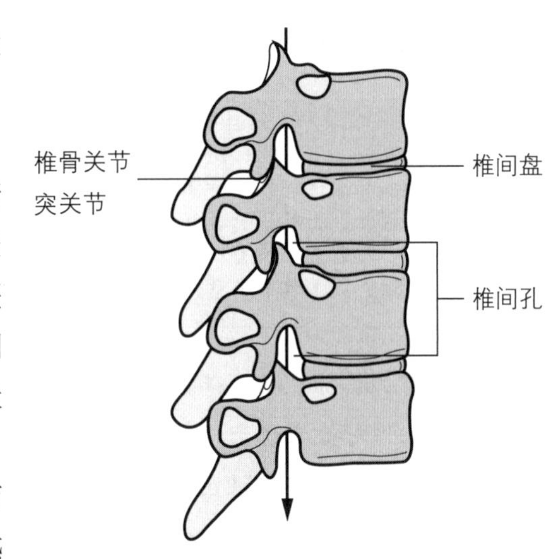

图 3　腰椎和骶髂关节的基本解剖结构

躺下的时候，他的背部感觉最好；而在长时间的驾驶或园艺之后，他的背部感觉更差。起初他的左足有点刺痛，但现在已经消失了，虽然开车和坐在马桶上很疼，但他没有其他明显的症状。

雷告诉你，几个月前他曾出现过一次这样的疼痛经历，当时他为了把年迈的母亲送到收容所而搬动了衣柜。



### 他有红旗征吗?

没有，他的病史没有显示出严重的潜在病变。

### 哪些特征表明神经根有问题?

参见框 13。雷目前没有这些症状，尽管他最初经历的足部刺痛可能是由神经根的问题引起的。

**框 13　表明神经根问题的特征**

Koes 等（2006）

· 单侧腿痛大于腰痛

· 疼痛放射至足或脚趾

· 同一区域分布的麻木和感觉异常

· 直腿抬高试验诱发更多的腿部疼痛

· 局部神经病变（仅限于一个神经根）

### 你还有什么问题要问雷?

关于他的想法、担心和期望：

· 他知道什么可能会引起背痛吗?

· 他对此有什么潜在的忧虑或担心吗？检查有无可能提示慢性疼痛的风险（黄旗征）。

**腰痛的黄旗征是什么？**

**黄旗征**

出现腰痛和慢性病程的黄旗征（Koes 等，2006）
· 个人因素：肥胖、受教育水平低、高度疼痛和残疾
· 社会心理因素：痛苦、抑郁情绪、躯体化
· 职业因素：工作不满意、升职的要求

雷告诉你，他觉得开车很有压力。他是一个体力劳动者，但随着年龄的增长，这份工作对他来说太重了，他的一个朋友给他找了一份卡车司机的工作。他发现整天坐在驾驶室里很困难，而且他无法卸货。他开车时需要停下来活动，伸展腿脚和后背，这是很困难的。他晚上在驾驶室里睡不好觉。一些卡车司机也有同样的问题，他们觉得这与驾驶室的设计有关。

当他离家进行长途货运时，他担心女儿安经常外出。雷承认，他担心自己现在变得像母亲一样残疾。有人告诉他，随着年龄的增长，背部问题会越来越严重。他担心自己可能会有椎间盘突出。他听说这会使人不能活动。

你决定给雷做体格检查，以帮助找出问题的确切原因。

一般检查：你观察他的整体外貌和他的姿势。

他挺着啤酒肚，姿势僵硬地走进房间，他已经在候诊室坐了 30 min。他有点跛行，身体向左倾斜，并用手托着左侧背部。他有些畏缩，要求不坐下来接诊，因为那样很疼。

你注意到他手背上有一块红色的皮疹。他看起来既紧张又不高兴。

**背部检查有哪些内容？**

见框 14。

在雷的病例中，他的背部表现正常，没有肌肉萎缩，没有脊椎压痛。屈曲和伸展活动减少，旋转受限且疼痛。没有出现神经功能缺损。

**框 14　背部检查**

· 看：姿势、活动、畸形——脊柱侧弯，脊柱后凸（驼背），肌肉萎缩
· 感觉：脊椎骨的压痛
· 运动检查：屈曲、伸展、侧屈（指尖到膝关节的距离），旋转（以坐姿消除臀部屈曲），slump 试验（头向前倾，膝关节伸直，脚踝背屈），直腿抬高试验（抬高脚踝到床的距离，膝关节伸直，足踝背屈）
· 神经病学检查：检查运动和感觉的皮区，包括会阴区域

**最可能诊断为什么？**

他最有可能患有良性机械性腰痛。他没有需要立即转诊的红旗征，没有表明神经

根病变的特征。他的腰椎可能有骨关节炎的改变，引起椎间盘脱出的短暂症状，并伴有神经根刺激症状。

### 这种情况需要进一步检查吗?

没有进行血液检查和影像学检查的指征，因为它们对诊断或管理计划没有帮助。

你向雷解释说，你认为他有机械性腰痛，不需要做进一步的检查。他对此很不高兴，因为他想知道是什么原因引起的。

你认为他的生活方式给家人和妻子带来了压力，这是帮助雷应对问题的关键措施之一。你知道，他不喜欢离开家，而且他担心妻子和母亲的自理问题。你知道他的女儿感到压力很大，正准备离家上大学。

### 你如何决定适当的治疗方案?

这个计划应该是以证据为基础的。Koes 等（2006）总结了已知有益的治疗方法和无效的治疗方法。已知对急性背痛有益的治疗方法是保持运动和用非甾体类抗炎药（NSAID）。对于慢性背痛，运动疗法和强化的多学科治疗方案是有益的。

尽管有许多的指南可供选择，目前急性腰痛的国家指南超过 11 项，但使用适当的指南很重要（Koes 等，2006）。

### 对于雷的背痛，合适的治疗计划是什么?

见框 15。

**框 15　背痛的治疗计划**

Koes 等（2006）

- 探讨他对导致残疾原因的想法、担心和期望
- 安慰他——解释他的背部疼痛是良性的，并且在 3 个月内会有很好的改善
- 向他保证没有严重的病变，因此不需要进行 X 线或血液检查
- 解释复发是常见的，但不太可能成为一个长期的问题
- 协商一项治疗计划，其中包括最低限度的休息，积极的活动
- 充分的缓解疼痛并迅速恢复正常活动
- 考虑使用止痛药或非甾体类抗炎药
- 探索背痛对家庭和工作的影响，并在适当的时候解决这些问题
- 经过进一步的讨论，他决定请一周假，并要求开一张病假条。他还说，他需要开一些止痛药，因为他觉得对乙酰氨基酚的作用不够强

### 哪些因素可能会影响你选择止痛药?

- 年龄
- 正在使用的其他药物
- 合并的其他疾病
- 可能的不良反应和相互作用

他过去的病史可能意味着，他因哮喘或溃疡而无法服用布洛芬等抗炎药。

他要求用可待因治疗。

**关于可待因，你应该告诉他什么事情?**

你应该告诉他，这个药可能会使他昏昏欲睡，他应该考虑这是否会影响他驾驶车辆。你建议他只在休假的那一周服用，而且不要与酒精混合服用。你还应该提醒他，这个药可能会使他便秘，所以要确保他摄入大量膳食纤维。

**你还想讨论些什么事情?**

你可能会提到搬运重物和驾驶，调整驾驶座椅，以及长期的健康问题，如减肥、锻炼、减少酒精摄入和对照顾者的支持。



**结局：**4周后雷回来复诊。背痛更为严重。他的女儿刚离开家，他需要照顾妻子。他觉得还没有准备好回去工作。他与工会取得了联系，工会认为，他可能属于工伤案件，并告知他这个案子需要18个月的时间来处理，在此期间不要生病。他没有预约进行物理治疗，并要求继续服用可待因镇痛。

他再也没有回去工作。他开始申请伤残津贴。社会福利机构为他和他的妻子提供照顾。他的母亲摔了一跤，不久就去世了。他的女儿大学没毕业，但在伦敦找到了一份工作。有时你在傍晚时分会看到雷从酒吧回家。

## 案例回顾

腰背痛是初级保健中极为常见的健康问题。NICE（2007）报告称，1998年的一项调查显示，在过去12个月里，40%的成年人经历过连续超过一天的腰背痛。腰背痛对医疗费用的支出具有重大的影响，因为它每年使NHS的费用超过10亿英镑，同时它导致无法工作的天数会对工业造成重大的损失，每年损失的生产成本超过35亿英镑（NICE 2007）。预后通常很好。90%的案例将在3个月内得到缓解；复发很常见，只有5%的人会变成慢性（Koes等，2006）。药物治疗通常是最糟糕的做法。干预和治疗的目的是管理残疾，帮助人们应对日常生活，包括继续工作、减少痛苦和尽量减少复发（NICE 2007）。如果病人有红旗征（危险信号），应立即转诊。影像学检查的临床指征是仅限于有红旗征或可疑神经根病变的病例（皇家放射医师学院2007）。

马尾综合征是腰痛的一种急症。它有鞍区感觉异常、近期膀胱或直肠功能障碍、近期的大便失禁史。检查结果包括下肢严重或进行性神经功能缺损、肛门括约肌意外松弛、会阴及/或肛周的感觉丧失、主要运动肌群无力。如果出现一个或多个这样的症状，应立即转诊。

需转诊给专科医师评估的其他背部问题：

· 怀疑有严重的脊髓病变

· 存在进行性神经功能缺损

· 6 周后神经根疼痛仍未缓解

· 怀疑存在强直性脊柱炎等潜在的炎症性疾病

· 单纯的背部疼痛，但在 3 个月内仍未恢复正常的活动

雷的案例显示，开一张自限性疾病的病假条是有意义的。社会、心理和职业因素对结果有影响，应使用黄旗征进行系统评估。雷对残疾的恐惧、对妻子的责任以及对（工作）是如何引起背部疼痛的认识，这些都对他的康复产生了影响。长期的疾病和残疾通常与未确诊的抑郁症有关。他继续喝酒和使用止痛药可能反映了这一点。

## 关键要点

· 背部疼痛是初级保健中极为常见的问题

· 90% 的病例将在 3 个月内得到缓解，预后通常很好

· 应该对病人进行评估，以检查是否存在表明严重的潜在病情的红旗征和表明可能导致慢性病变的黄旗征

· 除非有明显证据表明有严重的问题，否则不要用药

· 让病人参与制订管理计划是至关重要的



## ○ 参考文献

Koes, B.W., van Tulder, M.W. & Thomas, S. (2006) Diagnosis and treatment of low back pain. *BMJ* **332**, 1 430–1 434.

National Institute for Health and Clinical Excellence (NICE). (2007) http://www.nice.org.uk/nicemedia/pdf/LowBackPain_FinalScope.pdf Accessed on 28 November 2007.

The Royal College Radiologists. (2007) *Making the best use of clinical radiology services: referral guidelines*. The Royal College of Radiologists: London.

Samanta, J., Kendall, J. & Samanta, S. (2003) Chronic low back pain. *BMJ* **326**, 535.

# 案例 9 一位肩部疼痛的 62 岁女性

罗斯玛丽（Rosemary）是一位 62 岁的退休公务员，她来你的诊室就诊，看起来很疲惫和不舒服。她告诉你，她的左肩疼痛而且僵硬。自认为可能是在几个月前被老年拉布拉多犬突然拉扯时开始的，但也无法确定。经过回顾，在那之前她有一点疼痛。因为疼痛越来越严重并且持续夜里痛醒，她不得不来就诊。更糟糕的是，她很难戴上胸罩和穿上羊毛衫，梳头也很费力，甚至很难打开车门。

你知道她是一位非常独立和坚忍的独居老人。4 年前，她患上了乳腺癌，但很快就康复了。她决心尽快恢复正常的生活，这给大家留下了深刻的印象。



**你想问罗斯玛丽的第一个问题是什么？**

见框 16。

她告诉你，虽然因睡眠不足而感到疲倦，但她感觉很好。她是右利手，但由于切除乳房后右肩僵硬，所以她更多地使用左臂。

**框 16 肩痛的病史**

Mitchell 等（2005）

- 疼痛的发作时间和具体特征？
- 是在静止还是运动时疼痛或两者都有？
- 晚上有疼痛吗？
- 有无颈部、胸部或其他上肢的疼痛？
- 是左利手还是右利手？
- 有无任何外伤或关节不稳定（脱臼）的病史？
- 职业和喜欢的体育运动项目？
- 自己感觉如何？有发热、体重减轻、皮疹或呼吸道症状吗？
- 有任何严重的合并症吗？用药物治疗过吗？
- 过去这个肩关节有什么问题吗？
- 其他关节有什么问题吗？

她的手臂上还有一点淋巴水肿。3 个月前去医院做的一次检查没有问题。你注意到她有 2 型糖尿病的病史。

**你对肩痛的鉴别诊断是什么？**

Mitchell 等（2005）

- 肩关节问题（肩部骨关节炎、肩关节囊炎、肩周炎）
- 肩袖疾病

· 颈部引起牵涉痛
· 转移性疾病
· 肩锁关节疾病
· 风湿性多肌痛
· 感染
· 心脏缺血的牵涉痛、膈肌的牵涉痛
· 原发性恶性肿瘤——肺尖部肺癌

**罗斯玛丽有无任何严重的潜在病变指征?**

是的，她有乳腺癌病史。

**红旗征**

严重的潜在病理学指征（Mitchell 等，2005）：
· 肿瘤——癌症史：癌症的症状和体征；不明原因的畸形、肿块或肿胀
· 感染——皮肤发红、发热、全身不适
· 未复位的关节错位——外伤、癫痫发作、电击；失去旋转和正常形态
· 急性肩袖撕裂——创伤、急性致残性疼痛和明显的虚弱，坠臂试验呈阳性
· 神经系统病变——不明原因的显著感觉或运动障碍



**你应该做什么检查?**

见框 17。

**框 17 肩关节的检查**

Mitchell 等（2005）
· 检查颈部、腋窝和胸壁
· 评估颈椎的活动范围
· 检查肩部是否肿胀、消瘦和畸形
· 触诊胸锁关节、肩锁关节和盂肱关节，有无压痛、肿胀、发热和骨擦音
· 比较两侧肩关节的肌力、稳定性、运动（主动和被动）的范围
· 寻找疼痛弧线（70° ~120° 主动外展）
· 检查被动外旋动作
· 坠臂试验——病人将外展手臂缓慢地放下至腰部

她看起来很好，颈部活动范围正常。在检查她的腋窝和胸壁时，她有一道乳房切除术后的瘢痕；没有发现其他异常。

她的肩关节没有肿胀，也没有肌肉萎缩。在触诊盂肱关节时，她有一些非特异性的压痛，但并不发热，还有骨擦音存在。你发现罗斯玛丽的肩关节活动范围极大地受限，特别是在前屈和外旋时。见图 4。

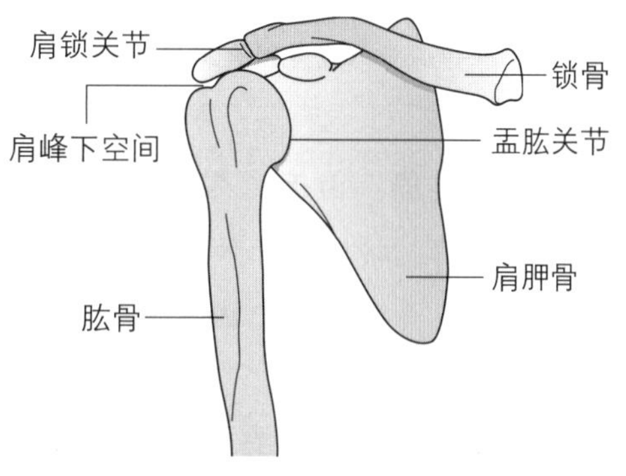


**图 4 复杂的肩关节**

### 你能进行哪些检查？

· 全血细胞计数、血浆黏度可以帮助排除风湿性多肌痛。

· 持续性肩部疼痛对保守治疗无反应时，可进行肩部 X 线检查（Royal College of Radiologists 2007）。

她的血浆黏度和肩部 X 线检查的结果均正常。

### 你的诊断是什么？

可能是左肩关节周围炎或粘连性肩关节囊炎，因为罗斯玛丽之前出现过非粘连性关节囊炎、关节深部疼痛和因外旋受损而活动受限的病史。典型的发病年龄为 40~65 岁（Mitchell 等，2005）。



### 你应该怎么对她进行管理？

· 解释解剖学、自然病史和因果关系。这种疾病在她这个年龄段很常见，关节周围的组织挛缩限制了运动。在病因消除之前，肩关节通常持续疼痛。可以用关节炎研究项目的信息传单进行随访（www.arc.org）。

探讨她对治疗和康复的想法、担心和期望。肩周炎的临床表现分为三个阶段（框 18），可能需要长达 2 年才能完全缓解，但是症状有时会持续更长的时间（Mitchell 等，2005）。

· 协商行动计划。鼓励关节活动和自我管理，并解释没有证据表明单独使用物理疗法是有益的，但使用皮质类固醇关节内注射可能会有短期的益处。

· 询问社会史。她在家里可能需要帮助。

· 安全网。安排随访，以确保症状得到缓解，并且不会出现其他的并发症。

**框 18 肩周炎临床表现的三个阶段**

Dias 等（2005）

1. 冻结痛期：肩周疼痛、僵硬、夜间持续疼痛，对非甾体类抗炎药无反应。
2. 粘连期：疼痛逐渐消退，关节仍然僵硬，剧烈运动时疼痛，无法外旋。
3. 恢复期：活动范围自发的改善。

**结局：**由于肩部疼痛，罗斯玛丽变得很消沉。你看到她定期进行镇痛和支持治疗。物理治疗和注射治疗对她没有作用。她变得消瘦和没有精神。必须有一个朋友开车送她去就诊，还要帮助照看她的狗。她晚上再也不能去桥上散步了。她失去了信心。

第二年，她要求进行一次家访。你看到她的手臂能更自由地活动，但她想让你检查她的干咳。当检查她的胸部时，你注意到她乳房切除手术的瘢痕下面有一个小结节。当你审核她的药物处方时，她已经很好地处理了乳腺癌的转移，她的肩关节活动恢复得很好，她的手臂活动正常，并且正准备去参加牌友聚会。

## 案例回顾

肩关节疾病的诊断很复杂，并且往往有几种疾病并存（Mitchell 等，2005）。

肩周炎是很常见的，并且通常是自限性的。肩周炎有三个标志：肩部僵硬，即使在夜间也会出现剧烈疼痛，几乎完全失去被动和主动的外旋。病史和体格检查是诊断的关键。在这种情况下，肩周炎可能是因为有如下的病史：轻微的外伤、手臂手术、糖尿病家族史，会有屈曲和外旋受限的典型表现。通常，所有的实验室检查都是正常的（Dias 等，2005），就像这个案例的情况一样。

药物注射和物理疗法可能会有帮助，但治疗的关键是帮助她解决这个问题，直到它自然消退。对于复发的病例，可以在麻醉或关节镜下松解（Dias 等，2005）。



## 关键要点

· 粘连性关节囊炎表现为肩部僵硬，即使在夜间也会出现剧烈疼痛，并且几乎完全丧失被动和主动的外旋

· 典型的发病年龄为 40~65 岁

· 所有的实验室检查均正常

· 治疗的关键是帮助病人应对问题，直到它自行消退

· 关节腔内药物注射和物理疗法可能会带来一些短期的好处

### ○ 参考文献


Dias, R., Cutts, C. & Massoud, S. (2005) Clinical review: frozen shoulder. *BMJ* **331**, 1 453–1 456.

Mitchell, C., Abajo, A., Hay, E. & Carr, A. (2005) Shoulder pain: diagnosis and management in primary care. *BMJ* **331**, 1 124–1 128.

The Royal College of Radiologists. (2007) *Making the best use of clinical radiology services: referral guidelines*. The Royal College of Radiologists: London.

www.arc.org.uk/about-arth/booklets/60396039.atm

# 案例10 一位膝关节疼痛的35岁女性

纳兹琳（Nazreen）5年前从巴基斯坦搬到这里。她已结婚，但没有孩子。她是一个温顺的年轻女子，在她丈夫的服装企业里从事缝纫工作。在过去的几年里，她因间歇性关节疼痛而就诊。她告诉你，她的右膝疼痛，左膝感觉很好。这会给工作带来麻烦，因为很痛苦，她有时无法完成工作。她坐着的时候膝关节疼痛，爬楼梯的时候也疼痛。她无法妥善地处理家务，这导致家庭氛围紧张。



**你可能想要问纳兹琳什么问题?**

- 有无任何外伤史?
- 膝关节是热的还是发红的?
- 膝关节肿了吗?
- 膝关节是否僵硬不能动、发出咔哒声或失去控制?
- 一直都很痛吗?
- 还有其他关节受到影响吗?
- 她自己感觉如何?
- 有无关节疾病的家族史?
- 她对膝关节的问题有什么担心吗?
- 在之前发生过膝关节疼痛吗?

她否认最近有任何受伤或创伤，她的膝关节偶尔会肿胀，但从不发热或发红。虽然她从未跌倒过，但她觉得病情确实失去控制了。她没有感觉到咔哒声，也没有僵硬不能动。她反复地说，工作时站着、长时间坐着、弯着膝关节、上下楼梯时都很疼。她感觉其他方面很好。纳兹琳担心自己最终会变得像她母亲那样，她的母亲患有“关节炎”，因关节痛而行动不便。

**你的鉴别诊断是什么?**

- 膝关节前侧疼痛
- 机械性膝关节疼痛
- 骨关节炎
- 炎症性关节炎
- 社会心理问题的躯体表现

## 你应该做什么检查?

### 一般检查

你看着她从候诊室走出来。

她看起来很好，穿着黑色的纱丽服。她走路姿势正常，步态正常，没有畸形。她看起来超重，体重指数（BMI）为 29 $kg/m^2$。她没有发热。

### 膝关节检查

见框 19 和框 20，图 5。

**框 19 McMurrays 试验**

Adapted from http://www.fpnotebook.com/ORT102.htm

**起始位置**

- 让病人仰卧
- 将膝关节弯曲至 45°
- 将臀部弯曲至 45°
- 牢牢地握住小腿
- 一只手放在脚踝上，另一只手放在膝关节上

**内侧半月板评估**

评估触诊时的疼痛

触诊膝关节内侧关节线

评估提示半月板移位的咔哒声

　对弯曲的膝关节施加外翻压力

　向外旋转腿部（脚趾向外）伸展膝关节

　同时保持外翻状态

**外侧半月板评估**

用内翻压力重复上述操作，并内旋膝关节

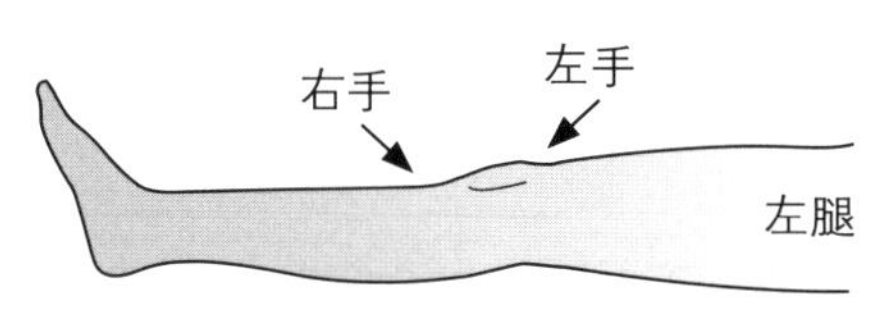


左手稳定股骨远端，右手握住胫骨近端

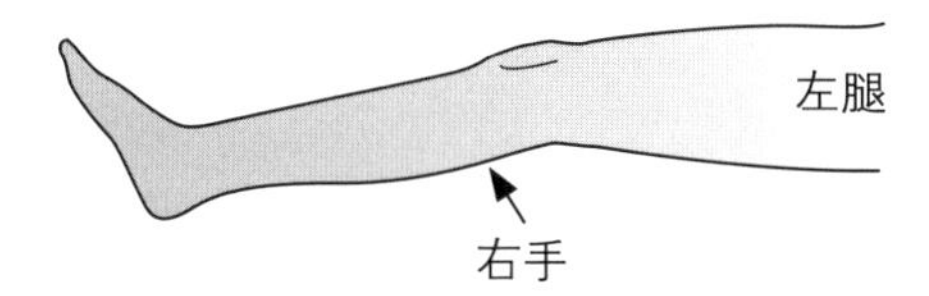


右手将胫骨向前推，如果有移动，则测试阳性，有一个“柔软的”终点

**图 5 拉赫曼（Lachman）试验**

你需要对两侧膝关节都进行检查，将正常一侧与患侧进行比较。请记住，髋关节疼痛是引起膝关节疼痛的一个原因，你还要检查病人髋关节的运动。

### 框 20 膝关节检查

**视诊**
- 站立：检查肿胀、发红、畸形、肌肉萎缩
- 仰卧：检查相同的情况，包括积液、髌骨位置和正常的骨骼轮廓

**触诊**
- 检查热度
- 积液，包括轻压髌骨（浮髌征）
- 半月板损伤的关节线压痛

**运动**
- 检查弯曲、伸展和过度伸展的活动范围
- 检查被动运动和主动抵抗的动作

**韧带**
- 弯曲和外展 20°，检查侧韧带
- 通过前后拉伸试验、拉赫曼（Lachman）试验（图 5）和枢轴试验检查十字交叉韧带

**半月板**
- 检查关节线压痛并进行 McMurray 试验

双膝检查显示轻微外翻畸形且双膝关节对称。触诊显示无肿胀或积液，无关节线压痛。她的活动范围很广，既有主动的，也有被动的。没有关节运动时的骨擦音。由于 Lachman 试验为阴性，因此没有韧带不稳定的迹象。McMurray 试验很正常，没有疼痛，关节线上也没有提示半月板移位的咔哒声。然而，当你让她上下台阶到检查床时，膝关节前侧疼痛会再现。

### 你现在的诊断是什么？

- 机械性膝关节疼痛
- 膝关节前侧疼痛

### 在检查社会心理问题和工作压力时，你会问些什么问题呢？

- 社会心理问题和工作压力究竟是如何影响她的生活的？
- 她会避开做什么事吗？
- 她的工作涉及哪方面？
- 她还有其他的爱好吗？
- 她还有其他的担忧吗？
- 她曾感到情绪低落或不快乐吗？

她承认自己不是很开心。她想家，也没有像她希望的那样很快就生下一个孩子。有时她丈夫对她发脾气。即使她的膝关节受伤了，她的婆婆仍然希望她在

家里帮忙。她的母亲患有关节痛，有人告诉她是关节炎。

## 你的管理计划是什么？

### 排除红旗征

**红旗征**

- 关节血肿
- 行走不稳
- 发热

你的检查没有发现这些特征。

### 评估黄旗征

**黄旗征**

- 职业史
- 对工作的影响
- 对家庭的影响
- 疼痛的程度

纳兹琳已经告诉过你，站着工作只会让疼痛加剧，而且她有时也很难完成工作。她说，这种疼痛性质是“酸痛”。视觉模拟评分法评分在 1~10 分（10 分是最严重的），纳兹琳的评分大约为 5 分。

### 你问她有没有吃过止痛药？

纳兹琳说，她试过用朋友给她的深热奶油膏（Deep Heat cream）揉搓，效果不大。她根本没有吃任何药片。

你要考虑这是否可能为心理问题的表现，因为抑郁症是初级保健中的一个常见问题，而纳兹琳已经向你承认了她对不能怀孕感到的压力和焦虑。你问了一些筛查问卷的问题（框 21），并安排对她进行复查。她担心有可能不能走路。

**框 21　用于筛查抑郁症的问题**

- 在上个月你是否感到沮丧、郁闷和绝望？
- 在上个月你有无因为对做事情缺乏兴趣或乐趣而烦恼？

### 你的诊断是什么?

你认为最可能的诊断是髌股关节错位引起的膝关节前侧疼痛。这是由于存在一种轻微的外翻畸形，提示髌骨不能顺利地通过股骨滑车沟。在久坐后、上下楼梯时疼痛会再次出现，而且没有其他重要的病理改变来进一步证实这个诊断。

### 你打算怎么对纳兹琳说?

你解释说，你发现膝关节没有任何严重的问题，但她的膝关节可能有点不稳定。你想推荐她去看一个理疗师，做一些运动来加强支撑膝关节的肌肉，这应该有助于解决问题。你认为她应该尝试减肥，以减轻膝关节的压力。如果疼痛严重，你建议她服用对乙酰氨基酚。

纳兹琳松了一口气，这不是一个严重的关节问题。她说她会努力减肥，但这对她来说很难，因为她要做所有家人的饭，她和她的丈夫在晚上都要吃一顿大餐。由于膝关节疼痛，她没有尝试做任何运动。

### 你的管理计划是什么?

你决定安排一次理疗评估，以评估姿势问题，改善内侧腓肠肌的力量，并建议纳兹林与执业护士预约，询问减重建议。你告诉她，你将安排一些血液检查，并告知她有无任何异常结果。

**结局：** 血液检查结果均正常，没有痛风或感染迹象。血浆黏度水平正常，可排除感染或发炎的病变过程。你要求她接受物理治疗，然后在数周后预约复诊。

4 个月后，纳兹琳遍体鳞伤。她告诉你，她是家庭暴力的受害者。她全身关节痛。她想自杀。你在病历上记录了她的受伤情况，给她安排一次心理健康危机评估，并安置在一个妇女避难所。

### 案例回顾

膝关节前侧疼痛是最有可能的诊断。这通常是由于异常的生物力学力通过髌骨复合体引起的，这是非常常见的。她的间歇性疼痛很典型，坐下或上楼后更严重。不太可能是半月板或前交叉韧带的损伤，因为没有创伤史。这些通常是由高强度运动引起的，会有明显的爆裂声，像打开可乐罐时发出的噪音。没有发热或肿胀则不太可能是感染，血液检查结果正常也证实了这一点。然而，鉴于她曾在巴基斯坦生活过，重要的是一定要考虑结核病病史。髋关节的问题可能会伴有膝关节疼痛，但在纳兹琳的案例中不太可能，因为她的步态正常，没有疼痛感。对于这个年龄的人来说，没有外伤史的人患骨关节炎的可能性很小。重要的是要确认她的想法、担心和期望；她可能担心自己行动不便（因为她母亲的病史），或者可能有其他潜在的问题，比如抑郁症。她在生育能力下降和婚姻关系紧张方面给出了一些暗示。

这似乎是一个求助的呼声，作为一名全科医师，必须格外注意这一点。纳兹琳后来成为家庭暴力的受害者。

## 关键要点

· 膝关节疼痛在初级保健机构中非常常见

· 大多数膝关节的问题都是根据病史诊断的

· 受伤后膝关节发热或肿胀的情况必须转诊，因为这可能表明感染或出血，两者都需要紧急治疗

· 其他膝关节的问题通常可以在诊所中处理

· 记住：膝关节疼痛可能是髋关节问题的一种表现

· 生物力学评估通常是有帮助的

· 关节痛可能是其他问题表现出来的症状，进行全面的社会心理评估是一个好方法

· 如果发生人身虐待或人身攻击，准确地保存病历记录至关重要



## ○ 参考文献

McMurray’s technique. http://www.fpnotebook.com/ORT102.htm Accessed on 4 December 2007.

## 案例 11 一位躯干有皮疹的 78 岁男性

比尔·史蒂文森（Bill Stevenson）很少去全科诊所看病。他这次由于胸痛来找你。他说在菜园挖地之后出现胸痛，胸痛从胸口开始，他不喜欢服用止痛药，所以只吃了少量对乙酰氨基酚（扑热息痛），这让他晚上睡不着觉。他感觉疼痛的特征很难描述，就像烧伤了自己，一直存在。病历中没有任何检查记录。

### 你还有什么问题要问吗?

这是他第一次出现这样的疼痛吗?

- 是在他胸部的一侧还是两侧?
- 疼痛还会转移到其他地方吗?
- 有没有什么事情让疼痛加重或缓解?
- 他有过呼吸急促或心悸吗?
- 他有其他症状吗?
- 他感觉不舒服吗?



他说，这种疼痛对他来说是一种全新的体验，因为他过去的身体状况都很好。他认为只是在花园里劳动过度，“拉动了什么东西”。疼痛只出现在右胸部，没有转移到其他地方。没有什么药物能让它好转，即使用了对乙酰氨基酚，疼痛仍然持续。他没有气短，也没有心悸，但总的来说感觉“身体不适”。

### 鉴别诊断有哪些?

- 心脏或呼吸系统疾病：这是不可能的，因为病人胸痛是持续性的，没有呼吸短促或心悸
- 胃肠道疾病：灼痛有时被用来描述食管炎或胃炎，但史蒂文森先生表示，这种感觉就像是来自他的皮肤表层
- 肌肉骨骼疾病：这可能是由于挖掘而导致的肌肉扭伤，但这是一种灼痛，检查结果与此不符
- 带状疱疹：是一种可能的诊断，尽管疼痛可能是带状疱疹的急性神经炎的前驱症状，但没有皮肤的变化，所以没有感染的客观证据
- 恶性肿瘤：这是非常不可能的，因为持续时间很短

进一步的询问证实没有相关的心脏、呼吸或胃肠道的症状。直到疼痛开始，他的体重一直没有减轻，自我感觉也很好。

### 哪些是最有可能的诊断，你会采取什么行动？

急性神经炎是最有可能的诊断，虽然有些表现符合胸壁扭伤。为了缓解疼痛，你可以给他更强的镇痛剂（如 co-codamol），如果他出现皮疹、症状不稳定或有进一步的担忧，建议进行复查。

一周后他回来了。他服用 co-codamol 没有多长时间，因为该药物使他便秘，他反复地强调不喜欢吃片剂。他回来复诊是因为他的胸部出现一块红色的斑块，但他认为这可能是由于深层热疗（deep heat）或热水袋引起的，他一直用它们来帮助缓解疼痛。

### 皮疹的特征是什么，可以确定带状疱疹的诊断吗？

带状疱疹的皮疹呈红色并有小疱，内含沿皮节分布的透明液体（图 6，见文末彩图 2）。

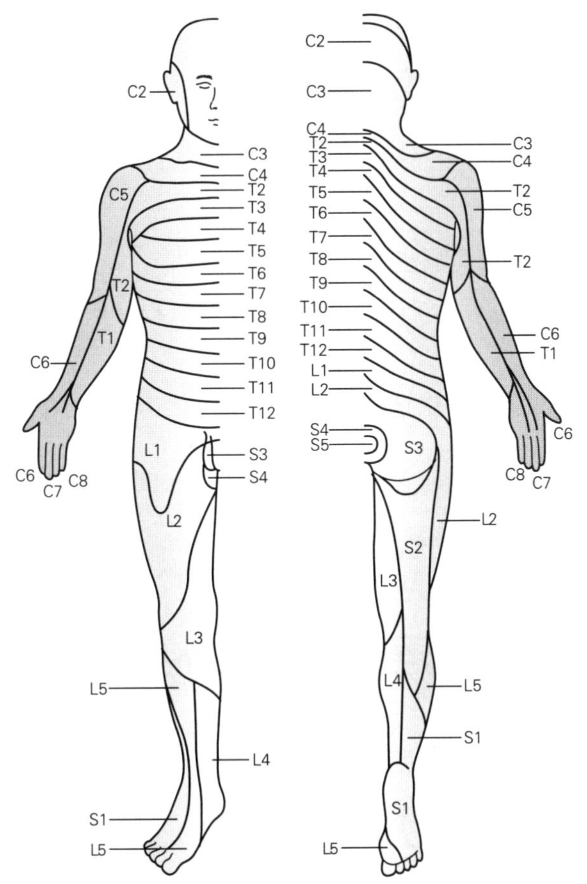


图 6　人体前部和后部的皮节分布

你给他做检查时，发现他身上有一块红疹，上面有许多小水疱。红疹位于胸部右侧的一块轮廓分明的地方。

### 你应该给他什么建议？

你应该把诊断结果告诉他，并让他根据需要开始服用止痛药。冰袋可能有助于减轻疼痛，而不是用热疗。你应该给他开一些简单的泻药来治疗便秘。告诉他这是传染性的，仅在其他人接触到囊疱液的情况下传染。特别高危的人群是免疫抑制的人群、未患过水痘的儿童和孕妇。最后，如果皮疹在一个月内没有痊愈或疼痛没有消退，让他回来复诊。可以从 www.patient.co.uk 获得给病人建议的宣传单。

### 医师应该为他开抗病毒药物吗？如果需要，应该开哪一种？

抗病毒药应在皮疹出现后 72 h 内开始使用，并给予 7~10 天的疗程。阿昔洛韦是有效的，荟萃分析显示，每次 800 mg，每天 5 次，减少了疼痛的持续时间，特别是老年人（Wood 等，1996 年）。

你决定给他开口服阿昔洛韦片 800 mg，每天 5 次，持续 1 周（框 22，BNF 2006）。

**框 22　系统的抗病毒治疗对带状疱疹的影响**

BNF（2006）
- 减少疼痛的严重程度和持续时间
- 减少并发症
- 减少病毒脱落

### 需要警告他，阿昔洛韦有哪些不良反应？

恶心、呕吐、腹痛、腹泻、头痛、疲劳、皮疹、荨麻疹、瘙痒和光敏性是最常见的不良反应。

在听说他需要多久服用一次这种药物，以及可能出现的不良反应后，他说他宁愿碰碰运气。

### 病人不服药的其他原因是什么？

见框 23。

**框 23 病人服药依从性差的原因 Corlett（1996）**

- 不知道如何服用药物
- 不了解服药的重要性
- 同时服用几种药物
- 担心会出现预期的或体验过的不良反应
- 遗忘
- 身体功能受损

### 在这种情况下，你怎样帮助病人协调服药的问题呢？

你可以和他公开讨论：他不喜欢吃药片，你要求他一天吃几次药，但只会吃一个星期。

你应该说明用药的原因，告诉他这样做可以降低他的传染性，并可能减轻疼痛的严重程度和持续时间。它还将减少并发症，包括瘢痕、继发性感染和溃疡。

你也可以告诉他，除非你认为药物对他有益，你不会给他开任何药物。

最后，你可以给他一张关于带状疱疹的病人信息宣传单。

比尔不情愿地接受了治疗，并拿了处方。3 周后他回来复诊。皮疹已经痊愈，但他仍然感到疼痛，尽管 co-codamol 仍然使他便秘，其他药物让他感觉有点不舒服，但他“坚持下去”了，因为你告诉他完成疗程很重要。他有点生气，因为你说疼痛症状应该消失，但现在即使他的衬衫碰到皮肤上也会痛，而且他被迫在床上也穿衬衫来防止被子的摩擦。

### 可能的诊断是什么？

他很可能患上了带状疱疹后神经痛。

### 神经性疼痛的特征是什么？

见框 24。

| 框 24　神经性疼痛的特征 |
| --- |
| Higson（2005）<br>· 射击痛<br>· 刺伤痛<br>· 电热痛<br>· 灼热感<br>· 晚上更严重 |

### 你应该做什么检查？

外周神经系统的检查是必要的，并可能显示伴随感觉异常的疼痛。感觉异常是一种非疼痛性的异常感觉变化，感觉异常的疼痛是一种痛苦的、不愉快的感觉。一个完整的检查包括用一支棉签来测试轻触觉、一个音叉来测试振动觉和一个金属滚轮来测试压力觉（Higson，2005）。在检查时，轻触会引起皮疹部位的疼痛，你认为振动或压力测试的结果不会更改你的诊断或管理计划，只会引起更多的不适，因此不进行这部分检查。

### 你应该给他什么样的治疗？

减少带状疱疹后神经痛最适当的方法是使用抗病毒药物（Cope 和 Kudesia

2005）。这些药已经用过了，而且简单的止痛药没有效果，所以你决定试用阿米替林。应该从一个小的夜间使用剂量 25 mg 开始，并逐渐增加到夜间服用 75 mg。应该记住，它会引起许多不良反应，包括排尿困难，如果病人有前列腺症状，这可能是一个要特别关注的问题（BNF 2006）。偶尔需要用强阿片类药物（Allen 2006）。严重疼痛的病人应转诊给专科医师进行疼痛管理。

### 你应该怎么向他解释这种药？

你应该解释说，它属于一类常用于治疗抑郁症的药物，但它也可以通过作用于疼痛信号传递到大脑的途径，来减轻疼痛。你还应该解释，不幸的是，他可能会遇到一些不良反应，所以你开始给他使用小剂量，以尽量减少这些不良反应。你应该参照 BNF 仔细描述不良反应，或者你可以从 www.patient.co.uk 打印一份病人信息宣传单给他。

**结局：**他打电话给诊所告诉你，阿米替林正在缓解他的疼痛，但他抱怨口干舌燥，晚上起床排尿时感觉昏昏沉沉的。随着疼痛的减轻，他准备忍受不良反应。几周后，他不再服用阿米替林，也不再感到不适。



## 案例回顾

水痘 – 带状疱疹病毒是感染水痘的主要原因。最初的感染会产生免疫球蛋白 G（IgG），这对水痘复发具有保护作用，但病毒可以在神经组织中终身潜伏。重新激活后会引起局部皮肤的疼痛性皮疹，这被称为带状疱疹。这种情况最常发生在年龄大于 50 岁的人身上。如果复发或发生在年轻人身上，应该怀疑 T 细胞免疫力低下。应该记住，如果三叉神经受到影响，眼部带状疱疹可能并发角膜炎或虹膜炎，因此应转诊给专科医师治疗（Higson，2005）。

史蒂文森先生很不幸，在出皮疹之前和之后，他都感到疼痛。虽然疼痛通常作为前驱症状出现，但是也可能在感染后数周或数月出现。前驱症状被称为急性神经炎，如果它发生在病变后超过 4 周，就被称为带状疱疹后神经痛（Higson，2005）。

神经痛是一种神经损伤的病理过程，它遵循神经的分布规律。疼痛是由位于脊髓附近的神经根感染引起的，但这种疼痛会被外周组织感知到。

症状可导致功能丧失和自主神经改变，如出汗（Higson，2005）。史蒂文森先生不喜欢服药，为了控制这种疾病，不得不与他协商几种不同的药物治疗方法。有很多方法可以帮助病人协调，保持用药一致，包括：

- 探讨病人对必须服药的可能性的看法
- 告知病人服用和不服用药物的利弊
- 让病人参与治疗的决策过程（Elwyn 等，2003 年）

如果史蒂文森先生的病情没有得到改善，他可以从神经病信托基金会（www.neuropathy-trust.org）获得支持和信息。许多疾病和健康问题都有病人支持团体，这些团体被证明是非常有用的，因为他们为病人提供了独立来源的帮助和建议。

## 关键要点

· 带状疱疹的皮疹通常是单侧的，可以影响任何部位的皮肤，带状疱疹可以持续2~4 周

· 应建议病人避免接触免疫抑制的人（如使用类固醇药物或接受化疗的人）、没有患过水痘的儿童或孕妇，以防传染

· 应在皮疹出现后 72 h 内使用全身抗病毒药物，以减少疼痛、并发症和病毒脱落

· 作为前驱症状的疼痛被称为急性神经炎，如果疼痛发生在皮疹后超过 4 周，就被称为带状疱疹后神经痛

· 抗炎药或简单的复合镇痛剂可能有助于缓解疼痛，但通常需要使用三环类抗抑郁药或抗癫痫药物



## ○ 参考文献


Allen, S. (2006) *Neuropathic pain. GP Pocket Guide.* Medical Imprint, London.

*British National Formulary*, 52nd edn. (2006) Royal Pharmaceutical Society of Great Britain. RPS Publishing and BMJ Publishing Group, London.

Cope, A. & Kudesia, G. (2005) Recommended management of herpetic skin infections. *Prescriber* **16**, 31–41.

Corlett, A.J. (1996) Caring for older people: aids to compliance with medication. *BMJ* **313**, 926–929.

Elwyn, G., Edwards, A. & Britten, N. (2003) ‘Doing prescribing’: how doctors can be more effective. *BMJ* **327**, 864–867.

Higson, N. (2005) Neuropathic pain: should we be taking a fresh look? *The New Generalist* **3**, 21–24.

Wood, M.J., Kay, R., Dworkin, R.H., Soong, S.J. & Whitley, R.J. (1996) Oral aciclovir therapy accelerates pain resolution in patient with herpes zoster: a meta-analysis of placebo-controlled trials. *Clinical Infectious Diseases* **22**, 341–347.

## 案例 12 一位患有皮疹的 2 岁男孩

贝古姆（Begum）夫人带着她两岁的儿子穆罕默德（Mohammed）来看你，他在婴儿时期就患有严重的湿疹。你已经见过贝古姆夫人很多次了，因为她另外的五个孩子中有两个患有严重的哮喘。你最后一次见到穆罕默德是在几个月前，为他的皮肤问题开了润肤剂。

目前，穆罕默德正在经历一个糟糕的阶段，他不断地抓挠自己的皮肤。贝古姆夫人泪流满面地告诉你，她好几次晚上没睡，因为穆罕默德在哭，他的皮肤又热又红，有时还出血。贝古姆夫人看上去很疲惫，而穆罕默德则焦躁不安，满脸通红。

### 你在检查穆罕默德之前，需要问贝古姆夫人什么？

· 穆罕默德的皮肤病加重有多久了？
· 她注意到有什么诱发因素（触发因素）使穆罕默德的皮肤突然变红吗？
· 穆罕默德最近身体有不舒服吗？
· 穆罕默德对什么过敏吗？
· 她通常用什么护肤品来帮助孩子滋润皮肤？

默罕默德在上周有点感冒，下午和晚上发热。贝古姆夫人没有注意到有任何使他的皮肤变差的特殊因素，尽管她确实认为他发热不舒服时皮肤总是不好。她通常使用含水霜为孩子滋润皮肤，洗澡时使用爱丽她抗菌沐浴油（Oilatum Plus），但目前发现这些都不是很有效。她不确定孩子是否对什么物质过敏。

### 你需要进行哪些检查？

· 穆罕默德的一般状况和体温
· 湿疹的类型——它是局限于弯曲的部位（肘部和腘窝，通常在颈部），还是更广泛地分布
· 测量他的体温，检查他的胸部和耳，因为他最近患了感冒

默罕默德非常不合作，这使你很难为他做检查。你一靠近他就哭，看起来既害怕又痛苦。为孩子做检查时，你怎么做能让他更舒服？

确保他坐在母亲的腿上，让他感到安全，给他一个玩具让他拿着，或者给他一本

婴儿读物让他看，用一种抚慰的语气说话。在你检查的时候，也可以让贝古姆夫人分散他的注意力。

默罕默德是个蹒跚学步的超重的孩子，体温 37.5℃，有点发热。他的皮肤非常干燥，在他的颈部、两个耳郭的后面、手腕、前臂和下肢的伸展肌群处都有大面积的湿疹。

在他伸手去抓的地方，皮肤上有剥落和出血的痕迹，特别是在他的腿和手臂上很明显（见文末彩图 3）。他的胸部检查正常，耳膜呈红色（当你试图进一步给他做检查时，他会尖叫），但他没有耳朵感染的其他迹象。

**你接下来打算做什么？**

他是一个脾气暴躁的幼儿，患湿疹后陷入了瘙痒—挠痒的恶性循环，这让人非常痛苦和疲惫。他超重的情况会加剧这个问题，因为他可能会出更多的汗，在晚上发热，这也会使他的皮肤更糟。

湿疹结痂几乎肯定是感染了，所以他需要口服抗生素，如氟氯西林 125 mg，一天 4 次，持续 10~14 天。氟氯西林是有效的，因为它能治疗金黄色葡萄球菌引起的感染，这是皮肤感染的常见原因。

他还应该服用对乙酰氨基酚 120 mg 来退热。



**这可能是疱疹样湿疹吗？**

有时，湿疹会继发感染单纯疱疹。在这种情况下，不会存在囊疱结痂或穿孔等疱疹感染的典型病变。

**润肤剂对滋润皮肤、防止皮肤干燥和开裂至关重要。哪些制剂可能对穆罕默德有帮助，你应该提供多少？**

软膏比乳膏更容易吸收，对干性鳞状湿疹有好处。一种舒缓润肤剂是 50/50 的软石蜡和油性奶油的混合物。目前，没有以燕麦为基础的面霜（如 Aveeno）处方，它的价格较高。重要的是，贝古姆夫人不要在穆罕默德的皮肤上使用肥皂，因为清洁剂可能会引起刺激和干燥。你可以给他开一种不同的沐浴油，建议贝古姆夫人用含水的面霜代替肥皂，轻柔地清洁穆罕默德的皮肤，然后涂上柔软的石蜡和油性面霜。

*贝古姆夫人问你，穆罕默德是否对食物过敏，从而导致湿疹。她想知道她是否应该让他停止食用奶制品。*

人们认为只有大约 10% 的孩子对食物敏感，使他们的湿疹加重，但是当贝古姆夫人提出饮食问题，你已经注意到穆罕穆德超重，你应该查明贝古姆夫人给他吃了什么和喝了什么。

贝古姆夫人告诉你，他还在喝瓶装牛奶，每天喝 4~5 瓶（每瓶约 227 mL）的牛奶，另外，当其他孩子放学回来时，她喜欢用糖果和碳酸饮料“款待”他。他平时吃一些水果、肉类和米饭。

### 幼儿每天应摄入多少牛奶?

到 2 岁的时候，一个孩子每天需要的牛奶量不超过 284 mL，所以默罕默德喝的牛奶远远超过他的需要。这可能是他体重增加的部分原因。一些碳酸饮料含有柠檬黄（一种食用色素），可能会使一些儿童的湿疹加重。糖果可能会导致蛀牙和体重增加。

你温和地建议贝古姆夫人，为了穆罕默德的健康，最好减少他的牛奶摄入量，增加他饮食中水果和蔬菜的量。你让她带默罕默德去儿科诊所称体重，并去健康随访员那里询问更多的饮食建议。



### 你要给穆罕默德开一些口服抗生素，但是否也应该使用局部类固醇和 / 或抗生素乳霜?

当皮肤严重发炎和感染时，如果皮肤没有破损，短疗程的类固醇和抗生素乳霜（如 Fucibet 或 Fucidin H）可能是合适的。在默罕默德的案例中，你可能需要给贝古姆夫人少量 1% 的氢化可的松软膏，每天一次用于非常红肿的皮肤，以及口服抗生素和使用润肤剂。建议使用最弱效的类固醇来控制湿疹，并建议家长连续使用一周。特应性湿疹患儿不宜使用强效的类固醇（表 6）。

表 6　外用类固醇类药物

| | |
|---|---|
| 非常强效 | 丙酸氯倍他索 0.05%（Dermovate） |
| 强效 | 糠酸莫米松 0.1%（Elocon）<br>丙酸氟替卡松 0.05%（Cutivate） |
| 中度 | 丁酸氯倍他索 0.05%（Eumovate） |
| 轻度 | 氢化可的松 1% 和 0.5% |

### 你打算对贝古姆夫人说什么? 你能给她什么实用的建议?

- 安慰她，你可以帮助穆罕默德治疗湿疹
- 她的作用至关重要，要保持孩子的皮肤湿润 （每天至少 4 次）
- 他晚上不应该盖太多的被褥
- 棉质衣服比合成材料的衣服更好（合成材料的衣服更热）
- 她应该把孩子的指甲剪短，这样他就不会那么容易抓伤自己了同样重要的是，他需要接受为期 2 周的口服抗生素治疗。你向贝古姆夫人解释湿疹是一种间歇性发作的疾病。她应该确保自己准备了足够的药膏和软膏，可以在穆罕默德的皮肤病加重时使用。她每周需要大约 250 g 的润肤剂。国家湿疹协会为湿疹病人和护理人员提供了一份关于湿疹治疗的详细资料，所以你可以把他们的地址和联系方式告诉贝古姆夫人（National Eczema Society, Hill House, Highgate Hill, London N19 5NA。电话：02072813553。热线电话：0870 2413604。www.eczema.org）。

你给贝古姆夫人开了处方：氟氯西林 125 mg，一天 4 次，坚持 2 周，给她 500 g 的 50/50 软石蜡和油性奶油，并让她几天后再与你约个时间。她说，她会把穆罕默德带到隔壁的儿科诊所称重。

### 随访做什么是合适的？

你应该主动提出在 5~ 7 天内随访穆罕默德，以确保他有所改善。在下一次预约时，你应该和贝古姆夫人谈谈使用温和的局部类固醇来治疗湿疹的突发症状。你也应该联系健康随访员，让她定期去看穆罕默德，询问体重，并给予饮食建议。如果在你复诊时，默罕默德仍然有明显的湿疹感染，即使你已经给他开了治疗处方，你还是应该考虑转诊给二级医疗机构。



### 你还听说过哪些治疗方法对严重的儿童湿疹非常有效？

你可能听说过“湿奄包”。这是一种可以传授给父母的技巧，通常由皮肤科诊所的护士或有治疗儿童湿疹经验的执业护士来传授。在应用保湿霜和类固醇霜后，用管状棉花绷带和敷料来覆盖皮肤。第一层的绷带在水里浸泡，挤干后再卷到湿润的皮肤上，这样绷带就会保持轻微的湿润。然后，用第二层的干绷带把其他的绷带固定住。这种绷带通常只在晚上使用，有助于舒缓干热的皮肤，防止孩子抓挠。

外用他克莫司和吡美莫司是相对较新的外治法，用于成年人、2 岁及以上儿童的中度至重度湿疹，外用类固醇霜但症状未被控制的病人。建议只有对皮肤科有特长和经验的医师和全科医师，才可以使用这些药物。

## 案例回顾

穆罕默德的案例提出了一个常见的场景，一个发热的痛苦的孩子和一个焦虑的疲惫的母亲。重要的是贝古姆夫人要明白，特应性湿疹是一种常见的复发性疾病，是无法治愈的。然而，她可以通过定期使用保湿霜（每天 3~4 次）和短期使用局部类固醇霜来控制病情，应对任何情况的发作。同样重要的是，她必须识别出穆罕默德的湿疹结痂或渗出液体，应在什么时候寻求医疗帮助，以便及时治疗任何皮肤感染。应寻求健康随访员的支持，以加强有关保湿的信息沟通，并提供有关穆罕默德的饮食和体重建议。还有一些关于着装的简单建议，避免使用刺激性物质（如生物制剂的洗衣粉和肥皂），并确保穆罕默德不会感觉太热。

特应性湿疹非常常见，在英国有15%~20%的儿童和2%~10%的成年人患有特应性湿疹（特应性湿疹病人资料宣传单 Patient Information Leaflet - Eczema atopic. Prodigy website www.cks.library.nhs.uk/eczema_atopic/patient_information），通常在1岁之前出现。病因尚不完全清楚，但可能与遗传和环境因素的混合作用有关。它与哮喘和花粉症等其他特应性疾病有关，67%的病例有家族史。特应性湿疹通常到青春期得到改善。

红色皮疹是由细胞内水肿和真皮中的白细胞浸润引起的，并且已经在80%的特应性湿疹病人的血清中发现血清免疫球蛋白E（IgE）水平升高。清洁剂、肥皂和某些化学药品等刺激性物质可能引发湿疹，极端的温度和湿度也可能有影响。

根据NICE指南（2004年），润肤剂是特应性湿疹的一线治疗方法，有助于保留皮肤的屏障功能并防止疼痛、皲裂。当湿疹在短时间内发炎时，应使用局部类固醇，并使用与病情严重程度相适应的最低药效强度的药物，以尽量减少皮肤变薄等不良反应。

文献中关于避免过敏原存在一些争议。Hoare等（2000）对特应性湿疹进行的系统评价表明，没有随机对照试验的证据表明下列方法有临床获益：避免使用酶制剂的洗衣粉，穿着棉质服装而不是合成纤维编织的服装，每天两次而不是每天一次局部使用皮质类固醇，局部使用抗生素/类固醇组合而不是单独使用局部类固醇，使用添加抗菌剂的沐浴液。但是，有许多事实证据表明，有些孩子对清洁剂敏感，或者接触这些清洁剂会刺激湿疹。纯棉服装比合成纤维衣服凉爽且不易粘在皮肤上。

穆罕默德是一个超重的孩子，这会加剧他的湿疹症状。他的父亲可汗先生（Khan）也患有健康问题，部分原因与他的体重有关。这是一个挑战，但非常值得尝试和鼓励贝古姆夫人去改善穆罕默德的饮食，减少他的热量摄入，以改善他的皮肤，并尝试预防糖尿病等长期的健康风险。

### 关键要点

· 保湿是控制发痒周期的关键。父母需要关于外用类固醇使用频率和数量的指导

· 外用类固醇应该用于湿疹的发作，用能控制湿疹的最小有效含量的药物制剂。通常每天一次就足够了

· 细菌感染通常会导致急性加重（常由金黄色葡萄球菌引起），并出现结痂和渗出等明显的特征，应及时进行2周疗程的全身抗生素治疗

· 穿棉制衣服、剪指甲和戴手套等简单的措施，有助于防止晚上抓挠

· 食物过敏是湿疹的罕见原因。如果可能对某些食物过敏，可以推荐合适的营养师

· 如果湿疹严重且难以治疗，可能需要转诊给儿科诊所的皮肤科医师

## ○ 参考文献


*British National Formulary.* (2007) British Medical Association and the Royal Pharmaceutical Association of Great Britain, London.

Hoare, C., Li Wan Po, A. & Williams, H. (2000) Systematic review of treatments for atopic eczema. *Health Technology Assessment* **4**, 1–191. http://www.ncchta.org/execsumm/summ437.htm Accessed on 21 July 2007.

National Institute for Health and Clinical Excellence (NICE). (2004) *Atopic dermatitis (eczema)—topical steroids.* Technology Appraisal Guidance No. 81. http://www.guidance.nice.org.uk/TA81/guidance/pdf/English/download.dspx Accessed on 21 July 2007.

Patient Information Leaflet, Eczema atopic. http://www. cks.library.nhs.uk/eczema_atopic/patient_information Accessed on 28 November 2007.

Primary Care Dermatology Society. http://www.pcds.org. uk/Information%20Resource/Guide_manatopic.asp Accessed on 22 July 2007.

Prodigy guidance. *Atopic eczema.* http://www.cks.library. nhs.uk/eczema_atopic/in_depth Accessed on 21 July 2007.

# 案例 13 一位出现皮疹和发热的 17 岁男性

你是值班医师，在一家忙碌的诊所负责电话呼叫服务。你的职责之一是分流电话呼叫。皮普（Pip）打电话给你，担心她 17 岁的男友皮特（Pete）。皮特现在躺在床上，他们以为他得了“目前正在四处传播的”流感，但皮普现在很担心，因为皮特的病情正在迅速恶化。由于身体虚弱，伴有关节疼痛和头晕，他无法下床。他正在“发热”，脱衣服给他降温时，她注意到他出现了红疹。

你既不认识皮普，也不认识皮特，但他们都是在你诊所注册名单上的病人。



### 需要排除哪些诊断?

在了解到向全科医师报告的所有临床表现之后，你首先应该排除最严重的疾病，在这个案例中是脑膜炎球菌引起的败血症。

### 哪种皮疹会增加你对脑膜炎球菌败血症的怀疑，应如何评估?

可使用玻璃试验评估皮疹有无褪色现象。这包括用玻璃牢固地按在皮疹上，查看皮疹在压力下是否会褪色。

皮普说，她的妈妈告诉她如何进行测试，她已经做完。皮疹在压力下逐渐褪色，这使她感到放心。

### 让她放心是对的吗?

应该记住的是，多达 11%有皮疹的儿童会患有脑膜炎球菌病，但多达 30%患有脑膜炎球菌病的儿童会出现非特异性斑丘疹。无法区分斑丘疹是病毒性皮疹，还是脑膜炎双球菌性皮疹（Hart & Thomson 2006）。

### 你的处理有哪些选择?

你需要对呼叫进行分类，然后决定是否：

- 呼叫救护车
- 立即去家里访问皮特
- 上午门诊结束后家访
- 要求他们来诊所看你

根据你所获得的信息，你不能排除脑膜炎球菌性败血症，因此你决定立即家访，以快速确定相应的诊断并据此安排治疗。

脑膜炎球菌败血症可能是致命的，每延迟治疗 1 min 都是至关重要的（Hahne 等，2006）。在你去之前，你需要确保携带了苄青霉素，因为如果怀疑是脑膜炎球菌病，这是正确的初始“盲目治疗法”。苄青霉素是粉末状的药物，因此你在出诊包里还需要携带生理盐水来溶解。

**你应寻找哪些症状和体征提示脑膜炎或脑膜炎球菌性败血症？**

见框 25 和框 26。

**框 25　脑膜炎的症状**

Department of Health（2006）

**在婴儿中出现：**

- 高声的呻吟哭泣声
- 抱起来时易怒
- 囟门高突
- 昏昏欲睡且反应迟钝
- 牵拉、躁动不安或僵硬、动作不稳
- 拒绝喂食
- 呕吐
- 皮肤苍白、斑点或变成紫蓝色
- 发热

**在年长一点的孩子中出现：**

- 颈强直
- 头痛严重
- 不喜欢明亮的灯光
- 呕吐
- 发热
- 昏昏欲睡或意识不清
- 皮疹

**框 26　败血症症状**

Department of Health（2006）

**在婴儿中出现：**

- 急促或异常的呼吸模式
- 皮肤苍白、斑点或变成紫蓝色
- 发热伴手脚冰冷
- 寒战
- 呕吐或拒绝进食
- 红色或紫色斑点在压力下不会褪色
- 肌肉疼痛或严重的四肢或关节疼痛引起全身疼痛、烦躁
- 软弱无力
- 严重的嗜睡

**在年长一点的孩子中出现：**

- 嗜睡或意识不清
- 关节和四肢剧烈酸痛和疼痛
- 手脚冰凉
- 寒战
- 呼吸急促
- 红色或紫色斑点在压力下不会褪色
- 呕吐
- 发热
- 腹泻和腹部绞痛

你到达时，确认皮特身体不适还不到 24 h。检查时，他的意识完全清醒，满脸通红，体温 39.2℃，脉搏 106 次 /min，血压 102/65 mmHg。他有头痛，不畏光，但有点恐声。他有斑丘疹，但胸部有 3 个不褪色的斑点。没有颈强直。

### 接下来最重要的事情是做什么？

你应该安排紧急住院，因为皮特的病史和检查结果证实了你对脑膜炎球菌感染的怀疑。

### 在他住院之前，你应该给他治疗吗？

对于入院前使用抗生素有无益处的证据仍在争论中（Hahne 等，2006；Keeley 2006）。卫生部的建议是出现上述一些症状的非褪色性皮疹，表明有脑膜炎球菌败血症，因此应立即给予抗生素，并快速安排住院治疗（框 27，Department of Health 2006，HPA Meningococcus Forum 2006）。

**框 27　脑膜炎球菌性败血症的盲法治疗**

BNF（2006）

- 应静脉注射或肌内注射青霉素，剂量为 1.2 g
- 你应该在使用任何药物之前检查病人是否对其过敏
- 如果病人对青霉素过敏，请使用头孢噻肟



如果你对脑膜炎球菌病的怀疑程度很低，那么入院前可不使用注射用抗生素，在快速入院后进行评估和治疗可能更合适，因为如果没有使用抗生素，细菌培养更容易成功（Moller &；Skinhoj 2000）。

当你问他有无药物过敏时，皮特说他对青霉素过敏。

### 有足够的证据阻止你使用青霉素吗？

不。你需要问他更多的问题，因为许多人错误地认为他们有过敏，而他们实际没有。这是因为许多普通大众无法区分由药物不良反应引起的症状和由过敏反应引起的症状。

他说，他小时候因为咽痛而吃了一个疗程的青霉素，结果出现了腹泻。进一步询问后，他没有任何过敏反应的症状。因此，你决定给一次青霉素，并安排一辆救护车送皮特紧急入院。

被确诊为脑膜炎球菌败血症。

他接受了青霉素静脉注射治疗，几周后出院，没有任何并发症。

几天后，你接到一个曾经是皮特同桌的大学校友的电话。他很担心，因为他听说皮特住进了医院，被告知他需要使用抗生素。

### 你该如何回应？

尽管传染病控制小组将处理病人接触者的预防工作，但你仍有责任回答朋友和家人对该案例的暴露情况的关切。

### 谁应该接受预防治疗？

见框 28。

| 框 28　药物预防 |
|---|
| · 应给予以下两组：<br>　长期密切接触者在疾病发病前的 7 天内有短暂接触；在原发病例入院前后接触到呼吸道的大颗粒飞沫 / 分泌物<br>　应尽快给予，最好在 24 h 内给予（HPA 脑膜炎球菌论坛 2006）<br>· 使用的抗生素是利福平或环丙沙星（BNF 2006）<br>· 你和这位朋友确认了他们不属于这两类中的任何一种，所以不需要预防用药 |

### 你怎么安慰他？

你让他放心，大多数病例都是个案。你告诉他，与病例的短暂接触不太可能成为患病的危险因素，即使是同一家庭的成员，患病的风险也很小。潜伏期通常为 3~5 天，而现在距离皮特生病已经有相当长的一段时间了。



### 根据你的职责，可以结束了吗？

你也有责任确保你所在区域的人群接受当前推荐的疫苗接种计划，其中包括接种脑膜炎球菌 C 疫苗（框 29）。常规免疫规划的详细内容可在附录中找到。所有疑似脑膜炎球菌感染的病例都应立即报告给传染病控制小组，而不必等待最终的诊断结果（HPA Meningococcus Forum 2006）。根据 1988 年《公共卫生条例》，其他须呈报的疾病包括食物中毒、麻疹和结核病。这个名单可以在健康保护局的网站上找到（www.hpa.org）。

| 框 29　接种脑膜炎球菌 C 疫苗 |
|---|
| · 所有开始免疫接种计划的儿童，在 3、4 和 12 个月龄时接种脑膜炎疫苗<br>· 年龄太大而不能接受初级免疫接种计划的儿童，应该进行补救性接种 |

## 案例回顾

这个案例强调了电话呼叫系统适当分流的重要性。电话咨询是有用的，但不能代替家访，特别是在紧急情况下。即使要叫救护车，也一定要进行家访，这样你才能对病人进行全面的评估，因为这将使你能够明确转诊到医院的原因，立即进行必要的治疗，并为病人和家属提供支持。

全科医师害怕脑膜炎球菌病。研究表明很难确诊这种病，有 50% 的患有脑膜炎球菌病的儿童在第一次去全科诊所看病后被送回家（Brennan 等，2003；Harnden，2007）。Harnden 总结了诊断困难的原因包括：这种严重的细菌感染实际上是很少见的，早期症状可能类似于常见的和自限性的病毒感染，很难检测儿童的生命体征。为了帮助克服这些困难，我们应该做好准备由有经验的临床医师对所有发热的儿童进行全面的临床评估。因此，你需要清楚地知道应该注意哪些症状和体征。

正常情况下，脑膜炎奈瑟菌是寄居在鼻咽部的，通过分泌物飞沫传播（Cartwright 1995）。大多数携带这种细菌的人不会发展成感染性疾病，而且大多数病例涉及 B 型或 C 型血清型。感染性疾病表现为败血症、脑膜炎或两者兼有（HPA Meningococcus Forum 2006）。

政府引入了一项针对 C 型脑膜炎的免疫计划，以帮助英国对抗不断增加的病例，其中 40% 是由 C 型脑膜炎引起的。但应该注意的是，其余的病例是由 B 型脑膜炎引起的，目前还没有针对 B 型脑膜炎的疫苗。自从使用疫苗以来，经实验室确诊的 C 型脑膜炎病例已下降 90%，而且只占脑膜炎球菌病全部病例的 10%（Department of Health 2006）。



### 关键要点

- 脑膜炎奈瑟菌是一种在鼻咽部正常寄居的细菌
- 感染性疾病表现为脑膜炎、败血症，或两者都有
- 脑膜炎球菌败血症不一定出现瘀点、瘀斑等皮疹
- 初始的盲法治疗可以使用青霉素，或青霉素过敏时使用头孢噻肟
- 英国有一个针对 C 型脑膜炎的疫苗接种计划
- 脑膜炎球菌性败血症是一种法定传染病
- 以下两个人群应使用抗生素预防：

  在 7 天前与疾病暴发者有过短暂接触的长期密切接触者

  在原发病例入院前后接触到呼吸道的大颗粒飞沫 / 分泌物

## ○ 参考文献

Brennan, C.A., Somerset, M., Granier, S.K., Fahey T.P. & Heyderman R.S. (2003) Management of diagnostic uncertainty in children with possible meningitis: a qualitative study. *British Journal of General Practice* **53**, 626–631.

*British National Formulary*, 52nd edn. (2006) Royal Pharmaceutical Society of Great Britain. RPS Publishing and BMJ Publishing Group, London.

Cartwright, K.A.V. (1995) *Meningococcal Disease*. John Wiley and Sons, Chichester.

Department of Health, Chief Medical Officer. (2006) *Preventing meningitis*. http://www.doh.gov.uk/en/Aboutus/MinistersandDepartmentLeaders/ChiefMedicalOfficer/ProgressonPolicy/ProgressBrowsableDocument/

DH_4102778 Accessed on 14 February 2007.

Hahne, S.J.M., Charlett, A., Purcell, B., *et al.* (2006) Effectiveness of antibiotics given before admission in reducing mortality from meningococcal disease: systematic review. *BMJ* **332**, 1 299–1 303.

Harnden, A. (2007) Recognising serious illness in feverish young children in primary care. *BMJ* **335**, 409–410.

Hart, C.A. & Thomson, A.P.J. (2006) Meningococcal disease and its management in children. *BMJ* **333**, 685–690.

Health Protection Agency (HPA) Meningococcus Forum. (2006) *Guidance for public health management of meningococcal disease in the UK.* http://hpa.org.uk/ infections/topics_az/meningococcalguidelines.pdf Accessed on 14 February 2007.

Keeley, D. (2006) Parenteral penicillin before admission to hospital for meningitis. *BMJ* **332**, 1 283–1 284.

Moller, K. & Skinhoj, P. (2000) Guidelines for managing acute bacterial meningitis. *BMJ* **320**, 1 290.

Newell, S.J. & Darling, J.C. (2008) *Lecture Notes*: *Paediatrics*, 8th edn. Blackwell Publishing, Oxford.

# 案例 14　一位患有消化不良的 46 岁男性

46 岁的约翰逊先生是一名脚手架工人，他来诊室时抱怨说，吃东西后上腹疼痛、间歇性烧心、腹胀，还有呃逆。这种情况已经持续大约两个月，而且还在加重。约翰逊先生的病历记录显示他很少去诊所，你以前也没有见过他。

### 你会立即想到什么诊断?

· 非溃疡性功能性消化不良或胃炎［多种不同原因，包括酒精、幽门螺杆菌感染和非甾体抗炎药（non–steroidal anti–infl ammatory drugs，NSAID）］

· 消化性溃疡（可能是特发性的，或者是由 NSAIDs 或幽门螺杆菌感染引起的）

· 胃食管反流病（gastro–oesophageal refl ux disease，GORD）

· 上消化道肿瘤



### 你需要询问哪些具体的问题来了解更多有关症状的信息呢?

· 有没有什么食物会使这个疾病加重?

· 有吞咽困难吗?

· 有呕吐吗?

· 体重减轻了吗?

· 食欲有什么变化吗?

· 有解过黑便吗?

· 夜里会因疼痛而醒来吗?

约翰逊先生告诉你，他没有注意到任何特定的食物会使症状加重。他吞咽正常，没有呕吐，但有时会感到恶心，最近这种情况发生得更频繁了。他的食欲没有变化，体重没有减轻。他的大便很正常。他夜里疼得醒来几次，通常会起床喝一杯牛奶。

### 还有哪些重要的生活方式问题?

· 他吸烟或者饮酒吗?

· 他是否进行过常规的药物或非处方药治疗?

· 他自己尝试过什么治疗方法吗?

· 他认为可能是什么问题?

他不吸烟，但晚上会喝 2~3 品脱（1 品脱 =568 mL）的啤酒，周末喝得更多，偶尔喝杯威士忌。他每天服用 3 次布洛芬，每次 400 mg 用于治疗慢性背部疾病，并间歇性地服用 co–codamol（译者注：可待因 / 对乙酰氨基酚的复方制剂）。他试过服了一些 Rennies 类药物（译者注：薄荷味补钙镁营养片，含碳酸钙、碳酸镁和海藻酸钠的抗酸剂），感觉有些帮助。他不确定是什么问题，但想知道自己是否存在溃疡。

**还有需要问的其他相关信息吗?**

· 消化性溃疡的家族史

· 上消化道肿瘤的家族史

· Barrett 食管或恶性贫血的既往病史

· 既往全部的用药史

10 年前，约翰逊先生从脚手架上摔下来，后背部受了伤。他患有慢性腰痛，多年来医师给他开了各种止痛药，但他发现布洛芬效果最好。在过去的 4 年里，他一直在服用这种药物，偶尔与 co–codamol 一起服用。他以前没有消化不良的病史，也没有癌症或消化性溃疡的家族史。

你通过检查发现，约翰逊先生除了轻微超重（体重指数为 27 kg/m$^2$），上腹部轻微压痛之外，其余体格检查是正常的。



**回顾一下最初的鉴别诊断清单，最可能的诊断是什么，为什么下这样的诊断?**

· 非溃疡性功能性消化不良或胃炎：很可能是因为他摄入超过推荐量的酒精，并且服用了非甾体类抗炎药，这两种物质都对胃黏膜有刺激作用

· 消化性溃疡: 可能是因为他有夜间疼痛的症状，并且已服用非甾体类抗炎药数年，但是没有家族史或既往史

· 胃食管反流病：有可能，但没有口腔酸味、胸骨后疼痛或平躺后症状加重的病史

· 上消化道癌症：听起来不太可能，因为他没有“报警症状”或其他红旗征

**红旗征**

有下列情况之一的消化不良病人，应紧急转诊做内镜检查：

· 进行性吞咽困难

· 非自愿性体重减轻

· 缺铁性贫血

· 持续呕吐

· 上腹部肿块

· 胃肠道出血（询问是否呕血或排出黑色柏油样大便——黑粪症）

NICE 的指南还建议，对于年龄≥ 55 岁的病人，如果存在以下症状应紧急转诊做内镜检查：

· 近期有新发病的经历而非复发
· 发热原因不明
· 持续 4 周以上

### 下一步你要怎么做?

你决定安排一次血液检查以排除贫血［可能还需要进行肝功能检查和 γ－谷氨酰胺转移酶（GGT）检查，你担心他的酒精摄入量可能比他实际说的要高得多，因为大多数人倾向于低估自己的酒精摄入量］。

你建议他停止服用布洛芬和其他任何非甾体类抗炎药，包括阿司匹林（对乙酰氨基酚也是一个不错的替代药）。你还提到他应该将酒精摄入量减少到每周不超过 21 单位（每天喝 850 mL 啤酒），并避免摄入烈酒和咖啡因。高脂肪和非常辛辣的食物会加重消化不良，因此要用烧烤代替油炸，尽量食用瘦肉、新鲜蔬菜，同时避免用热咖喱。如果你给他用 co-codamol 替换，约翰逊先生同意停止服用布洛芬，但不愿减少酒精摄入量或改变自己的饮食结构。他去找执业护士做抽血检查。



### 还有哪些策略可能会有帮助?

查明谁在家里负责购物和做饭，主动提出和约翰逊先生一起去同他们见面，讨论饮食上的改变。

寻求感兴趣的执业护士和/或社区营养师的支持。

### 他是否需要做内镜检查或幽门螺杆菌检查?

如果他的血液检查正常且没有红旗征，则 NICE 指南指出："对任何年龄、有消化不良但没有报警体征的病人，进行常规内镜检查是没有必要的。"

该指南还说，现阶段不进一步检查直接治疗单纯性消化不良，或者检测幽门螺杆菌并对阳性者治疗，没有足够的证据表明这两种方法中哪种方法更好。

约翰逊先生不愿进行很多的检测和检查，而是更喜欢先尝试一些治疗方法。

### 什么样的治疗是合适的，需要给予多长时间的治疗?

抗酸药，如按需服用 Gaviscon 溶液 5~10 mL 或饭后嚼 1~2 片（Gaviscon 含有海藻酸钠、碳酸氢钠和碳酸钙）。

由于约翰逊先生的症状正在加重，似乎有可能发生胃炎或溃疡，因此明智的做法是：

· 质子泵抑制剂（PPI），如奥美拉唑 20 mg 或兰索拉唑 30 mg 持续口服 4~8 周；或

· $H_2$ 组胺受体拮抗剂（$H_2RA$），例如西咪替丁 400 mg 每天 2 次，服用 4 周。在未进行检查的消化不良病人的临床试验中，持续服用 4 周的 PPI 在减轻消化不良症状方面比 $H_2RA$ 更有效

### 你对约翰逊先生的治疗和随访有什么意见？

你安慰他，尽管他确实有溃疡，但是也可以通过口服药物治愈，如果他遵循你的生活方式建议并至少服用 4 周的处方药，他可能会好起来。他的消化不良可能是通过刺激胃黏膜引起的，酒精和布洛芬等药物会使病情加重。在给他开了抗酸药、PPI 和治疗背痛的 co-codamol 后，你希望在 3~4 周后再见到他。如果他在那时症状没有好转，你可能需要安排一些其他的检查。

### 随访

约翰逊先生的血液检查结果正常，但他的 GGT 略有升高，为 73 IU/L（正常水平为 0~51 IU/L），这可能是由于他饮酒所致。

4 周后，约翰逊先生再次复诊，但不幸的是，他仍然有症状。他说，虽然他已经减少了"一点儿"饮酒量，停止使用布洛芬，正在服用 Gaviscon 和质子泵抑制剂，但是他仍然有进食后腹胀和上腹部疼痛的问题。他服用 co-codamol 后出现便秘，并发现它对背部疾病的效果不如布洛芬显著。

### 接下来你要做什么？

含可待因的镇痛药通常会引起便秘。你可以给他开一种通便药，比如乳果糖，并建议他在饮食中增加纤维素。虽然有合成前列腺素类似物与非甾体抗炎药的联合制剂，具有抗胃酸分泌和保护的作用，如奥湿克（Arthrotec）= 双氯芬酸 + 米索前列醇，但是不建议开这种药，因为他仍然有症状。你决定排除幽门螺杆菌感染，这种感染也可能加剧他的症状。

### 你打算如何安排这件事，并且告诉约翰逊先生？

幽门螺杆菌的初步筛查可以使用碳 –13 尿素呼气试验、粪便抗原试验或血液检查。你选择哪一种取决于当地的可获得性和偏好。使用 PPI 后必须有 2 周的洗脱期，然后才能通过呼气试验或粪便抗原试验检测幽门螺杆菌。

在你的诊所中，通常使用呼气试验，但可能需要几周才能安排一次。你告诉约翰逊先生，你会安排这种检查，当他收到预约检查通知单时，他需要在做检查的 2 周之前停止服用 PPI。

医师有时会因为没有向病人解释测试的实际内容、是否不舒服以及需要多长时间而感到内疚。你应该告诉约翰逊先生有关呼气测试的注意事项（框 30）。

### 框 30　幽门螺杆菌呼气试验

幽门螺杆菌是一种常见于胃部的细菌，可引起溃疡和消化不良症状。它可以通过服用药物来根除。一种检测细菌存在的简单方法是“呼气试验”，通过让你向一个气球吹气或向一瓶液体吹气泡来采集你的呼吸样本。然后让你吞咽一个胶囊或一些水，其中含标记有特殊类型碳的尿素。这些是无害的，但可能会令人恶心。

然后在吞咽尿素后定期收集你的呼吸样本。将对呼气样本进行测试，以确定它是否含有标记的碳（由于尿素的分解）。如果存在，检查结果就是阳性的，证明你的胃里确实存在幽门螺杆菌。

尿素呼气试验通常需要 1.5 h。

**呼气测试后，你应该在什么时候再见到约翰逊先生？**

可能至少需要一周的时间，才能将呼气测试结果发送给你，因此你请约翰逊先生在进行呼气测试之后的 7~10 天再次预约就诊，以便你可以给他结果，并在必要时开具处方。他在进行呼气测试后等待复诊时，可以重新开始 PPI 治疗。



**6 周后，约翰逊先生的呼气测试结果为幽门螺杆菌阳性。你打算给予什么药治疗呢？**

根除幽门螺杆菌需要同时使用两种抗生素和 PPI。英国国家处方集（BNF）中列出了持续 7~14 天的各种治疗方案，包括：

**给药方案 1**

· 克拉霉素 500 mg，一天两次
· 阿莫西林 1 g，一天两次
· 奥美拉唑 20 mg，一天两次

**给药方案 2**

· 甲硝唑 400 mg，一天两次
· 克拉霉素 500 mg，一天两次
· 奥美拉唑 20 mg，一天两次

在给他开第一个疗程的处方之前，你要先和约翰逊先生核对，以确认他对任何药物都不过敏。

每天服用这么多药物（每天两次，每次 6 片或 6 片以上）可能非常困难，因此你需要鼓励约翰逊先生去尝试并且完成这个疗程。

你提醒他，虽然抗生素会引起腹泻和恶心，但这可能会暂时缓解他的便秘。

**结局：**两周后约翰逊先生回来找你，这次他的消化不良症状好多了。他询问是否必须继续服药。

你可以尝试停止 PPI 治疗方案，并在他需要时继续使用抗酸剂。但是，在某些病人中，当他们停止 PPI 时，又会再次出现症状，因此倾向于长期服用（可能的最小剂量，例如奥美拉唑 10 mg/d 或兰索拉唑 15 mg/d）。约翰逊先生很想停止常规的药物治疗，因此你同意目前只给他开一种抗酸药，但告诉他如果症状复发，就请他回来复诊。你还再次建议他限制饮酒，因为这可能加剧他的消化不良并损害他的肝脏。

## 案例回顾

积食或消化不良是全科诊所中常见的主诉（占就诊人数的 3% ~4%），因此不必要检查或治疗所有的病例。就像约翰逊先生的案例一样，重要的是要采集准确的病史，找出可能导致疾病的任何因素，例如饮酒和药物（自我治疗或处方药），并提供建议去改变任何可能加剧疾病的因素。大多数消化不良的病例不是由癌症引起的，如果提到有任何的红旗征，尤其是 55 岁以上的人群，都应立即进行检查并转诊。

约翰逊先生因背部问题一直服用布洛芬多年。如果认为非甾体类抗炎药会引起消化不良，则应提供其他止痛药。应当在他的病历记录中添加一个备注，今后不应该再为他开具非甾体类抗炎药。

从首次认识到幽门螺杆菌与消化性溃疡之间的关联性，至今已有二十多年。超过 90% 的十二指肠溃疡和超过 80% 的胃溃疡与幽门螺杆菌有关，并且可能与胃癌的发展也有关，尽管两者之间的因果关系尚未被证实。对细菌进行检测并用“三联疗法”进行治疗时，需要向病人进行仔细的解释，以使他们能理解并遵守所有流程，例如呼气试验，如果检测呈阳性，说服他们必须服用大量的药片。

根据 BNF 的说法，服用非甾体类抗炎药和幽门螺杆菌感染是胃肠道出血和溃疡的独立危险因素。在约翰逊先生的病例中，尚不完全清楚是这两者导致他的症状，还是只是其中的因素之一。



## 关键要点

积食或消化不良很常见。在英国，病因可能有以下方面（NPC 2006）：

· 非溃疡性或功能性消化不良（40%）

· 消化性溃疡病（13%）

· 胃食管反流病（40%）

· 上消化道癌症（< 2%）——在 55 岁以下消化不良的人群中，只有不到 1/100 万的人患有癌症

· 内镜活检、呼气试验和血清学检查均具有超过 90% 的敏感度和特异度

· 在根除后 9 个月内，血清学检查仍为阳性

· 呼气测试在幽门螺杆菌根除后呈阴性，因此在适当情况下它用于确认根除

最后，如果约翰逊先生的症状在接受治疗后仍然复发或持续进展，则应寻求胃肠病专科医师的意见并做一次内镜检查。

## ○ 参考文献


*British National Formulary*. (March, 2006) British Medical Association and Royal Pharmaceutical Society of Great Britain BMJ Publishing Group Ltd London.

National Institute for Health and Clinical Excellence (NICE). (2004) *Dyspepsia: management of dyspepsia in adults in primary care*. Clinical guideline No. 17. http:// www.nice.org.uk Accessed on 23 February 2008.

The National Prescribing Centre. (2006) *The initial management of dyspepsia in primary care*. MeReC Briefing Issue No. 32. www.npc.co.uk/MeReC_briefings/2006/dyspepsia_briefings_no_32.pdf Accessed on 23 February 2008.

# 案例 15　一位腹痛的 8 岁儿童

8 岁的吉莉安（Gillian）和她的父亲一起来到诊室。在上学期，她好几天拒绝去学校上学，抱怨有好几种疾病，但通常是“肚子疼”。

她的父母最初认为这只是她企图离开学校，尤其是因为她只在一周的上学日内抱怨，而不是在周末抱怨。每次在这些情况下，无需任何治疗即可缓解症状。

在过去的几天里，他们更加担心。她又开始抱怨肚子疼，但她已经不吃东西，而且整个人都“气色不好”了。

**你需要考虑哪些诊断？**

· 尿路感染
· 厌学症
· 复发性腹痛——原因不明（过去被称为周期性综合征）
· 性虐待

**你还想问吉莉安和她父亲什么问题吗？**

请记住，她已经长大，可以自己回答一些问题。

· 是什么样的腹痛？
· 在过去的几周内，她有无类似的问题？
· 她有无腹泻或便秘的问题？
· 她排尿时有过烧灼感吗？需要更频繁地去排尿吗？或者如果她没有去上厕所就会发生什么意外的事情吗？
· 吉莉安在学校过得怎么样？她在休假的时候会想念她的朋友们吗？

吉莉安说，她的肚子一直在疼痛，没有什么能让它好起来。她没有任何腹泻或便秘的症状。在过去的几天里，她排尿的次数更多了，而且她的父亲说“闻起来味道很重”。

她有尿急，有一次因为不能很快地去洗手间而尿湿了裤子。她对此很不高兴。

吉莉安在学校过得很好，但自从她的朋友菲奥娜（Fiona）离开后就一直想念她。

**什么是最可能的诊断？**

尿路感染，但你需要更多信息来确诊。

### 尿路感染的症状是什么？

见框 31。

**框 31　尿路感染的症状可能不明确，可能包括以下症状：**

Prodigy（2005），NICE（2007）

- 不明原因的发热
- 进食障碍
- 体重增长缓慢
- 呕吐
- 腹泻
- 败血症
- 全身不适 / 昏睡
- 新生儿长期黄疸
- 腹痛
- 血尿
- 尿味难闻
- 尿失禁

### 你怎样才能获得更多的信息来帮助你做出诊断呢？

通过进行检查：

- 一般状况，包括脉搏和体温
- 腹部触诊
- 外生殖器检查
- 尿液分析



### 你怎么能让她在检查时放松下来呢？

跟她说话。告诉她，爸爸可以一直陪她在诊室。向她解释，你必须按压她的肚子，但如果肚子疼，她可以告诉你，然后随时可以停止按压。

检查时，吉莉安看起来不错，无发热，腹部或外生殖器检查未见异常。

### 你应该怎么解释获取尿液标本？

像吉莉安年龄一样大的孩子，可以留取中段尿液标本。你建议她坐在马桶上排小便，在第一次小便之后，试着收集中间的一点尿液，装在一个用沸水消毒过的容器里。然后，将尿液倒入你给他们的标本瓶中。建议父母将标本放入冰箱冷藏，除非他们能够立即将标本带到诊室。

对于婴儿，要尽量获取一个干净的标本（一个很好的建议是尽量在洗澡时获得它，因为婴儿经常在那里排尿）。使用便盆获取样本会增加污染的风险。

### 尿液试纸上最重要的感染指标是什么？

见框 32。

**框 32　通过尿液分析解释尿路感染**

Huicho et al（2002）；Giddens and Robinson （1998）；Gorelick and Shaw（1999）
- 白细胞阳性和亚硝酸盐阳性对尿路感染的阳性预测值为 95%
- 白细胞阴性和亚硝酸盐阴性对尿路感染的阴性预测值为 95%
- 由于尿频导致尿液与细菌的接触时间短，即使为尿路感染，亚硝酸盐也可能是阴性的
- 必须注意，因为假阳性可能导致不必要的检查和治疗，但假阴性会有肾损害的风险

- 白细胞
- 亚硝酸盐

她能够立即提供尿液标本，尿试纸分析结果显示：白细胞和亚硝酸盐呈阳性。

### 你需要把尿液标本送到化验室吗?

对于有严重疾病风险的上尿路感染的儿童，或者 3 岁以下的儿童，这是绝对必要的（NICE 2007）。



### 你应该立即开始使用抗生素吗?

应当记住，快速诊断、治疗和检查是防止产生损害的关键（Gorelick & Shaw 1999）。即使是一次少于 3 天病程的尿路感染，也会产生损害（Dick & Feldman 1996）。

吉莉安的症状和尿液检查强烈提示下尿路感染，因此你应该按照 NICE 指南（2007）开始使用抗生素。

### 应该使用哪种抗生素，使用多长时间?

甲氧苄啶、口服头孢菌素、呋喃妥因或阿莫西林是一线抗生素，这些药物应根据当地的指南使用 3 天（NICE 2007）。

### 你打算对吉莉安和她的父亲说出检查结果吗?

你应该告诉他们，症状和检查表明吉莉安可能是尿路感染，如果不使用抗生素治疗，它会导致肾脏损害，这对儿童来说可能是很严重的后果。因此，你想让她开始使用抗生素。

吉莉安的父亲问，抗生素是否可能有不良反应。你解释说这不太可能，虽然有些孩子会出现呕吐、腹泻或瘙痒，但其他的不良反应都非常少见。你还解释说，如果不及时治疗，因感染而造成肾脏损害的风险要远远大于发生不良反应的风险。他问，她是如何“得这个病”的。

### 你应该如何回应？

你说，感染是由进入尿液的细菌引起的，而大多数是由那些生活在我们自己肠道内的细菌引起的。这通常是由位于直肠周围的细菌引起的，这些细菌可以逆行进入膀胱中。

### 他问这是使她尿失禁的原因吗？

你解释说，感染引起的炎症意味着，儿童可能突然在没有任何预兆的情况下去厕所，这可能导致他们尿湿自己。你也要让他放心，一旦她接受了治疗，问题就会解决。

你让吉莉安开始使用一个疗程的甲氧苄啶［1 个月至 18 岁的儿童每天的剂量为 4 mg/kg，每天 2 次（最大剂量为 200 mg，2006 年儿童 BNF）］，然后送中段尿液标本进行显微镜检查和尿培养。你建议在周末的时候再做一次尿检，明确抗生素有无效果。但吉莉安和她的父亲没有履行你为他们安排的复诊预约。



### 他们为什么还没有来复诊？

他们可能只是忘记了，或者他们可能不了解随访的重要性。

### 你能做什么？

· 等待他们就诊

· 通过信件或电话与他们的家人联系

通过打电话给家人，你可以直接问他们为什么没有来复诊。记住不要过分指责，因为你不想把他们吓跑。

当你打电话给吉莉安的母亲时，她说吉莉安已经完全康复好几天了并已完成使用抗生素的疗程。因此，这家人不想再浪费你的时间了。

### 你应该对她说什么？

你应该说，你很高兴吉莉安的病情现在已经稳定，并要求进一步收集尿液标本。

**结局：**吉莉安继续出现反复感染。因此，她接受了预防性抗生素治疗，并由儿科医师进行了检查，未发现任何异常。

## 案例回顾

小于 3 月龄的男孩更容易发生尿路感染，大于 3 月龄的女孩发病率要高一些。到 16 岁之前，约有 11.3%的女孩和 3.6%的男孩曾患尿路感染（Coulthard 等，1997）。

病人可能不会按照你的要求来复诊，在这个案例中，吉莉安的父母只是不想浪费你的时间。但是随访很重要，能确认她的治疗有无效果。在1%的正常婴儿中发现膀胱输尿管反流，如果儿童出现感染，会导致肾脏损害（Jacobson等，1999）。在最坏的情况下，一些患有肾脏损害的儿童会继续发展为高血压或慢性肾衰竭（VerrierJones等，2001）。也可能发生反复感染（20%的男孩和30%的女孩；Jodal 1987）。影像学方法很复杂，通常是在二级医疗机构进行检查。

用抗生素预防的指征是反复感染或已证实的膀胱输尿管反流。应该在最初的抗生素疗程结束后立即开始，直到专科医师的检查完成为止（Larcombe 1999）。

## 关键要点

· 到16岁之前，约有11.3%的女孩和3.6%的男孩曾患尿路感染
· 由于儿童的症状可能不是特异性的，因此应通过尿液分析进行诊断
· 甲氧苄啶、头孢菌素、呋喃妥因或阿莫西林是这个年龄组的一线抗生素
· 如果肾脏感染程度较高、年龄小于6个月、对治疗无效或有反复感染，则应进行检查，以发现是否存在肾脏异常和肾损害形成



### ○ 参考文献

*British National Formulary for Children.* (2006) Royal Pharmaceutical Society of Great Britain. RPS Publishing and BMJ Publishing Group, London.

Coulthard, M.G., Lambert, H.J. & Keir, M.J. (1997) Occurrence of renal scars in children after their first referral for urinary tract infection. *BMJ* **315**, 918–919.

Dick, P.T. & Feldman, W. (1996) Routine diagnostic imaging for childhood urinary tract infections: a systematic overview. *Journal of Paediatrics* **128**, 15–22.

Giddens, J. & Robinson, G. (1998) How accurately do patients collect urine samples from their children? A pilot study in general practice. *British Journal of General Practice* **48**, 987–988.

Gorelick, M.H. & Shaw, K.N. (1999) Screening tests for urinary tract infection in children: a meta–analysis. *Pediatrics* **104**, e54.

Huicho, L., Compos-Sanchez, M. & Alamo, C. (2002) Meta-analysis of urine screening tests for determining risk of urinary tract infection in children: CME review article. *Paediatric Infectious Disease Journal* **21**, 1–11.

Jacobson, S.H., Hansson, S. & Jakobsson, B. (1999) Vesico-ureteric reflux:

occurrence and long–term risks. *Acta Paediatrica* **88** (Suppl. 431), 22–30.

Jodal, U. (1987) The natural history of bacteriuria in childhood. *Infectious Disease Clinics of North America* **1**, 713–729.

Larcombe, J. (1999) Urinary tract infection in children. *BMJ* **319**, 1 173–1 175.

National Collaborating Centre for Womens' and Childrens'Health for National Institute for Health and Clinical Excellence. (2007) *Urinary tract infection in children: diagnosis, treatment and long-term management*. RCOG Press, London.

Prodigy guidance. (2005) *UTI: children, UTI (lower) men, UTI (lower) women.* www.cks.library.nhs.uk/clinical_knowledge/clinical_topics/by_alphabet/u Accessed on 11 April 2007.

Verrier–Jones, K., Hockley, B., Scrivener, R., Pollock, J.I., *et al.* (2001) Diagnosis and management of urinary tract infections in children under 2 years: assessment of practice against published guidelines. http://www. rcpch.ac.uk/Research/clinical-Audit/Urinary–Tract–Infections Accessed on 24 March 2008.

# 案例16 一位腹痛的26岁男性

西蒙（Simon）是一位26岁的年轻人，他是南希（Nancy）的儿子（见案例32）。西蒙18岁后你就再也没见过他，当时他的父母正在办理离婚手续，他经历了反复发作的头痛。

在给他打电话之前，你查看了他的病历记录，发现他在周末出现突发事件，因腹部疼痛而去了急症室，并且被告知他必须尽快去看全科医师。他带着一个年轻的女子一起进来，她是他的未婚妻蒂娜（Tina），他们一起讲述，西蒙是如何有可怕的疼痛和腹胀，与嗳气和矢气有关，所以蒂娜急忙把他送到了医院。



## 你对可能的诊断有什么直接的想法？

- 肠易激综合征
- 克罗恩病
- 急性胃肠炎
- 腹腔疾病
- 肠梗阻

## 还要了解什么有用的信息？

- 他有呕吐或发热吗？
- 在出现疼痛之前，他吃过快餐或外卖吗？
- 他的大便怎么样？有便秘或腹泻吗？他最后一次排便是在什么时候？
- 他的身体状况和食欲怎么样？体重减轻了吗？
- 他排便时有出血吗？或有黏液吗？
- 以前发生过这种情况吗？

西蒙告诉你，他没有呕吐和发热，今天感觉已恢复正常。他在大便通畅后感觉好一些。他的大便时好时坏，有时几天不排便，有时在上班前腹泻好几次。他的大便从来不带血，但有时会伴有黏液。

他的总体健康状况良好，并且体重没有减轻。他承认最近他没有按时吃饭，因为他和蒂娜一直忙于婚礼计划。在过去的几年里，他有过几次类似的腹痛发作，他们非常担心存在严重的问题。

以上的病史有助于肠易激综合征的诊断（框 33）。

**框 33　肠易激综合征的典型特征**

反复出现以下症状：
- 腹痛
- 胀气 / 腹胀
- 肠胃胀气或肠胃排气
- 腹泻或便秘，或者有时两者兼有
- 没有直肠出血或体重减轻

### 你应该给西蒙做一些检查吗?

答案是肯定的。尽管给西蒙做一些检查也不太可能给你提供任何额外的信息，但重要的是要让他放心，而且几乎同样重要的是，要让他的女朋友放心。

西蒙给出的病史记录使你决定不需要为他进行直肠检查。

不出所料，除了肠鸣音活跃外，检查一切正常。当你告诉他这个好消息时，他明显地松了一口气，他说之前真的认为自己患有癌症。他的祖父因肠癌去世。你解释说肠道的遗传性癌症（例如家族性肠息肉病）非常罕见，可以将其排除在外。蒂娜问你，不做任何检查，你怎么能如此确定西蒙没有严重的问题?



### 接下来你该说什么，做什么?

- 提供做一些常规的血液检查（框 34）
- 解释没有特异性的检查手段来确认肠易激综合征，而且这是最有可能的诊断
- 简要解释什么是肠易激综合征
- 解释每项检查的原因。乳糜泻的诊断依据不足，需要排除。

**框 34　常规检查**

- 全血细胞计数可排除贫血和吸收不良引起的巨红细胞症
- 红细胞沉降率（ESR）或 C 反应蛋白可排除炎症性肠病
- IgA 组织转谷氨酰胺酶
- 粪便样本用于细菌培养和药物敏感性分析，以排除细菌性胃肠炎
- 你也可以考虑测定维生素 $B_{12}$ 和叶酸的水平，作为排除吸收不良的额外方法

你接诊快 10 min 了，所以你给西蒙开了美贝维林的处方。你要求他记录任何可能令他不舒服的食物，尽量按时吃饭，每天至少喝 2 L 的液体。你安排在 2 周内为他进行复查并讨论验血的结果。

### 你为什么选择美贝维林，肠易激综合征用药治疗的基本原理是什么?

见框 35。

### 框 35　肠易激综合征的药物治疗

药物治疗应以减轻症状为目的：

| | |
|---|---|
| 解痉药物 | 东莨菪碱 |
| | 美贝维林 |
| | 薄荷油胶囊 |
| 止泻药 | 洛哌丁胺 |
| 便秘 | 卵叶车前果壳 |
| 草药治疗，缓解肠道发炎的疼痛 | 榆树 |

2 周后，西蒙回来复诊，这次他一个人来，讨论了他的结果，一切都在正常范围之内。

不幸的是，尽管他每天饭前服用 3 次美贝维林，但他的肠道症状却一点也没有好转，还伴有间歇性疼痛和腹泻。虽然蒂娜也一直在超市给他买益生菌饮料，但到目前为止似乎没有任何益处。



#### 你还能为西蒙提供什么进一步的帮助？

- 用他能理解的语言对病情进行充分的解释，并以书面形式的补充说明
- 解决进一步的潜在恐惧
- 找出任何诱因并讨论健康饮食
- 确认可能加重他症状的心理因素

你解释了肠道是一个肌肉器官，对某些人来说，会对不同的触发因素很敏感。这些可能是化学物质，来自某些食物，也可能是精神状态，如压力和焦虑。当西蒙感到疼痛时，是因为某种原因使他的肠道肌肉痉挛。一段时间后，它们会再次放松并恢复正常。

你给他一张关于肠易激综合征信息的宣传单，并建议他去浏览 IBS 网络的网站，这是一个全国性的自助组织。

西蒙询问，他是否应该向专科医师转诊，这样他就可以做肠镜检查了。你建议暂时不要这样做。你再次解释说，他的肠道不太可能有任何问题，而做结肠镜检查是用一种不太舒服且不必要的方式来证实这种疾病。

西蒙发现，辣椒和甜玉米似乎会直接穿过他的身体而排出，而薯条和汉堡会导致他严重腹胀和不舒服。

当被问及婚礼的筹备情况时，他看起来很紧张，并透露他的母亲拒绝来参

加婚礼，因为他的父亲要去参加婚礼。实际上，他的母亲失踪了，可能去了印度的某个健康会馆。西蒙不知道你一直在给他妈妈治疗甲状腺疾病。

**你还有什么建议可以改善西蒙的生活质量？**

· 其他解痉药——个人对不同的药物有不同的反应
· 洛哌丁胺是他可以买到的控制腹泻的非处方药
· 讨论压力和焦虑对肠道的影响。
· 你希望这能减轻他对严重疾病的恐惧
· 讨论放松疗法，例如瑜伽
· 询问有无兴趣看心理医师

**结局：**直到一年后，你才再次见到西蒙。他和蒂娜已结婚，而且蒂娜已怀孕。他为她担心，因为她非常的疲惫和恶心。他有间歇性的肠易激综合征的症状，早晨的腹泻也特别严重。这次他要去看专科医师，因为似乎没有药物对他有用，他想知道有无任何新的治疗方法。你同意转诊。

**你在转诊单中写了什么？**

· 这个疾病的完整病史以及已经尝试过的治疗方法
· 随信附上检查结果的复印件
· 你对食物诱因和心理因素的评估
· 病人的期望是什么

事实证明，他去胃肠病诊所非常有帮助。没有讨论进行结肠镜检查的问题，而是由专科医师开了小剂量的阿米替林，让他持续服用一年。幸运的是，西蒙有足够的信心去尝试这种方法，一年后他说他的腹泻和疼痛明显减轻了。

## 案例回顾

西蒙有肠易激综合征的典型症状，由压力、焦虑和一些食物引起。他的病情是慢性的，呈波动性，他学会了解释和支持来应对它，因为这使他能够理解诱因。

他尝试了几种不同的药物治疗，没有太大的益处，但长期服用小剂量的阿米替林对他有帮助。

他可能会继续存在肠易激综合征的症状。

## 关键要点

· 肠易激综合征没有特异性的检查。一旦排除吸收不良和乳糜泻，应尽量减少检查

· 除非怀疑有严重疾病或病人年龄超过 45 岁，否则最初不需要转诊给专科医师

· 如果常规治疗不起作用，转诊可能有助于获得额外的安慰

· 以病人为中心的方法和仔细的解释特别重要，因为每个人对诊断和治疗的反应不同

· 目前还没有治愈肠易激综合征的方法，但长期低剂量阿米替林可以通过改变某些情况下的脑－肠轴相互作用来“重新教育”肠道

· 在接诊中看到同一个家庭的不同成员时，全科医师必须要保密

### ○ 参考文献


Primary Care Society for Gastroenterology. (2001) *Irritable Bowel Syndrome: Guidelines for General Practice* www.pcsg.org.uk

Prodigy guidance. (2005) *Irritable bowel syndrome* www.cks.library.nhs.uk/irritable_bowel_syndrome/in_depth/background_information.

# 案例 17 一位皮肤淤青的 78 岁女性

社区护士请你做一次家访，去看望吉布森夫人，她是一位 78 岁的寡妇，同她的儿子和儿媳住在附近的廉租房里。护士注意到吉布森夫人前臂上有些淤青，这就是她所担心的。这名护士每两天来一次，为吉布森夫人左腿上的慢性溃疡更换一次敷料。你以前从未见过吉布森夫人。据护士说，她是一位独立生活的老妇人，可以自己穿衣和洗澡。她喜欢去逛街角的商店，每周去一次社交俱乐部，但不做饭或购买家居用品。

她的其他医疗问题包括高血压和迟发性哮喘。她目前使用的药物如下：

- 苄氟噻嗪，2.5 mg，一天一次
- 沙美特罗吸入剂，每次吸入两揿，一天两次
- 倍氯米松吸入剂，每揿 100 mg，每次吸入两揿，一天两次
- 茶碱缓释剂，200 mg，一天两次
- 泼尼松龙，5 mg，一天一次



### 在你去见吉布森夫人之前，你脑海想到的最常见的淤青原因是什么？

- 老年人皮肤薄
- 跌倒
- 血小板减少症
- 酒精性或非酒精性肝病
- 凝血障碍
- 身体虐待
- 与药物有关（如华法林、阿司匹林、类固醇等）

### 她正在服用的哪种药物可能会导致这个问题？

- 类固醇导致皮肤变薄：吉布森夫人正在服用小剂量的泼尼松龙治疗哮喘
- 降压药：吉布森夫人正在使用利尿药苄氟噻嗪，但任何降压治疗都会导致体位性低血压并引起跌倒

当你去吉布森夫人家访问时，她的儿子和儿媳都在工作。她否认跌倒，但认为可能是自己撞到了家具。

### 你需要问她哪些常见的问题?

· 她总体上的生活状况怎么样?

· 她有无晕倒或“难以解释的旋转”?

· 主要担心或关注的健康问题是什么?

· 她最近体重减轻了吗?

· 有消化不良或呕吐吗?

· 她有肠道或尿路症状吗?(尿路感染在老年人中很常见,尤其是女性)

· 她是否在服用非处方药,例如阿司匹林或“治疗流行性感冒或感冒的药”,这些药物通常含有阿司匹林和/或抗组胺药

吉布森夫人说,她目前的状况很好,除了腿上的溃疡外,她否认其他任何健康问题。但是,经检查发现,她非常瘦,前臂皮肤表面有一些较大的深色淤青,左眉处有一处撕裂伤,并有轻微的肿胀。她还有手掌红斑。她的左小腿上覆盖着一层敷料,右腿上有一些静脉曲张伴有湿疹,但没有溃疡。

### 你还想进行哪些部位的体格检查?

· 脉搏频率和节律,排除任何心律不齐

· 坐位和站立位的血压,看有无体位性血压下降

· 心脏的位置和声音

· 检查有无心力衰竭的体征:外周水肿、颈静脉压力升高、呼吸末的肺底湿性啰音以及由于哮喘病史引起的哮鸣音。如果你的出诊包里装有一个峰值流量计,你可以请她对着吹气检查

· 腹部检查有无增大的器官

· 对肌肉张力、强度、外周反射、感觉和本体感觉进行神经病学评估,以排除周围神经病变

### 淤青的哪些特征会让你怀疑这可能是身体虐待而不是意外?

与虐待儿童的情况一样,由于受到粗暴的对待或有任何掌掴的证据(如手印),双手的指尖打在手臂上会产生淤青。你还应该问吉布森夫人本人,最近有无人推搡过她或口头辱骂过她。

吉布森夫人的一只前臂上有一些褪色的深褐色淤青,另一只手背上有一块较深的淤青。她的上臂没有任何伤痕,也没有受到虐待的证据。她的胸部和颈部有一些蜘蛛痣。

· 脉搏为 80 次 /min(节律规则)

· 血压为 150/80 mmHg（坐位）和 130/82 mmHg（站位）

· 峰值流量为 320 L/min

她的呼吸声音正常，没有哮鸣音。腹部检查正常，未触及肝脏。吉布森夫人的腿部力量正常，可以感知轻微的触觉，脚趾也有正常的本体感觉，没有踝反射。跖反射和髌阵挛都是正常的，没有证据表明有震颤。

吉布森夫人否认有任何身体上或言语上的虐待，但她无法回忆起自己手臂上的淤青是如何产生的。

### 没有踝反射的意义是什么?

根据 Dick（2003）的研究，踝关节反射缺失在老年人中可能并不重要，因为 65 岁以上的老年人中约有 6%的人没有这种反射（National Framework for Older People）。这也取决于检查者诱发它们出现的技巧。

由于吉布森夫人对自己的淤青是如何导致的似乎有点含糊不清，所以你决定为老人做一个简短的心理测试。

1. 年龄
2. 时间
3. 记住一个地址："43 North St，Manchester"
4. 年份
5. "我们现在在哪里？"
6. "你知道我是谁吗？"
7. 出生日期
8 . 第一次世界大战是哪一年发生的
9 . 现任首相的姓名
10. 从 20 倒数到 1

吉布森夫人对时间和空间的导向都很明确，尽管她知道自己的出生日期（"我现在有点老了……我想我大概 70 岁"），但她不能告诉你首相的名字或她准确的年龄，她的总分是 7 分，而正常的分数是 8 分或更高。

你注意到房间角落里有一瓶雪利酒，于是决定问她喝了多少。吉布森夫人说，她晚上喝一两杯雪利酒来帮助入睡。

### 这次家访你想为她做什么检查，为什么?

· 肝功能检查，包括 γ－谷氨酰转移酶（GGT），因为蜘蛛痣和肝掌增加了酗酒和 / 或肝脏疾病的可能性，这容易导致淤青（框 36）

· 凝血功能检查

· 全血细胞计数和血小板，以检查有无贫血和 / 或血小板减少症

· 尿素氮和电解质，因为她正在服用利尿剂来降低血压

· 甲状腺功能检查——甲状腺功能减退症通常是隐匿性的，可能与淤青有关。甲状腺功能亢进症可引起体重减轻

**框 36　手掌红斑和蜘蛛痣**

· 掌部红斑（鱼际和小鱼际的变红）可能是慢性肝病的征兆，也可能是一种正常的表现

· 蜘蛛痣是出现在身体上部皮肤表面的小血管瘤。它们可能是由肝脏疾病（循环雌激素增加）引起或一种正常的表现。其中更多的怀疑是一种潜在的病变

**关于验血的事，你打算对吉布森夫人说什么？下一步你打算做什么？**

你需要向她解释，你想做一些血液检查，这将帮助你了解为什么她容易淤青，并检查她的总体健康状况。你可以向她保证，在对她做检查时没有发现任何严重的问题，但是你担心她前臂上的这些淤青，并且不确定它们是如何发生的。你说你会在下周联系她并安排一次随访。

吉布森夫人谢谢你来看她，她说她现在正要去商店买东西。

**你还应该做什么？**

明智的做法是与吉布森夫人的亲戚交谈，了解他们的看法，并设法了解他们与她之间是哪种关系。提哪些问题会有用？

· 你知道淤青是怎么发生的吗？

· 你对她的健康有什么担心吗？

· 你注意到她最近记忆力有什么变化吗？

· 她自己能吃得好吗？能完全照顾好自己吗？

· 有时候她和你住在一起会有很大的压力吗？

· 你有没有担心她喝了多少酒？

· 你对她将来的照顾有什么打算吗？

几天后，验血结果送到了诊室。

**这些结果告诉了你什么？你还需要为她做其他检查吗？**

吉布森夫人的肝功能检查、凝血检查和甲状腺功能检查正常。见表 7。

**表 7　吉布森夫人的血液检查结果**

| | 吉布森夫人的检查结果 | 正常参考范围 |
|---|---|---|
| 谷氨酰胺转移酶 | 89 IU/L | 5~50 IU/L |
| 血红蛋白 | 115 g/L | 115~160 g/L |
| 平均红细胞体积 | 104 fl | 78~100 fl |
| 血小板计数 | $110\times10^9$/L | （150~400）$\times10^9$/L |
| 血清尿素氮 | 17 mmol/L | 2.1~8.0 mmol/L |
| 血清肌酐 | 143 μmol/L | 70~100 μmol/L |
| 血清钠 | 142 mmol/L | 135~145 mmol/L |
| 血清钾 | 3.8 mmol/L | 3.5~5.0 mmol/L |



英国的每个实验室都为每项检测提供了一个正常值或参考值，但各个实验室之间的参考值会有所不同，这取决于它们可能使用了来自不同制造商的不同检查方法，以及对结果的解释方式。

血液检查结果表明，由于尿素氮和肌酐升高（在老年人中很常见），表明肾功能轻度受损，GGT 升高的原因可能是酗酒，但肝脏本身似乎尚未受到影响。她还患有巨红细胞症、轻度血小板减少症，但血红蛋白在正常范围。

你需要检查她的血清铁蛋白、维生素 $B_{12}$ 和叶酸的水平。你决定让社区护士在下次探访吉布森夫人时做这些血液检查。

### 10 天后随访

你设法打电话给吉布森夫人的儿媳，并安排在周五早上出诊结束后去看望吉布森夫人。现在，你有其他血液检查的结果：

- 铁蛋白水平为 32 ng/L（正常参考范围为 20~200 ng/L）
- 维生素 $B_{12}$ 为 250 ng/L（正常参考范围为 160~900 ng/L）
- 血清叶酸为 2.1 mg/L（正常参考范围为 4.0~18.0 mg/L）

当你再次访问并与她的儿媳妇交谈时，你发现她似乎对吉布森夫人很担心，这让你松了一口气。她们看起来关系很好，你认为任何形式的虐待都不太可能发生。

然而，几个月来吉布森夫人的酗酒问题一直困扰着她的儿子和儿媳。他们知道她在当地无许可证的地方买雪利酒，但不确定她一周能喝多少，因为她在销毁证据时可能会相当狡猾。他们注意到她经常食欲缺乏，饮食不正常。儿媳很清楚吉布森夫人一天的大部分时间都是独自生活，她唯一的外出活动是每周六晚上去一次社交俱乐部。

**下一步你应该做什么？你应该对吉布森夫人的处方药物做些什么改变？**

你需要和吉布森夫人谈谈她喝了多少酒，并以不带评判的方式向她指出酗酒的危险。你可以利用验血的证据来警告她，如果她继续喝酒，她的肝脏可能会受损。你还应该指出她减少饮酒的好处。这些包括将更多的钱花在其他事情上，减少淤青和跌倒，感觉更灵敏和健康。你可以问她对什么感兴趣，她是否想去日托中心或在本地社区进行其他活动。在短期内，你可能想要尝试减少 5 mg 泼尼松龙的剂量，这个药使她的皮肤变薄（并有其他不良反应，如血压升高，引起胃部刺激和溃疡）。你不想加剧她的哮喘，所以你应该安排定期检测峰值流量来密切监测病情（社区护士可以对此提供帮助）。你还应该给她开 5 mg/d 的叶酸处方，因为她的血清叶酸水平很低，并安排在一个月内复查血液。

你也可以和社区护士谈谈吉布森夫人可能感兴趣的日托中心或场所（如参加桥牌俱乐部、茶舞、太极拳），让她走出家门，并进入一个安全的环境。许多老年人喝酒是因为他们感到无聊和孤独，所以解决她的社交孤立可能是非常有意义的。

**结局：**吉布森夫人不喜欢去任何俱乐部或日托中心，她说那里会有她不认识的“很多老人”。她间断性地服用叶酸并继续过量饮酒。不管你怎么建议，她的血细胞计数和谷氨酰胺转移酶水平基本保持不变。她的腿部溃疡仍然是一个问题，有时她需要用一个疗程的抗生素来治疗该部位的蜂窝织炎。



你将泼尼松龙减少至2.5 mg，持续2周，并监测她的峰值流量，该读数没有明显变化。然而，在完全停用泼尼松龙后不久，吉布森夫人就出现了严重的哮喘发作，并被送进医院。她出院后口服类固醇激素泼尼松龙（40 mg/d），建议她保持 2.5 mg 泼尼松龙的维持剂量，以防止进一步发作。她的血压升高到 160/100 mmHg，你不确定这是继发于类固醇还是酒精，或者两者都是。作为全科医师，你所能做的就是让她来诊室或做家访，也许每 2 个月一次，密切关注她，检查她的胸部和血压，并定期进行常规血液检查（尿素氮、电解质、全血细胞计数、肝脏功能），以确保她的健康没有恶化。与她的儿子和儿媳保持联系，并随时讨论他们的担忧也是很重要的。

## 案例回顾

吉布森夫人的案例给全科医师带来了挑战，因为她不太可能大幅度地改变自己的行为，而且酗酒可能导致健康状况恶化。

许多过度饮酒的人会营养不良，因为他们大部分的热量摄入来自酒精。他们可能感觉不到饥饿，酒精本身可能导致胃炎和吸收不良，进而导致蛋白质和维生素缺乏症。吉布森夫人已经缺乏叶酸，可以用片剂治疗。

因为她和给她做饭的儿子、儿媳住在一起，所以她很少有严重营养不良的危险。

任何没有充分理由而出现的淤青，都需要做进一步调查。尽管由于皮肤变薄而出现的瘀点和瘀斑在老年人中很常见，但应考虑身体虐待。与家人一起提出这个问题很困难，你需要了解每个个案的情况和家庭动态。与吉布森夫人的儿子和儿媳建立良好的关系，并定期检查她的身体和精神状态，对于维持她目前（脆弱的）健康非常重要。

解释老年人的血液检查结果时，应格外小心谨慎，因为随着年龄的增长而肾功能会减弱，血小板减少是常见的表现，但在没有其他血液检查异常的情况下不一定是病理性的。如果有疑问，明智的做法是向当地的病理学家或血液病专家咨询是否需要做进一步的检查。

最后，滥用酒精会导致跌倒、抑郁、失忆、骨质疏松和卒中等问题。酒精还会降低免疫系统功能，可能会使吉布森夫人更容易遭受肺部和皮肤感染。尽管你不想剥夺吉布森夫人那点少有的乐趣，但你应该试着指出少喝酒对她的健康有好处，并鼓励她从事其他活动来替代。



## 关键要点

· 老年人淤青是常见的现象，必须考虑身体虐待以及更常见的原因，如皮肤变薄和血小板减少

· 长时间服用口服类固醇会导致皮肤变薄

· 没有贫血的巨红细胞症最有可能是由于过量酒精摄入引起的

· 酒精会干扰叶酸的吸收，因此饮食习惯不良和饮酒过量的人常见叶酸缺乏

· 许多老年人感到孤独和社交孤立。解决这个问题与解决他们的医疗问题一样重要

· 17%的男性和 7%的老年女性的饮酒量超过推荐标准的上限

· 由于肾功能通常会受损，给老年人开处方时应小心谨慎并定期复查

· 女性的安全饮酒限量值为每周 14 单位（1 单位 = 90 mL 的一小杯雪利酒，1 杯葡萄酒 =125 mL）

## ○ 参考文献

Dick, J.P. （2003） The deep tendon and abdominal reflexes. *Journal of Neurology, Neurosurgery and Psychiatry* **74**, 150–153.

National Service Framework for Older People. http://www.dh.gov.uk Accessed on 26 July 2007.

# 案例 18 一位高血压的 38 岁男子

诊室来了一位新病人，他是西印度裔病人，没有病历摘要。他步入诊室并告诉你，他患有高血压，他觉得脑袋里好像有一股暖流，他感到很疲倦，行动迟缓。他有一个朋友在伦敦当医师，他递给你一张纸条，上面写着阿米洛利，说这就是他想要的药。

### 你想知道什么？

- 他怎么知道自己的血压高？
- 他得病有多久了？
- 评估他是否真的有症状
- 根据病人的年龄，考虑继发性高血压的原因
- 评估他的整体心血管疾病风险

他说自己的高血压已经有“一段时间”，他曾服药治疗，但因为“无效”而没有继续治疗。他否认头痛、视物模糊、胸痛、呼吸短促、晕倒、面色潮红以及体位改变引起的症状。他说，几个月来经常感到很疲惫、懒散，但他发现很难具体地描述这些。

### 心血管疾病的风险评估

评估心血管疾病（CVD）的风险对于全面评估病人及其心血管系统至关重要。目的是预防心血管疾病（心绞痛、心肌梗死、周围血管疾病和卒中）。风险评估充其量只是一种估计，这是一个有大量研究的领域。目的是把心血管系统作为一个整体来治疗，所有可改变的因素都应该包括在内，因为从长远来看，单独治疗其中一个疾病的获益有限。英国医学联合学会（2005）指出，共同存在的危险因素往往对心血管疾病有倍增作用，因此应评估所有的危险因素。

- 低风险：在 10 年后患 CVD 的风险＜ 10%
- 中度风险：在 10 年后患 CVD 的风险为 10%~20%
- 高风险：在 10 年后患 CVD 的风险＞ 20%

在整体 CVD 的风险较低的情况下，单个升高的可改变的危险因素（如血压）可能不需要治疗，除非达到一定水平（图 7）。

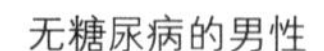

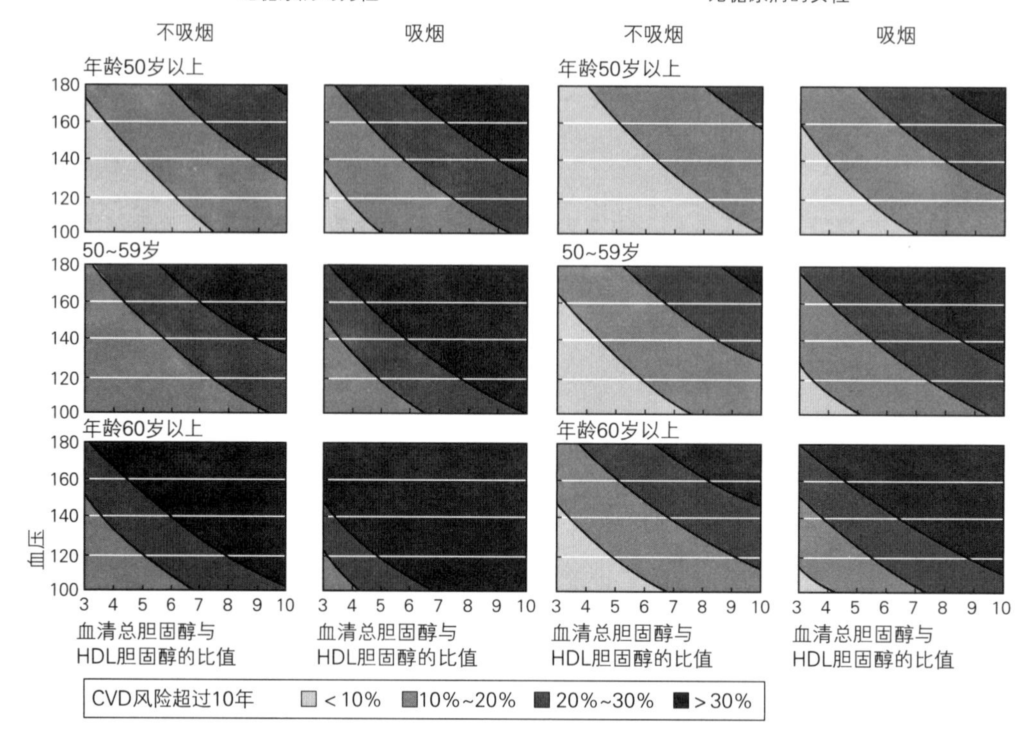


**图 7　心血管疾病（CVD）风险预测图**

［HDL，高密度脂蛋白。From Beevers et al.（2007）ABC of Hypertension, 5th edn. Blackwells / BMJ with permission.］

## 评估 CVD 风险还需要哪些更多的信息?

- 目前吸烟状况
- 曾经吸烟情况
- 身高
- 体重
- 种族
- 心血管疾病家族史
- 用药史
- 血压值
- 心血管检查

他告诉你，他从不吸烟，他的父母都死于卒中，享年 71 岁。测量他的身高和体重后，他的体重指数（BMI）是 28 kg/m²（框 37）。

**框 37　体重指数（BMI）计算**

$$BMI=\frac{体重（kg）}{身高（m）^2}$$

这一次，他的血压是 162/95 mmHg，测量了两臂的血压，并取了两次读数的平均值。

心血管检查显示：脉搏为 92 次 /min，节律正常，心音正常，无杂音。

### 你应该跟他说什么？

你应该告诉他，他的血压确实升高了，你需要更多的信息以便为他进行适当的治疗。你还应该说，你需要为他进一步做体格检查，并记录在不同的场合进行两次血压测量的读数（框 38）。需要血液和尿液检查来评估他的胆固醇、肾功能和肝功能。

**框 38　测量血压**

大多数诊所使用电子血压计设备，使用方便。但如果脉搏不规律，可能测量不准确，可能会让人感到不舒服（《Prodigy 指南》）。

**使用标准血压计**

- 袖带宽度必须是手臂周长的 40%
- 在温和的环境中，保持人员安静，手臂支撑着必须将气囊放置在肱动脉上方
- 在袖带充气时触诊动脉，以估计收缩压。充气至比收缩压高 30 mmHg，然后以 2 mmHg/s 的速度放气
- 测量双臂血压，通常采用较高的读数，使用两次的平均读数

### 你将进行哪些初步调查？

- 随机血糖
- 肾功能
- 肝功能
- 血脂：总胆固醇和高密度脂蛋白胆固醇
- 用尿液试纸检查蛋白质和尿糖
- 检眼镜
- 心电图

他说，他只想要（阿米洛利）这种片剂，因为你已经确认他患有高血压，而且他认为不需要做进一步的检查。

重要的是不要低估病人的想法和期望。人们可能会坚决地维持健康信念，因为他们可能有家庭或文化的背景，并且在病人的一生中一直根深蒂固（Williams 2006）。

### 你应该如何回应？

你确认自己已经理解他的担忧并接受他的要求，但你们讨论为他尽最大努力治疗的必要事项，这需要提供更多的信息，比如血液检查和尿液检查。他同意去见执业护士进行上述检查，你将在两周后再次见他。

你给他一张宣传单，包括减少 CVD 风险的生活方式干预措施：运动，减少食盐

摄入，健康饮食，减轻体重。这似乎降低了改变生活方式因素的重要性，但这只是一个良好的开端。在另一个场合，当他可能更容易接受时，可以同他深入探讨这些问题。

### 接下来你要做什么？

在两周内：

· 记录另一次测量血压的读数
· 评估心血管疾病的风险（框 39）
· 看心电图和血液检查的结果
· 讨论必要的治疗方法并提出一种与他想要的药物不同的治疗方法
· 讨论改变生活方式的因素

**框 39　估计心血管风险的工具**

· BNF 后面的表格（根据 Framingham 研究）
· 在线计算器
· 全科诊所计算机系统上的计算器



#### 结果

执业护士测血压的读数为 164/96 mmHg 和 163/92 mmHg

尿素和电解质：Na 142，K 4.5，Ur 6.2，Cr 97

总胆固醇：6.2 mmol/L

高密度脂蛋白胆固醇：0.8 mmol/L

总胆固醇与高密度脂蛋白的比值为 7.7

随机血糖：5.7 mmol/L

心电图：窦性心律正常，频率 84 次 /min，不符合左室肥大（LVH）的电压标准，无缺血性改变

10 年心血管疾病风险为 12%

### 这能证实他是否需要任何治疗吗？

根据上述信息，需要治疗该男子的血压，因为他有 3 次读数持续超过 160/90 mmHg（框 40）。他的整体 CVD 风险（12.2%）并不意味着他需要干预血脂，他也不需要用阿司匹林预防。

CVD 的风险达到或超过 20% 才需要干预血脂。然而，讨论改变饮食来减轻他的体重和改善他的血脂状况是明智的。

## 框 40　阈值和目标

NICE（2006）

高血压是血压持续的升高：至少两次就诊时测量的血压，收缩压或舒张压或两者均高于 140/90 mmHg。

下列情况应给予治疗：血压为 160/100 mmHg、单纯性收缩期血压 160 mmHg、血压＞140/90 mmHg 和 10 年心血管疾病风险＞20%、存在心血管疾病、靶器官损害。

目标是将血压降至 140/90 mmHg 或以下。

### 你如何解释风险，这有什么用？

与没有高血压的男性（10 年 CVD 风险为 8%~9%）相比，他患心脏病或卒中的机会增加了约 50%。他有 12%的风险，这意味着在 8 名相同的男性中，未来 10 年内将有一位罹患心脏病或卒中。

在这种情况下，你不必说服他应该认真考虑治疗方法，而应该让他选择哪种治疗方法。

向他解释了所有的信息之后，你建议治疗他的高血压。你问他为什么特别想要这种药，他说他有一位很信任的朋友是伦敦顶尖的心脏病专科医师，向他推荐了这种药。

你告知他，你不认为阿米洛利是一种很好的首选降压药，因为它主要用于治疗腿部肿胀（水肿），仅用于某些高血压病人（即，如果病人发生低钾血症，则用来治疗高血压）。你问他是否愿意接受其他能更好地降低血压的治疗建议，这些建议也得到了专科医师的推荐。他同意了，你和他讨论了以下方案（图 8）。

由于他来自西印度群岛，治疗方案包括钙通道阻滞剂（框 41）和噻嗪类利尿剂（框 42）。

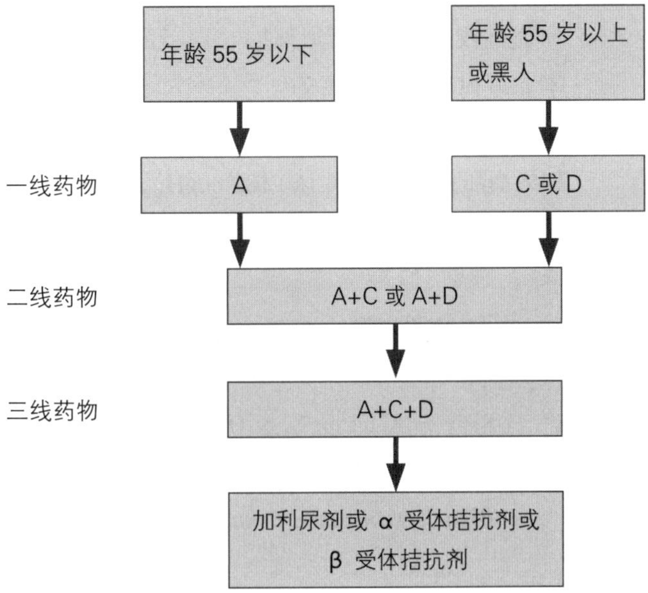

年龄 55 岁以下
年龄 55 岁以上或黑人
一线药物　A　C 或 D
二线药物　A+C 或 A+D
三线药物　A+C+D
加利尿剂或 α 受体拮抗剂或 β 受体拮抗剂

**图 8　新诊断的高血压的治疗**

［除患有急性心肌梗死、心绞痛、充血性心力衰竭的病人外，不使用 β 受体拮抗剂。A，血管紧张素转换酶（ACE）抑制剂（如果 ACE 不耐受，考虑血管紧张素 II 受体拮抗剂）；C，钙通道阻滞剂；D，噻嗪类利尿剂。From NICE（2006）］

**框 41　钙通道阻滞剂（例如非洛地平）**

· 疗效和安全性：相似（Staessen 等，2001）
· 起始剂量：5 mg，每天 1 次
· 不良反应：面色潮红、头痛、头晕、疲劳、水肿

**框 42　噻嗪类利尿剂（例如苯溴甲硫嗪）**

· 疗效和安全性：相似（Staessen 等，2001）
· 剂量：每天 2.5 mg
· 不良反应：包括体位性低血压、胃肠功能障碍、阳痿、生化代谢紊乱

他选择了钙通道阻滞剂非洛地平。他承认，与噻嗪类利尿剂相比，这种药的不良反应听起来较少。你与他讨论了药物如何服用并强调通常是终身治疗。你安排在 4 周后对他进行随访。



## 关键要点

· 从病人的角度来理解并解决问题（例如，对症状的因果关系和治疗选择的信念）
· 通过测量 3 次不同场合的血压来鉴别高血压
· 40%的成年人群的血压持续高于 140/90 mmHg
· 高血压随着年龄的增长而增加，在加勒比海黑人中的男性和女性以及南亚裔人群中，高血压的患病率更高
· 开始治疗时提供生活方式建议，然后定期向接受评估或治疗的病人提供建议
· 对于没有明确 CVD 的病人，应评估心血管风险
· 全面细致的 CVD 风险评估
· 准备好讨论风险的含义
· 对症状和体征提示继发性高血压的病人，需要考虑进行专科检查
· 如果血压持续升高到 160/100 mmHg 或 140/90 mmHg 合并 CVD 风险增加的病人，则应提供药物治疗

### ○ 参考文献

Beevers, G., Lip, G. & O'Brien, E., (eds.) (2007) *ABC of Hypertension*, 5th edn. Blackwell/BMJ Books, Oxford.

*British National Formulary 54* (2007) BMJ Publishing and RPS Publishing, London.

Joint British Societies. (2005) Guidelines on the prevention of cardiovascular disease in clinical practice. *Heart* **91** (Suppl v), v1–v52.

National Institute for Health and Clinical Excellence (NICE). (2006) *Hypertension: Management of Hypertension in Adults in Primary Care*. Clinical guideline No. 34. NICE, London.

Prodigy guidance. *Hypertension*. http://cks.library.nhs. uk/hypertension/in_depth/ background_information Accessed on 7 May 2007.

Staessen, J.A., Wang, J–G. & Thijs, L. (2001) Cardiovascular protection and blood pressure reduction; a metaanalysis. *Lancet* 358, 1 305–1 315.

Williams, L.A.D. (2006) Ethnomedicine. *West Indian Medical Journal* **55** (4). caribbean. scielo.org/scielo. php?script=sci_arttext&pid=S0043-31442006000400001&lng=pt&nrm=iso&tlng=en Accessed on 2 May 2007.

# 案例19 一位“行为古怪”的80岁老年女性

一天早上，你正在专心处理开诊前的文书工作。你注意到你“当天预约”的一个时段刚被分配出去，艾薇·布朗女士就已经到了。你的好奇心占了上风，于是你查看了她的病历记录。她今年80岁，独自生活，2005年以后就没有来过你的诊所。去年冬天，她拒绝接种流感疫苗，也没有常规的药物治疗。你注意到没有她家里的电话号码，但是电脑屏幕上显示了她朋友的名字和联系电话。

在决定多花几分钟接诊后，你叫她进来。她脸色有些苍白，缓慢地坐了下来。你说：“你来得很早。那么，我能为你做些什么？”

她说：“好吧，我不想为很琐碎的事打扰你，但它就是不会消失的。”你进一步询问她。她说，由于她的“行为古怪”，她在做平常的家务时遇到了麻烦，她简直无法摆脱。



### 可能的鉴别诊断是什么？

这在初级保健中是非常普遍的情况，在初级保健中提出“行为古怪”的主诉，并不能完全归入任何一个明确的类别中（Jones等，2003）。因此，鉴别诊断的列表非常长，有时很难缩小范围。寻求目击者来帮助描述她的“行为古怪”，所观察到的内容可能会很有用。

- 心血管
  - 心律失常
  - 晕厥
  - 体位性低血压
- 神经病学
  - 短暂性脑缺血发作（TIA）/卒中
  - 多发性硬化
  - 癫痫
- 耳鼻喉科
  - 内耳迷路疾病
  - 良性位置性眩晕
  - 梅尼埃氏病
- 血液病
  - 贫血

· 新陈代谢疾病

  低血糖

  甲状腺疾病

· 心理

  焦虑

  抑郁

**你还想问什么?**

· “行为古怪”是什么意思?

· 这种现象持续了多久?

· 每次能持续多久?

· 当你做一件古怪的事情时，你还注意到其他事情吗？比如感到恶心、呼吸困难或者需要如厕?

· 这种现象给你带来了什么?

· 什么会使这种现象变得更糟?

· 你跌倒过吗?

· 你是否昏昏欲睡或失去意识?

· 你以前有过类似的经历吗?

*布朗女士确认已经发生3~4个月，她描述了自己的行为古怪，她说感觉自己必须坐下来，她的意识有点模糊，她不能打扫房间。但她说没有眩晕和视物旋转。她偶尔会感到晕厥，她说自己跌倒4次，但不确定自己是否昏迷。每次持续15~20 min，会自动消失。*

你要特别询问，她在晕倒之前是否注意到任何奇怪的感觉（卒中等的先兆、幻觉、胸痛、心悸、呼吸短促、恶心、大汗淋漓、视物障碍）。

她告诉你，她偶尔会出现心悸，这可能发生在感到头晕之前，没有胸痛、恶心或出汗。她说，感觉这是一种心悸，她的心脏跳动确实非常快。

**心悸的鉴别诊断**

Longmore 等（2002）和 gpnotebook.co.uk。

**内因**

· 心律失常

  室上性心动过速（SVT）——心房颤动或心房扑动

  心脏传导阻滞

心房或室性异位搏动

· 晕厥
· 瓣膜疾病

外因

· 药品：咖啡因、可卡因、β 受体拮抗剂，酒精
· 新陈代谢疾病：甲状腺疾病
· 运动
· 焦虑

**接下来你应该做什么？**

检查心血管系统。

你问布朗女士是否可以给她检查一下，她现在有无心悸，她都回答说可以检查。

检查时，她看上去脸色苍白，但呼吸不太急促，并且能说完整的句子。她的脉搏不规则，频率为 132 次 /min。使用手动血压计测量她的血压为 100/80 mmHg。她的心率为 152 次 /min，没有明显的杂音。她双侧的肺底部有湿性啰音。

**什么是最合适的措施？**

根据病史，她描述了反复发作的心悸，检查提示为快速心房颤动，证据表明有血流动力学损害（低血压）和心力衰竭（肺部湿性啰音）。需要心电图来证实对快速心房颤动的临床怀疑（图 9）。然而，考虑到这些发现和她的社会背景，你建议在当地医院进行紧急医疗评估。

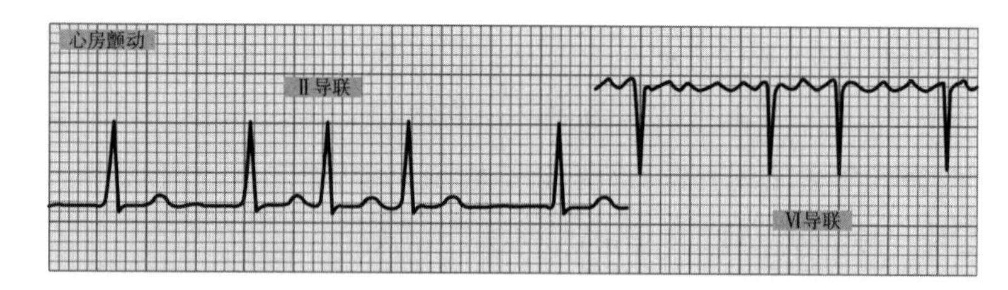


**图 9　心电图显示典型的 P 波缺失和不规则 QRS 波群的心房颤动**

**你打算对布朗女士说什么？**

我们已经找到了原因，你为什么会有“行为古怪”，然后晕倒。你的心脏跳得很快、很不规律。它太快，跟不上你身体的需求。我们知道心脏在挣扎，因为你的血压很低。重要的是现在就进行治疗，因为心脏的负荷和心房颤动增加了卒中的风险。

她最初拒绝住院，因为她觉得自己还没有准备好，也没有打包过夜的行李。她听

到这一消息时，似乎感到震惊和不安，因为她本以为一切都会好起来的。你问她是否愿意我们联系她的朋友，告知她的情况。你让执业护士和她商量一下并联系她的朋友，同时你通知住院处的医务人员，让接待处呼叫救护车。

她的朋友可以和她交谈并再次向她强调病情的紧迫性，安慰她从她家里带一些物品，然后她将在住院部与布朗女士见面。

两天后布朗女士出院，来诊所见你，因为她对药物治疗缺乏信心。

**你应该如何回应？**

你解释说她已经确诊心房颤动或心动过速，但不幸的是，这增加了她罹患卒中的风险（框 43）。你安慰她，这个问题在她这个年龄很常见，可以通过药物成功地控制。

**框 43　心房颤动**

Longmore 等（2002）
・在 75 岁以上的人群中患病率为 9%
・病因：缺血性心脏病和心肌梗死、心力衰竭、高血压、二尖瓣疾病、肺炎、甲状腺功能亢进症和饮酒
・主要并发症是栓塞性卒中

她告诉你，她正在服用地高辛和华法林。她想知道什么时候能治愈。她给你一份出院小结的复印件。

**有哪些治疗策略？**

**有两种治疗心房颤动的方法：**

1. 控制心率或节律
2. 抗血栓形成的治疗

布朗女士属于控制心率的情况（框 44），因此已开始使用地高辛。控制心率的治疗选项包括：地高辛、β 受体拮抗剂和减慢心率的钙拮抗剂。地高辛通常只用于那些久坐的人，主要是老年人。这是因为它在交感神经功能亢进导致肾上腺素分泌增多状态中效果较差（运动、发热、甲状腺功能亢进；Shan-tsila 等，2007）。

所有病例均提示进行抗血小板治疗或预防血栓，可降低卒中风险。根据其他存在的卒中危险因素，应推荐华法林抗凝或阿司匹林抗血小板治疗。

Name: Miss Ivy Brown
Address: 64 ACRE LANE
LEEDS
LS17 9NM
Date of Birth: 19/7/28

Consultant: Dr Williams
Speciality: Elderly
Ward: 56
Admitted: 14/5/07
Discharge: 17/5/07
Address on Discharge: As over

Clinical information:
AF
ECG - AF
ECHO - Mild LVH, Impaired LV function
Digoxin started
Warfarin started

**Discharge Medications**

| Drug | Dose | Frequency | Quantity | Pharmacy Check |
|---|---|---|---|---|
| DIGOXIN | 125 micrograms | OD | 14 | (signature) |
| WARFARIN | 2mg | OD as per INR | 14 | (signature) |

**Discharge Medications**

| Drugs started | Drugs stopped |
|---|---|
| DIGOXIN<br>WARFARIN | |

Follow-up arrangements
Anticoagulant Clinic 1 week

| Doctor | Nurse | Pharmacist |
|---|---|---|
| (signature) | (signature) | (signature) |

**框 44　NICE《心房颤动治疗指南》（2006）建议，在以下情况下控制心率**

如果病人：

- 年龄超过 65 岁
- 患有冠心病
- 有抗心律失常药物的禁忌证
- 不适合心脏复律

## 谁是卒中的高危人群？

NICE（2006）：

既往有 TIA/ 卒中或血栓栓塞事件

年龄超过 75 岁伴有高血压、糖尿病或血管疾病

有心力衰竭的临床证据，或超声检查显示左心室功能受损

## 布朗女士有无较高的卒中风险?

在这种情况下，布朗女士属于高危组，因为她的左心室肥厚（LVH）和超声显示左心室功能轻度受损。在这些情况下，除非有禁忌证，否则应建议使用华法林。

## 你怎么向病人解释这个治疗方案?

使用华法林治疗之前，应与病人讨论风险和益处。在没有预防血栓的老年人中，高危组每年的卒中发生率为 8%，服用阿司匹林组每年的卒中发生率为 4%~5%，而服用华法林组每年的卒中发生率为 1%~2%（Jones 等，2003）。

## 评估病人是否适合使用华法林?

在开始使用华法林之前，必须进行仔细的评估，包括出血的风险（框 45）、理解说明书的能力和跌倒的风险。在这个案例中，布朗女士没有家庭电话，如果无法紧急呼叫医疗照顾，这会带来风险。在与她和她的朋友讨论后，她联系英国电信公司安装了固定电话。

**框 45　出血风险**

仔细考虑以下方面的出血风险：
- 年龄超过 75 岁
- 服用抗血小板药物（例如阿司匹林和氯吡格雷）和非甾体类抗炎药
- 服用多种其他药物
- 未控制的高血压
- 有出血史（例如消化性溃疡或脑出血）
- 有抗凝治疗控制不好的病史

## 如何向病人传达风险?

传达风险的目的是用一种可使用和可理解的格式提供信息，使病人能够对自己的健康和治疗做出明智的选择。为了使风险估计个体化，据报道，采用多种格式（描述性和数字化）是最有效的方法（表 8，Jones 等，2003）。

**表 8　高危人群的卒中发生率**

（Jones 等，2003）

| 进行血栓预防 | 不治疗 | 阿司匹林 | 法华林 |
|---|---|---|---|
| 每年卒中发生率（%） | 8 | 4~5 | 1~2 |

## 描述性沟通框架

在现在这种情况下，布朗女士患卒中的风险很高。如果开始服用阿司匹林，她患卒中的可能性较小，如果服用华法林，她患卒中的可能性就更小。

### 数字化沟通框架

布朗女士每年卒中的风险为 1/12。如果服用阿司匹林，患病风险可降低 50%。如果服用华法林，则该风险将进一步降低 75%（相对风险降低）。

### 你应该向服用华法林的布朗女士提供什么信息？

华法林用于降低卒中的风险。它的作用是使血液不那么黏稠，可以将你患卒中的风险降低。有一个关于华法林使用的问题是，因为血液黏性更少，所以受伤后出血的可能性更大。血液检测是必要的，这种监测最初每周一次，并且在剂量稳定后最多每 3 个月进行一次。这种血液检测项目被称为国际标准化比值（INR），通常在当地的抗凝诊所、你就诊的诊所或医院进行。你将拿到你自己的个人病历记录本，并记录检验的结果、剂量说明和下一次检查的日期。根据血液检查的结果，可能会改变服用的剂量。

在服用其他药物时（包括抗生素和非处方药物，尤其是圣约翰草），以及在饮食（包括沙拉和蔬菜）和饮酒量发生重大变化时，必须格外小心。这是因为任何重大的变化都可能改变华法林的代谢，从而改变 INR。

你必须告诉所有的医师或护士，你正在服用华法林，特别是在你住进了医院，或者他们给你更换药物时。



**结局：**布朗女士决定继续使用华法林和地高辛治疗。她的确感到血液检查不方便，但她坚持下来了。此前她因卒中再次被送进了医院，她现在住在一家疗养院。不幸的是，在发生卒中和失去自主能力后，她正与抑郁症作斗争。

## 案例回顾

· 布朗女士的陈述与她的性格不符，可能加剧对一个真正的问题的怀疑

· 仔细的病史采集需要了解广泛的和非特异性的症状（行为古怪），并引导出可鉴别的症状（心悸）

· 在这个案例中，进行检查确认了诊断

· 让布朗女士参与疾病管理的所有步骤是很重要的，因为检查和治疗的依从性是必不可少的

· 对布朗女士进行了卒中和出血的个体风险评估并相应地制订了治疗方案

· 应定期重新评估风险

## 关键要点

· “行为古怪”是常见且描述困难的主诉

· 应考虑到可以治疗的、威胁生命的原因

· 心房颤动很常见，在 75 岁以上的人群中发生率为 9%

· 心房颤动是最常见的心律失常，可引起卒中，占所有卒中发病原因的 15%（Shantsila 等，2007）

· 随着年龄、高血压、心力衰竭、冠状动脉疾病和糖尿病的患病率增高，心房颤动越来越普遍（Longmore 等，2002）

· 在初级保健机构的检查包括首次血液检查和心电图

· 知情选择对于确保治疗的依从性非常重要，尤其是药物治疗

## ○ 参考文献


*British National Formulary 54*. (2007) British Medical Society and Royal Pharmaceutical Society of Great Britain, London.

GP Notebook. www.gpnotebook.co.uk Accessed on 7 December 2007.

Jones, R., Britten, N., Culpepper, L., Gass, D.A., Grol, R., Mant, D., *et al.* (2003) *Oxford Textbook of Primary Medical Care*. Oxford University Press, Oxford.

Longmore, M., Wilkinson, I. & Torok, E. (2002) *Oxford Handbook of Clinical Medicine*, 5th edn. Oxford University Press, Oxford.

National Institute of Health and Clinical Excellence (NICE). (2006) *Atrial Fibrillation. The management of atrial fibrillation.* Clinical guideline No. 36. NICE, London.

Shantsila, E., Watson, T. & Lip, G. (2007) Current management of atrial fibrillation in older people. *Prescriber* **18**, 49–53.

# 案例 20 一位“虚弱”的 43 岁男性

来自巴基斯坦的可汗（Khan）先生来找你看病，他说感觉很“虚弱”。虽然他无法详细描述病情，但似乎已经生病好几个月了。当他走进房间时，你注意到他脸色很苍白，身上还有一股烟味。他头戴毛线帽，上衣和裤子外面还裹着好几层衣服。你回忆起来他是因有 5 个孩子而自豪的父亲，包括一个 2 岁的湿疹病人穆罕默德（Mohammed），见案例 12。

**在全科诊所中，感觉“虚弱”是一种常见但非特异性的表现。你还应该问他什么？**

· 他睡得好吗？

· 有任何其他症状，例如呼吸困难或某些地方的疼痛（这可能是贫血、恶性肿瘤或心脏病）吗？

· 他的食欲和总体健康状况如何？

· 他还有哪些其他不适？

你知道可汗先生是一名夜班出租车司机，通常白天睡觉，所以这可能是导致疾病的原因。



可汗先生说，尽管孩子们经常打扰他，他的睡眠还行，但他醒来时并不觉得神清气爽。他没有发现任何其他症状，也没有呼吸困难。他的食欲一直很好，但总体健康状况“不太好”。他不确定可能是什么问题，但他的哥哥去年被诊断出患有糖尿病，因此他想检查一下。

**已经知道糖尿病家族史的信息，你还会问他什么问题？**

· 他最近口渴严重吗？

· 他的尿量是否比平时多？

· 他最近有无任何感染（细菌和真菌性皮肤感染更常见于血糖升高的人）？

· 他是否注意到自己的视力有任何变化（这是特别重要的，因为他是出租车司机）？

可汗先生说，他一直口渴，喝水增多了，但没有任何其他的症状。

**接下来你该怎么办？**

进行体格检查是一个好方法，可以发现贫血的体征，测量他的血压并听诊他的心脏和肺部，特别注意到他是一个吸烟者。你应该记录他的体重和身高，并要求他提供尿液样本。

他需要几分钟的时间才能脱下衣服。

**检查发现：**

指甲和结膜检查无明显贫血

脉搏 76 次 /min，节律规则

血压 136/74 mmHg

除超重外，肺部听诊清晰，心音正常，腹部检查正常

体重指数（BMI）28.9 $kg/m^2$（体重 87.4 kg，身高 174 cm），BMI > 25.0 $kg/m^2$ 为超重（原书按照英国标准进行归类）

腰围 105 cm（理想情况是 < 90 cm）

尿液分析：葡萄糖（+++），蛋白质（+）；酮体、亚硝酸盐、白细胞、红细胞均为阴性

针刺手指采血，用血糖仪测出血糖值为 17 mmol/L

### 你准备对可汗先生说什么？

你告诉他，他的猜测是对的，他的血糖确实升高了，这表明他被诊断为糖尿病。这种疾病极大地增加了他患心血管疾病的风险，同时吸烟和体重增加也增加了风险（他的 BMI 和腰围超标都证实了这一点）。接下来你要强调的是，可汗先生自己可以做很多事情来控制糖尿病，防止病情恶化，并降低患心脏病和循环系统疾病的风险。你也知道，2 型糖尿病在英国的南亚裔人群中更为常见，并且与欧洲人群相比，患心脏病和肾脏疾病的风险更高。

### 你现在应该问他什么？

Prodigy 指南（2007）：

- 他对糖尿病已经了解多少？
- 他抽多少烟？
- 他是否喝酒（大多数是含糖量高的）？
- 他有无规律的运动？
- 家里还有其他人患有糖尿病和 / 或心脏病吗？

可汗先生对这个诊断的反应很冷静，因为他哥哥同样患有糖尿病，只是通过口服药物，病情似乎控制得很好。如果血糖过高就会导致疾病，尽管他对这些疾病的具体情况不太清楚，他知道糖尿病是一种严重的疾病。他每天吸 10~15 支烟，

不喝酒。他没有定期运动的习惯。

可汗先生有很明显的糖尿病家族史，因为他的父母和两个哥哥都患有糖尿病。他的父亲回到巴基斯坦，现年66岁，在50多岁时有心脏病发作，目前正在接受心绞痛的治疗。他的母亲也有高血压。

你看了一眼手表，发现自己接诊已经超过15 min，你可以听到候诊室里传来婴儿的哭泣声。你决定尽快安排可汗先生的复诊，预约更长的时间，以便能更全面地解释糖尿病的诊断。你给他提供了两份糖尿病的病人信息手册，一份是以他自己的语言乌尔都语写的，另一份是用英语写的糖尿病知识（www.Patient.co.uk），以及一份关于健康饮食和避免摄入糖的食谱。

**在几天后再次接诊他之前，你现在应该进行哪些检查？**

· 测空腹血糖以确诊糖尿病
· 糖化血红蛋白（HbA1c）
· 血脂（空腹）
· 尿素氮和电解质有助于了解肾功能
· 肝功能检查

由于尿液中没有酮体，而且这也不是紧急情况，因此你让可汗先生尽快与执业护士预约，并在抽血前禁食12 h。你安排了2次预约，第一次是在5天后复诊。



**可汗先生想知道他今晚能不能去上班？**

可汗先生患有糖尿病很可能已经有一段时间，而且他的血糖并也没有高到危险的水平。他没有神经系统症状，视力也没有任何明显的变化，所以他能够开车。你不太确定驾驶证的颁发机构（DVLA）关于糖尿病的规定，你说会在复诊前查一下相关规定。你要求可汗先生现在不要吃所有含糖的食物，并阅读信息手册，这样他就可以准备在下次预约就诊时，问你更多的问题。

当一个病人确诊2型糖尿病时，需要讨论的问题很复杂且很多。对于卫生专业人员和病人而言，尝试一次性解决所有这些问题，可能会让人感到难以承受。病人不会记住所有的事情，你也没有时间面面俱到去讲。你决定再次见到可汗先生时，你将集中考虑以下3个方面：

1. 验血结果
2. 饮食
3. 吸烟

你的主要任务是对可汗先生进行糖尿病知识的教育，安排合适的转诊，进行视网膜检查和营养师的咨询，帮助他降低长期患糖尿病后发生并发症的危险因素。在教育和支持过程中，能够提供帮助的主要人员是执业护士、当地医院（可能为新诊断出的糖尿病病人举办教育课程）和志愿者组织，如英国糖尿病协会（www.diabetes.org.uk）。在某些地区，可能会有一位糖尿病专科护士与家人一起来家里看他。

### 接下来的一周

可汗先生的检查结果如下：

空腹血糖 10.3 mmol/L

糖化血红蛋白 9.7%（正常值< 7.0%）

总胆固醇 6.4 mmol/L（正常值< 4.0 mmol/L）

高密度脂蛋白胆固醇（HDL-C）1.6 mmol/L（正常值> 1.0 mmol/L）

低密度脂蛋白胆固醇（LDL-C）2.7 mmol/L（正常值< 2.5 mmol/L）

甘油三酯 1.9 mmol/L（正常值 1.7 < mmol/L）

尿素氮和电解质：正常

全血细胞计数：正常

肝功能检查：正常



存在糖尿病症状（如口渴或排尿增多）的情况下，可以根据一项血糖异常（随机血糖> 11.0 mmol/L 或空腹血糖> 7.0 mmol/L）诊断糖尿病。由于可汗先生注意到他最近口渴更明显了，所以不需要进行第二次检测。

糖化血红蛋白水平反映了最近 3 个月的平均血糖范围。目的是将其控制在 7% 以下，以降低糖尿病并发症的风险并实现良好的血糖控制。

你查看 DVLA 网站（www.dvla.gov.uk）发现，如果可汗先生没有接受治疗，并且视力良好（至少一只眼睛的视力是 6/6），那么你就不需要告知他关于患有糖尿病的信息。你要在他的病历记录中写下一点，当他的血糖得到控制后，需要再次检查。

可汗先生过来就诊时看起来又累又沮丧。当你问他感觉如何时，他摇摇头说自己“不好”。你要解释你在这次接诊中会涉及什么内容，以及哪些内容（比如锻炼和药物治疗）可能需要留到下一次就诊。最后，你要给他提问的机会。

### 你会怎么解释化验结果？

你解释说，化验证实他确实患有 2 型糖尿病，并且糖化血红蛋白水平升高，血脂含量略高于理想水平。但是，其他所有的结果都是正常的。人体内的血糖是由胰腺分泌的胰岛素控制的。有些人在胰岛素分泌不足或身体停止有效利用胰岛素时，就会患上糖尿病。你说，血糖升高的主要问题是它会影响血管并对血管造成损害，导致循环系统和心脏的问题，有时还会影响视力。如果控制血糖并解决了其他危险因素，例如吸烟和饮食，就可以避免这些并发症。

可汗先生说，他只想口服药物来治疗糖尿病，他会好起来的。

你解释说，因为他可能单用饮食治疗就有很好的效果，在这个阶段没有使用口服药的指征。在考虑用药之前，他应该至少尝试 3 个月。你建议他和妻子一起去看营养师。你问他平时的饮食，吃的是什么。

可汗先生告诉你，他大部分时间是吃米饭、咖喱饭（肉或鱼）和一些蔬菜。他在出租车上喝加糖的茶，还喝一罐可乐。他没有吃很多含糖的食物，如饼干或蛋糕。



**对于糖尿病病人（或其他人）来说，什么是平衡膳食?**

· 减少饮食中的脂肪（尤其是饱和脂肪）的摄入量
· 增加水果和蔬菜的摄入量
· 增加摄入富含纤维的淀粉类食物，例如面包和谷物
· 减少食盐的摄入量
· 增加鱼类（特别是富含脂肪的鱼类）的摄入量
· 减少糖的摄入量
· 以能量摄入为基础的饮食（含 55%~60% 的碳水化合物、15%~20% 的蛋白质和 20%~30% 的脂肪）可以改善糖尿病的控制和血脂水平，并有助于保持标准体重。添加膳食纤维也可以改善糖尿病的控制和血脂水平（Prodigy guide 2007）

你向可汗先生建议，他应该在茶中使用合成甜味剂并购买无糖可乐，或换成其他低热量的饮料。

**使用他汀类药物会降低患心血管疾病的风险吗?**

你可以查看英国医学联合会冠心病风险预测表（BNF 后面附录的英国医学联合会冠心病风险预测表），该表根据血清总胆固醇（TC）与高密度脂蛋白胆固醇（HDL–C）的比值计算出病人罹患心血管疾病的风险。以可汗先生为例，TC ： HDL 为 6.4 ： 1.6=4.0。在这个水平上，收缩压为 134 mmHg，从糖尿病吸烟者的表中可以看出，可汗先生在未来 10 年内患冠心病的风险低于 15%，因此并不适用他汀类药物（NICE，2002 年 10 月），尽管这是有争议的。现在，有些医师建议所有 2 型糖尿病病人都应服用他汀类药物，因为这类病人的心血管疾病风险增加了 3 倍，特别是在南亚裔等高危人群中。

### 应该给他开阿司匹林处方吗?

2005 年发布的《英国医学联合会预防心血管疾病指南》建议:“对 50 岁以下的所有 2 型糖尿病病人,推荐每天服用阿司匹林 75 mg,对于符合以下标准之一的年轻人,则选择性服用阿司匹林:①患有这类疾病超过 10 年的人;②或者已经接受高血压治疗;③或有视网膜病、肾病等靶器官损害的证据,血压控制在 150/90 mmHg 以下,最好控制在 130/80 mmHg 以下。”根据这些指南,现阶段给可汗先生开阿司匹林还为时过早。

任何诊断出患有 2 型糖尿病的人,都应该每年筛查是否患有视网膜病变。因此,你要向可汗先生解释说,你建议他去医院接受眼底检查,这项检查可以发现血管中的任何早期变化,这些变化可能需要干预。

你和可汗先生预约诊疗的 20 min 快要结束。你决定提出他吸烟的问题,问他是否曾经考虑过戒烟。

*可汗先生说,他不经常吸烟,虽然他知道吸烟对他不好,他的妻子过去也曾敦促他戒烟,但他从来没有尝试过戒烟。*

你指出了戒烟的一些好处,包括降低他患心脏病和癌症的风险以及省钱。由于他是家里的主要经济支柱,并且有 5 个要抚养的孩子,妻子全职在家,因此维护自己的健康至关重要。你告诉他有关戒烟诊所的信息,当他准备戒烟时会提供信息和支持,并请他与执业护士进一步讨论这个问题。

### 可汗先生看起来仍然很沮丧,你问他有什么问题要问你?

他说,他担心自己会因为现在患有糖尿病而失去出租车司机的工作。他仍然认为服用药片能“治愈”他,并且对他没有得到任何药物治疗而感到惊讶。

你向可汗先生展示了 DVLA 关于糖尿病的规定并向他保证,只要他定期复查糖尿病,特别是视力,就没有理由不让他继续工作。你再次解释说,服用药片不会“治愈”这个疾病。虽然他最终将不得不服药,但在此阶段可以通过改变饮食和改善血糖控制水平来延迟服药。你试着让他放心,在你和执业护士的帮助下,他很快就会了解自己如何控制病情,感觉也会更好一些。

### 应该安排随访什么内容?

你可以看出,可汗先生对你的管理并不完全满意或信服。你提出两周后再预约时间见他和他的妻子。你还让他去看执业护士,检查视力,讨论戒烟和锻炼,带上尿液标本。你告诉可汗先生,将邀请他定期参加糖尿病专科诊室的活动,护士会告诉他,当地有为新诊断的糖尿病病人开设的健康教育课程。

## 案例回顾

2 型糖尿病的表现形式多样，并不总是符合教科书对糖尿病病人多尿、多饮和体重减轻的描述。人们抱怨身体虚弱或感到不适等非特异性症状并不少见。优质管理的关键是病人教育以及与社区内其他卫生专业同事的团队合作。

可汗先生的案例很复杂，因为他有发生微血管（肾脏和眼睛）和大血管（冠状动脉和供应大脑和足部的动脉）并发症的多个危险因素。希望随着对这种疾病了解的增加，他会有动力去改变生活方式，从而降低这些风险，尤其是戒烟和改变饮食。然而，他很可能最终会服用药片（可能是二甲双胍）来控制血糖。

你应该主动提出约见他的妻子。对病人来说，这是能给予帮助和支持的，如果她主要负责烹饪工作，那么对她进行健康饮食的教育就很有意义。你也知道他们患有湿疹的 2 岁孩子超重了，这将增加他将来患糖尿病的机会。

生活方式干预和病人健康教育应根据个人情况量身定制。在可汗先生的案例中，由于他是轮班工作人员，所以关注他什么时候才能吃东西和吃什么食物特别重要，尤其是在将来他必须开始服用降血糖药的时候。

由于 2 型糖尿病是一种进展性的疾病，应该对心血管和微血管疾病进行持续的结构化评估，其中包括：

· 每隔 2~6 个月测量一次糖化血红蛋白（NICE，2002 年 9 月），目标是保持在 6.5%~7.5%

· 血糖监测

· 足部检查（脉搏和振动觉的评估）

· 血压检查

· 进行尿液分析检测蛋白尿，如果存在，随后检测微量白蛋白尿，以发现早期肾脏损伤

· 药物审核

· 视力评估

## 关键要点

与欧洲人相比，南亚裔患 2 型糖尿病的风险增加了 4~5 倍

· 南亚裔往往比欧洲人早 10 年左右发展为糖尿病，而且肾病和心脏病等并发症更为常见

· 在英国，南亚裔的冠心病死亡率最高

· 对于应该在疾病的哪个阶段使用阿司匹林和他汀类药物存在争议

· 通过控制好血糖水平，可以将疾病并发症的风险降到最低

· 控制疾病的干预措施，应根据个体情况进行调整

· 病人教育至关重要，可以增进对疾病的了解，并鼓励他们承担起维持健康生活方式的责任

· 管理 2 型糖尿病病人的团队合作路径很重要

· 医师和病人需要了解 DVLA 关于糖尿病病人和肥胖病人适合驾驶的规则

## ○ 参考文献


British Cardiac Society; British Hypertension Society; Diabetes UK; HEART UK; Primary Care Cardiovascular Society; Stroke Association. (2005) JBS Joint British Societies' guidelines on prevention of cardiovascular disease in clinical practice. *Heart* **91** (Suppl 5), 1–52.

Diabetes UK – one of the largest charities in the UK. www.diabetes.org.uk

Driver Vehicle Licensing Agency (DVLA). *At a glance medical aspects of fitness to drive*. www.dvla.gov.uk

Joint British Societies Coronary Risk Prediction Chart. (March 2007) In *British National Formulary*. British Medical Association and Royal Pharmaceutical Society of Great Britain, London.

National Institute of Health and Clinical Excellence (NICE). (September, 2002) *Inherited clinical guidelines: management of type 2 diabetes. Management of blood glucose*. NICE, London.

National Institute of Health and Clinical Excellence (NICE). (October, 2002) *Inherited clinical guidelines: management of type 2 diabetes. Management of blood pressure and blood lipids.* NICE, London.

Prodigy guidance. (2007) *Diabetes glycaemic control.* www.cks.library.nhs.uk/diabetes_glycaemic_control/in_depth/management_issues Accessed on 27 February 2008.

# 案例 21 一位惊恐发作的 23 岁女性

23 岁的瑟威尔（Sewell）小姐来找你看病。从电子病历系统中可以看到，两周前她主诉咽喉有肿块来就诊。上周末她又因呼吸困难在下班时间找值班医师看过。两次就诊的检查均记录为正常，她也安心了。

虽然你以前从未见过瑟威尔小姐，但是从她的病历记录中你怀疑这次的问题可能与以前相似。当她进来时，你注意到她穿得很讲究。她表现得很紧张，举止腼腆，缺乏最基本的眼神交流。她是混血儿。

她告诉你，她晚上感觉自己无法呼吸，大多数夜晚都会发生这种情况，她觉得出了点问题。



### 你的头脑里会想到什么诊断？

- 焦虑
- 惊恐发作
- 抑郁
- 哮喘
- 甲状腺问题

### 你想问哪些更具体的问题？

- 整个晚上具体发生了什么？
- 每次持续多长时间？
- 白天有什么问题吗？
- 有无加重的因素？
- 这些感觉每次持续多久？
- 她如何控制这些症状？
- 有无任何相关的症状？
- 她特别担心的是什么？

瑟威尔小姐告诉你，这已经持续近一个月，“袭击”症状变得越来越频繁。她抓住自己的脖子，说无法正常呼吸，感觉好像有什么东西在那里。她说她白天也有症状，但在晚上更常见。这些症状通常发生在她独自一个人的时候，或者她不忙碌的时候。上次发作持续 5~10 min，可自行缓解，她无法控制它。瑟威尔小姐说会感到心悸、恶心和视物模糊，并且担心出了什么问题，导致她呼吸困难，她担心这种情况再次发生时应该怎么办。

### 你还想知道其他相关的信息吗？

· 用药史，包括非处方药
· 咖啡因、酒精、吸烟和娱乐性药物（在玩乐的场合使用的药物，实际是毒品）
· 社会史、伴侣、工作、家庭
· 有压力吗
· 既往病史

瑟威尔小姐偶尔会因痛经服用对乙酰氨基酚，周末在社交场合时喝酒，每天吸 15 支烟，并否认服用过娱乐性药物。她独自住在一个公寓里，是混血儿，与家人没有联系，有工作上的朋友。她在一家银行的呼叫中心工作。她否认任何特别的压力，但你觉得她整体上是有焦虑的倾向。既往无特殊的病史。



### 你接下来想做什么？

· 检查心血管系统和甲状腺
· 精神状态检查（框 46）

**框 46　精神状态检查**

进行这项检查时，要结合观察和提问，以了解病人当前的精神状态。要求你回顾分析和描述正在发生的事情。

检查的格式：

· 外表和行为：衣着、眼神交流、人际关系是否融洽
· 语音：速度、形式、内容
· 情绪：主观——病人对自己情绪的描述；客观——你的看法
· 信念：关于自己的健康
· 幻觉：对任何不寻常事物的感知
· 方向：时间、地点和人物
· 记忆力：认知测验（例如出生日期，首相，君主，从 20–1 开始计数）
· 专注力：看书、看电视和阅读、工作
· 洞察力：对自己疾病的认知

在检查时，她看起来很好，休息时没有气短，没有贫血的体征。她看起来确实很紧张，性格谨慎，很少回答开放式问题。她的脉搏为 80 次 /min，节律规则，血压 112/72 mmHg，心音正常，肺部呼吸音清晰，咽部检查正常，未扪及颈部肿块和甲状腺肿块。

精神状态检查显示她经常烦躁不安，给人的印象是紧张不安。她衣着考究，特别

注意细节，还携带一个装着很多文件和笔记本的大背包。她认为自己的情绪通常很好，但当她独自一人时，或者当她的头脑闲暇时，会感到焦虑。在大多数晚上，她的睡眠都容易中断，但她还可以继续入睡。她有良好的眼神交流，处于兴奋的状态，看起来有明显的焦虑。没有任何幻觉或妄想的迹象。她的专注程度是变化的，在工作中表现很好。她发现自己有时候在家不能专心阅读。她的洞察力受到对躯体疾病关注的限制。

### 鉴别诊断和推理是什么？

1. 焦虑、惊恐发作或躯体化：这是最可能的解释，因为惊恐发作具有发作性、典型症状和检查正常的特征。你还注意到瑟威尔小姐似乎有焦虑的倾向。

2. 哮喘：瑟威尔小姐的病史不是典型的哮喘病史。检查正常，没有明显的诱因，如过敏原或运动。

3. 甲状腺疾病：这不太可能发生，因为没有震颤、脱发、体重减轻、腹泻、心动过速或可触及的甲状腺肿块或肿胀。



### 下一步怎么办？

你建议通过血液检查来排除贫血和甲状腺疾病。要求进行全血细胞计数和甲状腺功能检查。你让她去找执业护士做这些检查。

你需要和瑟威尔小姐讨论：她对自己健康的担忧，以及她坚持认为她的症状属于躯体原因。在完全接受她的症状可能有心理原因之前，她需要得到安慰。

经过这次讨论，她告诉你，她担心咽喉里的肿块可能会让她停止呼吸。你注意到她真的相信咽喉里有肿块存在。你向她保证，她没有吞咽困难的症状，也没有颈部肿块、哮鸣音或呼吸困难的体征。她勉强接受了这一点，所以你提出了她的问题是心理原因造成的。

### 你将如何强化对诊断的认识？

为了帮助这个讨论，你提供了一份有关惊恐发作的宣传册（www.patient.co.uk）。这份材料支持了你的观点，即她的症状与焦虑和恐慌有关，还包含一份关于惊恐发作时应对策略的自助指南。

你将在 2 周内再次随访，回顾疾病进展情况并进一步讨论诊断（框 47）。

**框 47 躯体化**

在没有充分的器质性原因能够解释的情况下，出现身体症状并导致病人就诊的过程（Gelder 等，2001）。

### 两周后随访

在诊室接受随访检查时，瑟威尔小姐告诉你，她又经历了两次发作，感到呼吸困难。她仍然坚信存在堵塞。她告诉你，她已经阅读了你给她的宣传材料，里面某些症状确实与她自己的经历相似。她似乎对这次预约更加放松，但是你意识到她是在真实地述说自己的担忧，这一点不可忽视。

### 你应该如何回应？

你抓住这个机会告诉她，你认识到她的问题是多么地令人疲惫和痛苦，并重申惊恐障碍是一种恐惧某种器质性疾病而引起焦虑情绪螺旋式加剧的感觉。你提示她，如果确实有阻塞，不会出现像她这种自行缓解的间歇性症状。

在全科医疗中，利用时间是一个有价值的工具。症状和体征随时间推移而显现。如此处所述，由于焦虑和惊恐发作，讨论、协商和分享理解需要通过多次接诊来完成。然后，你要让她相信，现在问题已经得到了承认、协商和充分讨论，这是完全可以治疗的，并且她还有许多其他的选择。

保守的干预措施和生活方式的选择包括：减少咖啡因和酒精的摄入，解决任何工作场所的问题，增加运动量，并享受均衡的健康饮食。

NICE 2004 年焦虑指南建议及时提供治疗措施：

· 认知行为疗法（CBT）——基于计算机的 CBT，常用的 CBT

· 药物治疗——选择性 5- 羟色胺再摄取抑制剂通常是用于惊恐障碍的一线治疗药物

如果病人积极参与决策并在社区能得到这种服务，治疗的依从性就会提高。有关药物治疗的咨询是治疗计划的重要组成部分。如果讨论涉及以下内容，则可获得最佳的结果：

· 对早期不良反应的认识；包括恶心和焦虑加剧

· 停药效应，特别是在突然停止治疗时

· 在注意力改善之前，能意识到药物起效的时间延迟

· 治疗的持续时间：最后的症状已经消失后，治疗仍需持续几个月。事实证明，这可以降低复发的风险，该风险可以高达 30%（Gelder 等，2001）

治疗计划应辅以自助指南并包括对有关病人群体的建议。

在你和瑟威尔小姐详细讨论之后，她决定选择 CBT 的课程。坦率地说，这可能需要几周至几个月的时间才能有预约，所以你还需要提供短期的定期评估，以继续发展信任关系并提供建议和支持。

## 案例回顾

· 认真采集病史，对发作、诱发因素以及缓解方式有清晰的理解，有助于指导鉴别诊断

· 体格检查有助于确认没有器质性病变并让病人确信他们的担忧得到了认真的对待

· 精神状态检查很重要，可以随着时间的推移对疾病进行某种程度的客观评估

· 了解求助行为的时机（例如，在工作时间外享有服务）有助于找出病因，并可采用策略来改变这种行为

· 探索病人的想法和信念是关键点，他们必须从躯体的角度转换到心理的角度来改变对疾病的看法

· 参与治疗取决于病人是否接受诊断以及参与治疗决策的过程

· 在这个案例中，连续性照顾是至关重要的。瑟威尔小姐和医师之间必须建立起信任关系，才能让她继续好转



## 关键要点

· 焦虑和惊恐发作是常见的健康问题

·（躯体化）的早期表现常常是躯体疾病，因此通常很难改变病人的健康观念

· 建立一种治疗关系可以促进彼此的信任

· 利用时间作为一种治疗工具

### ○ 参考文献

Gelder, M., Mayou, R. & Cowen, P. (2001) *Shorter Oxford Textbook of Psychiatry*, 4th edn. Oxford Univeristy Press, Oxford.

National Institute of Health and Clinical Excellence (NICE). (2004) *Anxiety guidelines*. NICE, London.

National Institute of Health and Clinical Excellence (NICE). (2004) *Depression guidelines*. NICE, London.

# 案例 22 一位异常疲倦的 24 岁女性

安妮塔（Anita）是一位 24 岁的实习会计师。除了几个月前她在终止妊娠后要求避孕之外，你对她几乎一无所知。在今年年初，她搬到这个地区时，她签约了这家诊所。当她搬到这个地区时，在伦敦金融城的一家会计师事务所开始了实习工作。接诊开始时，她坐下来描述了过去几周她是如何感到异常疲倦的。

**脑海中浮现出哪些可能的诊断呢？**

· 她可能只是劳累过度——会计培训很难

· 她可能正遭受与工作无关的压力

· 她可能患有器质性疾病，例如甲状腺功能减退症或贫血

· 她可能有抑郁

你考虑到需要了解更多的情况，然后让她自由地倾诉几分钟，仔细聆听并观察她的肢体语言。

她告诉你，她一直很难入睡，因为工作上的问题一直萦绕在脑海里，即使最后睡着了，也会做噩梦。在工作中，她的注意力很差，最近她需要每天工作 10 h 来完成所有的事情。她觉得自己没用，因为她永远是最后一个离开办公室的人。昨天，她的老板对着她大喊大叫，她当着所有人的面哭了起来。尽管她的衣服很时髦，但她的头发很不整洁，她不停地拨弄头发，说话也很单调。

**你的脑海中逐渐形成一种印象，安妮塔患有抑郁症。在这个阶段，还有哪些信息有助于你评估病情的严重程度？**

· 你需要询问社会支持——她是一个人住吗？她与家人相处得怎样？

· 了解她有无业余爱好

· 她过去是否患过抑郁症

· 有无家人患过抑郁症

· 询问食欲和体重

· 她是否感到非常难过，以至于想要伤害自己？

见框 48 和框 49。

### 框 48　抑郁症评分系统

常用的抑郁症评分系统有三种：贝克（Beck）抑郁量表、医院焦虑和抑郁量表（Hospital Anxiety and depression scale）和 PHQ-9。PHQ-9 通常在全科诊所中使用。它使用《精神疾病诊断与统计手册》（DSM-IV）中的 9 个项目来对严重抑郁症的症状进行评分（框 49）。

抑郁问卷不应该单独使用，而应作为临床评估有用的辅助手段。在第一次接诊时就使用它们，并不一定合适。问卷也可以反复使用，以监测病情的进展。

### 框 49　《精神疾病诊断与统计手册》（DSM-IV）的重度抑郁发作诊断标准

对于重度抑郁症，持续至少 2 周的时间，几乎每天大部分的时间必须出现至少以下 5 个症状，且前两个症状（粗体）至少必须出现一个（NICE 抑郁症指南）：

1. 抑郁情绪。
2. 对日常活动的兴趣明显减弱。
3. 食欲 / 体重明显增加 / 减少。
4. 失眠 / 嗜睡。
5. 精神运动性躁动 / 迟缓。
6. 疲劳或精力不足。
7. 无价值感或内疚感。
8. 难以思考、集中注意力或做决定。
9. 死亡或自杀的念头反复出现。



安妮塔告诉你，在流产后她同男朋友分手了——这是她的决定，男朋友仍然不停地给她打电话。她的父母和两个弟弟居住在北部，她每周给家里打一次电话，不愿让他们担心——她的母亲长期服用抗抑郁药，而她的父亲刚刚做了心脏旁路移植手术。他们不知道她流产了。

她和两个女朋友合租了一套公寓，她们察觉到她不太正常，并一直想劝她出去活动，但她就是不喜欢，因为感觉一切似乎都毫无意义。作为一名羽毛球运动爱好者，她至少有 3 周没有打过球了。

她必须补考 A 级水平考试，因为她第一次考试失败了，而且当时的成绩很低。她遇到了一位大学辅导员，在她攻读经济和地理学位时，他帮了大忙。

她似乎既难过又释然地透露，她实际上一直认为自己死了会更好，但事实上她不会伤害自己，因为那样会对她的父母造成太大的伤害。

**你的诊断是什么，其背后的原因是什么？你对安妮塔说什么，以及在管理方面有哪些选择？**

你认为她可能是由于过度劳累、搬家以及在分手和流产后的失落感而患上了反应性抑郁症。

她身边没有家人的支持。她有抑郁症的家族病史，可能曾经有两次或两次以上的抑郁症发作。你问她，现在这个阶段，有什么需要帮助的。

她说，为了预防身体出现什么问题，她希望做个体格检查。你同意抽血检查甲状腺功能和全血细胞计数。你告诉她，你认为她正遭受压力和抑郁，建议她休息一段时间。你安慰安妮塔，希望她能好起来，你一定会帮助她。

你问她是否愿意尝试一个疗程的抗抑郁药治疗，以及接受一些心理治疗。你简要描述了认知行为疗法（CBT，框 50），并给她一份关于精神疾病的宣传材料。你建议她去心理网站了解更多关于抑郁症的信息。

安妮塔坚决不服用抗抑郁药。她说，“我不想像我妈妈那样对它们上瘾”。她非常担心休假会影响工作，你却说服她接受了 2 周的休假证明，然后安排对她进行检查。她希望有一段时间休息，能够补足睡眠，这将帮助她恢复正常。虽然从你的临床评估来看，你认为服用抗抑郁药物会使她受益，但是根据你的经验，坚持要求服药没有意义，因为你知道，即使你给安妮塔开处方，她也不会服用这些药物。如果她感觉更糟，你要确保在此期间知道如何与你联系（框 51）。你让她在离开前到前台接待处，填写一份抑郁评估问卷（PHQ–9）。

### 框 50　认知行为疗法（CBT）

- 训练病人学会识别和改变消极的思维模式
- 通过用练习 / 写日记的形式让病人完成“家庭作业”
- 有次数限制——通常为 12~16 次对话
- 基于当前的困难而不是分析过去的生活
- 鼓励发展应对技巧

### 框 51　初始管理的学习要点

- 融洽的关系和安慰对病人的好转很重要
- 使病人能够采取自己喜欢的方式进行治疗
- 观察和等待
- 密切随访

安妮塔填写的抑郁评分量表得分为 17 分（总分为 27 分），被确诊为中度的抑郁症。你找到了安妮塔以前的旧病历，发现她曾在学校被人欺负，在她第一次参加 A 级考试之前就看过心理医师。

你很高兴在 2 周后再次见到安妮塔。你告诉她，她的血液检查正常。但是，她的情绪却变得更糟了。她告诉你，她发现很难与其他人相处，她几乎没有离开过家。她早上起床很困难并且“无缘无故”哭了很多次。她还没有被安排任何治疗。

她同意尝试一个疗程的抗抑郁药，并说：“我会尝试任何可能让我感觉更好的方法。”

**处方抗抑郁药时需要考虑哪些问题？**见框 52。

**框 52　开抗抑郁药处方时**

- 解释药物需要 2~3 周才能起效
- 确保病人不会上瘾
- 告知常见的不良反应
- 选择对症的抗抑郁药
- 如果病人有自杀倾向，应少量开药以避免过量服用
- 如果突然停药，要注意停药综合征（其症状包括恶心、呕吐、畏寒、头晕、躁动、意识障碍、疲劳）
- 在开始阶段要安排频繁的定期复诊，直到病人病情缓解
- 解释缓解后疗程的时长

你安排在 2 周后见安妮塔。

她一直每天服用 20 mg 的西酞普兰，她说自己感觉稍微好了一点，尽管她仍然没有睡好，却开始担心回去工作的事了。她周末去约克郡和父母住在一起，和母亲进行了很好的交谈，这对她也有所帮助。

你安慰她，她会恢复正常，但需要花些时间，她至少应该再休息一个月。你鼓励她向当地的心理咨询师咨询认知行为疗法。幸运的是，她适合进行这种疗法，因为国家医疗服务体系的心理医师在诊所有 4 个月的等待周期。

你安排她在 3 周后复诊，并向她推荐了一些有关抑郁症的自助书籍。

3 周后，安妮塔感觉好多了。她睡得很好，想恢复工作。她一直在外面打羽毛球。她更有活力了。她开始去看一位心理咨询师，心理咨询师帮助她克服了消极的思维模式。她还一直在阅读你推荐的那本书，她认为是非常有用的自助书籍。

你向她表示祝贺，并要求她在重返工作岗位后的一个月内复诊。

### 病人和她的工作

- 讨论病人何时以及如何恢复工作。逐步回归工作往往是最好的
- 你可能需要给她的雇主写一份报告
- 需要获得病人的书面同意，并有权查看报告

你预约了安妮塔下一次复诊，但她没有过来就诊。你写信请她再来就诊。她来的时候，承认自己的抗抑郁药在 3 周前就已用完，因为感觉很好，所以决定停药。你很快发现她的抑郁症已经复发（框 53）。

**框 53　认真监测和进行随访的重要性**

· 许多病人在感觉好转后，就自行停用抗抑郁药
· 抗抑郁药可能只要几周时间就从人体系统中排出，然后病人就会复发
· 未复诊的病人需要积极随访

在遭受这次挫折后，安妮塔决定继续服用抗抑郁药并完成了 12 个疗程的认知行为疗法。此后，你每 6 周对她复诊一次，你发现她的身体状况保持得很好，这是非常值得的。6 个月后，她开始享受工作并坠入爱河。她来找你，要讨论停止服用抗抑郁药的事（框 54）。

**框 54　关于停止服用抗抑郁药，你在接诊时需要考虑什么?**

· 讨论停止服用抗抑郁药的合适时机。有些病人可能希望持续 6 个月以上
· 制订一个逐渐减少剂量的时间表，以避免停药综合征
· 抑郁评分可以用来检查是否复发
· 在病人停止服用抗抑郁药物后，对其进行复诊

虽然这位病人有抑郁症家族史和抑郁发作史，增加了她再次发作的风险，特别是在妊娠期间或之后，但她可能会从每年一次的心理评估中获益。



## 案例回顾

安妮塔所表现出的异常疲劳是抑郁症的常见症状。搬家、新的工作、流产与男朋友分手等一系列的生活事件引发了她的抑郁症。她是一个脆弱的人，既有抑郁发作史，也有家族性抑郁史。起初，她非常不愿意承认她的抑郁症需要临床治疗。你为她提供安慰和支持，证明她不适合工作，并密切随访她。后来，她的抑郁情绪加重，她才意识到需要帮助。在抗抑郁药和认知行为疗法的双重作用下，她的抑郁症得到了缓解。

当她感觉好些时，她自行停用抗抑郁药，病情复发。你一定要对她进行随访，让她平稳度过这次抑郁发作。她将来仍然容易遭受抑郁症的困扰。

## 关键要点

· 抑郁症病人受益于良好的支持和持续的照顾
· 抑郁筛查问卷是一种有用的诊断和监测工具
· 定期频繁的随访是必要的，以确保依从性和验证治疗有效
· 许多病人非常不愿意服用抗抑郁药。当医师开抗抑郁药时，仔细的解释是必要的
· 认知行为疗法与抗抑郁药联合运用对中度抑郁有很好的疗效

· 复发性抑郁症很常见，因此建议对有抑郁症病史的病人每年复查一次

## ○ 参考文献

National Institute for Health and Clinical Excellence (NICE). (2007) *Depression: Management of depression in primary and secondary care.* Clinical guideline No. 23 (amended). http://www.nice.org.uk/nicemedia/pdf/CG23NICEguidelineamended.pdf Accessed on 26 February 2008.

MIND (National Association for Mental Health). www.mind.org.uk.

# 案例 23 一位尿频、盗汗的 54 岁女性

54 岁的卡沃斯基（Kavorski）女士很少来诊室就诊。她告诉你，她白天经常要上厕所，晚上要上一两次。

她还会因为盗汗醒来，而且她大部分时间都感觉很累。她认为这影响她作为一名超市经理的工作，因为她注意到自己的注意力很差，她变得急躁易怒，完全“不像她自己”。

### 你还会问她什么问题?

· 她的症状持续了多长时间?

· 她最后一次来月经是什么时候?

· 她有无其他尿路感染症状，如提示感染的尿痛（烧灼感），或在咳嗽、大笑或打喷嚏时漏尿（压力性尿失禁）?

· 她是否曾经必须马上去厕所，或者来不及去厕所（急迫性尿失禁）?

· 她有无其他问题，比如感到抑郁或性欲低下?

· 她生过孩子吗? 有过伴随泌尿问题的难产经历吗?

· 她想让你帮助她什么?

卡沃斯基女士说，她不确定她的症状是从什么时候开始的，可能是在几个月前。这几年来，她的月经一直不规律，并且在过去的 10 个月里她没有来过月经。她没有尿痛，但似乎会比以前更频繁地去厕所。在咳嗽、打喷嚏或及时赶到厕所时，她都没有出现漏尿的问题。她否认感到抑郁，只是觉得烦躁和疲倦。

虽然她的性欲肯定比过去弱了，但她的丈夫患有糖尿病好几年了，还有勃起功能障碍，所以很长一段时间以来性生活都很困难，也很少发生性行为。在他们几次尝试性交的时候，她确实有阴道干涩。她生育了 3 个孩子——都是正常分娩，产后没有任何问题。

她不确定你能提供什么帮助。她曾考虑过激素替代疗法（HRT），但她知道采用激素替代疗法有不良反应和风险。

### 你要对她进行什么检查? 为什么?

· 血压和体重（如果升高，会影响你的治疗决策）

· 乳腺检查和宫颈涂片检查，如果近期没有做过，需要做一次（目前，对于年龄

50~65 岁的妇女，每 5 年进行一次宫颈涂片检查）

· 外阴和盆腔检查，以评估组织状态和肌肉张力

· 尿液分析以排除糖尿病和感染

卡沃斯基女士的血压为 126/80 mmHg。体重 66.3 kg，身高 1.65 m，体重指数 24.4 kg/m$^2$（正常范围 20~25 kg/m$^2$）。她在 18 个月前做了宫颈涂片检查，8 个月前做了乳房 X 线检查，结果均为阴性。

在进行更多的检查之前，你应该主动去找一个女同事过来。如果在诊室里有一位执业护士，卡沃斯基女士也会很乐意。

乳房检查正常，无淋巴结肿大。你检查她的外阴，发现组织薄而有光泽，表明有一定程度的阴道萎缩。你让卡沃斯基夫人咳嗽，无尿液渗漏。盆腔检查无异常，子宫小、前倾，无附件压痛或肿块。阴道张力松弛。

执业护士通知你，尿液分析结果：红细胞、蛋白质、亚硝酸盐、白细胞和葡萄糖均为阴性。

### 关于你的检查发现，你打算对卡沃斯基女士说些什么？

你安慰她，你没有发现任何严重的问题，她的尿液看起来很清澈，没有感染或糖尿病的迹象。她出现潮热和尿频症状，最可能的原因是绝经期导致的雌激素水平降低。

你向她解释，泌尿道组织也依赖雌激素，在这个时期出现尿路症状是很常见的。

卡沃斯基女士询问，她是否可以进行血液检查以确认已绝经。

### 需要进行哪些血液检查来确定某人是否处于绝经期？在这个案例中是否合适？

你可以检测卵泡刺激素（FSH）和黄体生成素（LH）的水平，这两种激素会在绝经期的妇女中大量增加。然而，血液检查不会改变你的治疗方法，卡沃斯基女士有明确的月经不调史、尿路症状和潮热的病史，这表明她已进入绝经期，因此不需要进一步确认。

你向卡沃斯基女士解释说，她的症状意味着她正处于绝经期，而验血不会改变治疗方案的选择。

### 你会和她讨论哪种治疗方法？

· 局部外用雌激素能治疗阴道和泌尿系统症状，虽然这不会缓解她的盗汗，但将有助于改善阴道干涩和尿频。

· 雌激素替代治疗（HRT）将缓解她的盗汗和尿路症状。HRT 治疗的剂型包括片剂、

透皮贴剂或凝胶、鼻腔喷雾剂或植入物。

· 替勃龙片是一种结合了雌激素和孕激素活性与弱雄激素活性的合成化合物。它可以缓解潮热和一些尿路症状［由于不规律的阴道出血，它并不适用于距离末次月经未满 12 个月的病人使用（BNF 2007）］。

由于卡沃斯基女士没有做过子宫切除术，如果她决定使用激素替代疗法，她需要采用雌激素和孕激素的联合疗法，而不采用可能导致子宫内膜增生和增加患癌风险的非拮抗性雌激素疗法。

### 在开具任何激素疗法处方之前，你还应该问卡沃斯基女士什么问题？

· 她吸烟吗？

· 有无乳腺癌、肠癌、卵巢癌或早发性心脏病的家族史？

· 她的腿部或胸部有过血栓［深静脉血栓形成（DVT）或肺栓塞］吗？

· 她有过心绞痛的问题或提示周围血管疾病的症状吗？

· 她曾经得过肝病吗？

· 她曾有不明原因的阴道出血吗？

你可以从她的病历记录中看到，她过去从未接受过任何恶性肿瘤的治疗。

卡沃斯基女士从不吸烟，也没有乳腺癌的家族史或个人史、深静脉血栓形成史或肺栓塞史。她从来没有任何肝脏问题，也没有任何心血管疾病。但提到她的异卵双胞胎姐姐患有骨关节炎。

你可以向她保证，骨关节炎不是激素替代疗法的禁忌证。

卡沃斯基女士说，她听说过激素替代疗法可能会有“可怕的事情”，并担心会因此患上乳腺癌。

### 关于激素替代疗法的风险尤其是患乳腺癌的风险，你打算对她怎么说？

在英国和美国进行了大规模的激素替代疗法研究后，关于激素替代疗法的风险一直存在很多争议。因此，你必须充分了解情况并认真对待她的担忧，这一点很重要（Million Women Study Colaborators 2003；Women’s Health Initiative 2002）。

你对卡沃斯基女士说，目前的研究表明，如果进行短时间的（例如 1~3 年）激素替代疗法，那么患乳腺癌的风险只会小幅增加。乳腺癌的风险确实会随着激素替代疗法使用时间的延长而增加。最近的随机对照试验数据显示，使用联合激素替代疗法（绝经的 Prodigy Guidance）在 4 年后才开始增加风险。关于这一点存在一些争议，因为百万女性研究项目表明，风险在 1~2 年后开始增加，但专家对这项研究提出了质疑，因为许多女性在进入研究前已经使用多年的激素替代疗法。

你可以告诉卡沃斯基女士，服用替勃龙的女性患乳腺癌的风险可能只会小幅增加，而且比联合激素替代疗法的风险要小。在所有激素替代疗法的制剂中，停止激素替代疗法后，患乳腺癌的风险开始下降，5 年后风险达到与从未使用激素替代疗法的妇女相同的水平（CSM 2003a）。与从未接受过激素替代疗法治疗的女性相比，接受过激素替代疗法治疗的女性患卒中、血栓、卵巢癌和心脏病的风险也有小幅增加，但卡沃斯基女士的病史并不表明她会轻易患上这些并发症。

卡沃斯基女士看起来仍不确定会接受激素替代疗法，她说，她听说过一些治疗绝经的“自然”疗法，比如采用红三叶草和黑升麻，她想知道这些疗法能否成为备选方案？



在保健食品商店或网上出售的许多缓解绝经期症状的补充疗法，都含有植物雌激素，其结构与雌二醇相似，但关于其疗效或安全性的信息却很少。目前，不推荐使用它们，有些可能有肝毒性（Ernst 2001；Huntley & Ernst 2003；ICSI 2003）。

大豆制品可以帮助缓解潮热而且没有已知的不良反应。

### 卡沃斯基女士并没有询问激素替代疗法的好处。你应该和她讨论这些吗？

最好提一下激素替代疗法可以缓解她的潮热、睡眠紊乱、阴道干涩和尿路症状。它还能防止骨质疏松和结直肠癌。激素替代疗法对一些患有骨关节炎和关节疼痛的女性很有用，可能是因为雌激素在维持胶原蛋白方面起了作用。由于她很不确定是否愿意尝试激素替代疗法，你决定给她一些书面资料，让她带走阅读，并建议她在几周后再与你预约，讨论她打算怎么做（Prodigy Guidance）。

### 你还可以向卡沃斯基女士建议哪些非药物治疗的方法？

- 定期锻炼
- 穿轻便的衣服
- 睡在更凉爽的房间
- 尽可能地减少压力

采用以上这些措施，再加上避免诸如进食辛辣食物、咖啡因、吸烟和饮酒等可以帮助大多数女性缓解潮热。不幸的是，这些不太可能帮助她改善泌尿系统症状。

### 随访

卡沃斯基女士在 2 周后复诊，她说，她想讨论局部外用雌激素治疗，因为她了解到与服用激素替代疗法的片剂或贴片相比，这种方法的风险较小。

你肯定了这一点，你可以确认局部吸收的雌激素量是最小的，所以患乳腺癌的风险非常低。查阅英国国家处方集发现，你可以给病人开阴道药膏、阴道片剂、阴道栓或者雌激素阴道环。

*卡沃斯基女士不喜欢使用阴道环，所以她选择使用阴道药片。你告诉她应该每天晚上使用，连续 2~3 周后减少到每周 2 次。*

**她应该继续使用局部治疗多久？你是否应该警告她，出现阴道出血等有关症状时，需要做进一步检查？**

药物安全委员会（2003b）建议：

· 应至少每年中断一次治疗，以重新评估是否需要继续治疗

· 在治疗过程中的任何时间，如果出现突发性出血或点滴出血，都需要通过子宫内膜活检来排除子宫内膜恶性肿瘤的可能性

**她需要服用孕激素来预防子宫内膜癌吗？**

研究发现，使用药效低的阴道雌激素与子宫内膜癌的相对风险之间没有显著的关联（Weiderpass 等，1999a）。专家一致认为，不需要添加孕激素来保护子宫内膜。

你开出处方：30 片诺坤复阴道片（Vagifem 药片，一次性涂抹药含 25 μg 雌二醇），并安排卡沃斯基女士在 6 周内复诊。你告诉她，可能需要几个月，有时甚至长达一年的治疗才能缓解症状。你已知道局部雌激素疗法不会缓解她的潮热或睡眠欠佳，而且将来仍应选择全身性激素替代疗法。你应该在一年内复测她的血压。

## 案例回顾

关于激素替代疗法的风险和获益的新证据，一直在不断地涌现，这可能使公众和医学界感到困惑。在这个案例中，卡沃斯基女士担心激素替代疗法的风险，因此明智的做法是给她提供尽可能多的信息，以便她能够在知情的情况下选择治疗方案（网站上的 Prodigy Guidance 提供了关于绝经期所有风险和获益的信息）。对于任何考虑使用激素替代疗法的个人，在服用任何药物之前，应该讨论改善其生活方式，详细记录病史、危险因素和个人偏好。

由于雌激素水平降低，萎缩性阴道炎在绝经后妇女中很常见。绝经后，雌激素和糖原水平的下降会导致阴道 pH 值升高，以及结缔组织增生、胶原蛋白的透明化和弹性蛋白的断裂（Semmens & Wagner 1982）。结果随着阴道 pH 值的降低、上皮细胞变薄，可能导致感染、皲裂和溃疡。由于共同的胚胎起源，这些组织中的改变也发生在尿道。阴道和尿道上皮细胞都依赖于雌激素，因此当雌激素水平下降时，它们都趋于变薄并

变得更加脆弱。

由于卡沃斯基女士的症状主要是尿频和夜尿症，而且她对激素替代疗法的全身性影响感到非常焦虑，因此局部治疗是一个不错的初始选择。其他女性，尤其是性行为活跃的女性，可能会选择口服或经皮的激素替代疗法来缓解症状。

## 关键要点

· 约 80% 的妇女经历了绝经期症状，其中 45% 的妇女出现了痛苦的症状（RCPE 2003）

· 尽管绝经期症状通常是自限性的（2~5 年），但有些女性的症状会持续多年

· 大约 40% 的绝经后女性会出现萎缩性阴道炎的某些症状。然而，其中只有 20%~25% 的人会寻求治疗（Pandit & Ouslander 1997）

· 大多数选择使用激素替代疗法的女性，可以放心服用 1~3 年，与 HRT 的益处（如缓解症状、预防骨质疏松）相比，患乳腺癌和卵巢癌、卒中、DVT 和心脏病的风险很少增加

· 许多女性不需要激素替代疗法，在绝经期只出现轻微症状，除了安慰和提供信息（包括生活方式建议）之外，不需要治疗

· 一些女性有痛苦的症状，这严重影响了她们的生活

· 在使用激素替代疗法之前，必须在个体化的基础上权衡风险和获益

· 使用激素替代疗法的途径和制剂，应因人而异

· 激素替代疗法会增加患乳腺癌的风险，但如果使用激素替代疗法的时间少于 4 年，则患乳腺癌的风险仍然相对较低

· 除激素替代疗法以外的其他制剂，可用于缓解某些症状（替勃龙、可乐定、选择性 5- 羟色胺再摄取抑制剂、阴道润滑剂如 K-Y 凝胶）

· 补充疗法和食物对于缓解绝经期症状的作用尚不清楚；一些制剂具有肝毒性

## ○ 参考文献


*British National Formulary*. (2007) British Medical Association and Royal Pharmaceutical Society of Great Britain, London.

Committee on Safety of Medicines (CSM). (2003a) HRT: update on the risk of breast cancer and long-term safety. *Current Problems in Pharmacovigilance* **29**, 1-3.

Committee on Safety of Medicines (CSM). (2003b) Topical and vaginal oestrogens: endometrial safety. *Current Problems in Pharmacovigilance* **29**, 3.

Ernst, E. (2001) *Desktop Guide to Complementary and Alternative Medicine.* Mosby, London.

Huntley, A.L. & Ernst, E. (2003) A systematic review of herbal medicinal products for the treatment of menopausal symptoms. *Menopause* **10**, 465–476.

ICSI. (2003) *Health care guideline. Menopause and hormone therapy (HT): collaborative decision-making and management*, 5th edn. Healthcare Guideline. ICSI, Bloomington, MN.

Million Women Study Collaborators. (2003) Breast cancer and hormone-replacement therapy in the Million Women Study. *Lancet* **362**, 419–427.

Pandit, L. & Ouslander, J.G. (1997) Postmenopausal vaginal atrophy and atrophic vaginitis. *American Journal of the Medical Sciences* **314**, 228–231.

Prodigy guidance. http://cks.library.nhs.uk/patient_information_leaflet/menopause http://cks.library. nhs.uk/patient_information_leaflet/hormone_replacement_therapy

Prodigy guidance. *Menopause.* http://cks.library.nhs.uk/menopause/view_whole_guidance Accessed on 22 May 2007.

Royal College of Physicians of Edinburgh (RCPE). (2003) Consensus conference on hormone replacement therapy, October 2003. Final consensus statement. www.rcpe.ac.uk

Semmens, J.P. & Wagner, G. (1982) Estrogen deprivation and vaginal function in postmenopausal women. *JAMA* **248**, 445–448.

Weiderpass, E., Baron, J.A. & Adami, H.O. (1999) Lowpotency oestrogen and risk of endometrial cancer: a case-control study. *Lancet* **353**, 1 824–1 828.

Women's Health Initiative. (2002) Risks and benefits of estrogen plus progestin in healthy postmenopausal women. Principal results from the Women's Health Initiative randomized controlled trial. *JAMA* **288**, 321–333.

# 案例 24　一位有阴道分泌物的 19 岁女性

伊莫金·菲利普（Imogen Philips）出现阴道分泌物 2 周。她今年 19 岁，既往无明显病史。她与大学的朋友杰玛（Gemma）一起来的。伊莫金经常来诊室开避孕药的处方。

### 阴道分泌物的鉴别诊断是什么？

见框 55。

**框 55　阴道分泌物的鉴别诊断**

- 妇科感染：
  非性传播：细菌性阴道病、外阴念珠菌病（念珠菌感染）
  性传播：衣原体、淋病、尖锐湿疣、生殖器疱疹、梅毒、盆腔炎、滴虫
- 异物（例如残留的卫生棉条）
- 恶性肿瘤



### 你需要问什么问题？

- 阴道分泌物的持续时间和类型是什么？
- 有难闻的气味吗？如果有，则表明细菌性阴道病、阴道滴虫或异物
- 有无任何外阴瘙痒或外阴疼痛？如果有，则可能是念珠菌、阴道滴虫、细菌性阴道病或单纯疱疹
- 病人有全身不适症状吗？

她说，这几周有大量的分泌物，但无异味，有轻微的下腹部疼痛，但没有外阴症状，没有全身不适。

### 你还需要了解哪些其他重要的信息？

由于一些重要的鉴别诊断是经性传播的感染，因此你需要询问病人是否性行为活跃。

她看上去有些尴尬，但她的回答是肯定的。

### 关于她的性行为史，你还需要问哪些问题？

见框 56。

### 框 56 性行为史的组成部分

Carter 等（1998）：
- 社会背景和人际关系
- 避孕
- 妊娠及相关问题
- 生殖系统的病史（例如过去的性传播感染）
- 性行为方面的健康促进

对于这个方面，沟通技巧至关重要。这些问题你没必要都问。要小心谨慎地询问，注意你自己的态度，以及任何可能很重要的文化或语言问题（Carter 等，1998）。《皇家全科医师学会手册》（Carter 等，1998）涵盖了可能要问的问题，包括“你有无性生活？”“你们在一起有多久了？”“你还有其他性伙伴吗？”

*伊莫金说，她和男朋友马克在一起已经两三年了。在那段时间里，她没有其他的性伴侣，但她很担心，因为杰玛听说马克“到处拈花惹草”。她今天来的原因是，她觉得自己的阴道分泌物是由感染导致的。*



**为什么杰玛和伊莫金在一起？**

杰玛可以给予伊莫金精神上的支持，也可能是她的好朋友。另一种可能性是，杰玛坚持让她去看医师。不管是什么原因，在采集病史或检查时，你都需要核实病人是否希望有第三方在场。很明显，杰玛是来支持她的，伊莫金说她希望杰玛在整个接诊过程中都留下来。

*伊莫金显然对自己刚刚透露的信息感到不安，所以你给了杰玛一些时间来安慰她。*

**对于疑似性传播感染，你有哪些治疗选择？**

- 进行包括拭子采样在内的检查，并根据结果来治疗
- 转诊到当地的泌尿生殖医学科诊所
- 盲目使用抗生素治疗

其中最合适的方法是转诊到诊所，那里有提供适当支持和追踪接触者的专家。

**如果她拒绝去诊所，应如何进行问诊和检查？**

- 采集上述提到的性行为史
- 进行腹部体格检查和双合诊检查
- 取子宫颈拭子用于检查淋病奈瑟球菌和衣原体
- 取阴道拭子用于检查滴虫、加德纳菌和念珠菌

请记住，如果不检查就可能会漏诊且多重感染是很常见的。

伊莫金拒绝去诊所，并希望你对她进行治疗。经检查，她的宫颈分泌出脓性分泌物。当你取子宫颈拭子时，会有少量接触性出血。你还需要取阴道拭子。双合诊或腹部检查没有压痛，也没有发现其他阳性结果。

### 最可能的诊断是什么？

衣原体（框 57）。

**框 57　衣原体的症状**

Coyne & Barton（2006）：

- 化脓性阴道分泌物
- 下腹痛
- 性交后出血
- 经期出血
- 对于男性，会出现排尿困难和尿道分泌物

### 合适的治疗方法是什么？

阿奇霉素 1 g，单次给药。尽管阿奇霉素比强力霉素（7 天疗程）或红霉素（14 天疗程；BNF 2006）的价格更高，但可以提高依从性。你让她在 1 周内来复诊，取拭子的结果。

子宫颈拭子证实她患有衣原体感染，无其他感染。

### 接下来你该怎么办？

你应该告诉她诊断结果，并检查她的症状是否消失。你建议她应该去泌尿生殖医学诊所，以确认自己有无其他并存的感染。如果需要的话，可以追踪她的性伴侣和他的接触者进行治疗。

### 伊莫金上次不愿意去诊所，你能说些什么来说服她现在就去吗？

你可以强调诊所是保密的，拥有专业的医师和护士，他们可以通过适当的接触和追踪性伴侣来诊断和治疗感染。

你还可以解释说，如果不对马克进行治疗，她可能会再次被感染，并且她会有进一步发生并发症的风险。

### 你应该告诉她，衣原体感染的并发症是什么？

见框 58。

**框 58 衣原体感染的并发症 Drife & Magowan（2004）； Jones & Boag（2007）**

- 巴氏腺脓肿
- 子宫内膜炎
- 输卵管炎会导致输卵管阻塞、慢性疼痛和不孕
- 男性附睾睾丸炎
- 它也可以传染给新生儿

接诊快结束时，她脱口而出说自己很紧张，不敢告诉马克自己被感染了，因为两人的关系本来就不太好。她认为透露自己被感染的情况，将是压垮两人关系的最后一根稻草。

你解释说，如果她觉得难以开口，诊所可以帮她联系马克，进行一次公开的交谈，这样她可以确保马克知道她在接受治疗，从而让她避免再次被感染的风险。

### 她还需要别的信息吗？

建议她应该禁欲，直到她和马克都得到评估和治疗。这也是与她讨论避孕措施的好时机。

她目前只使用复方避孕药，没有任何问题。

### 对她来说，这是最合适的避孕方式吗？

正确地使用复方避孕药对预防妊娠有好处，但不能防止性病的传播和感染。最好的做法是建议她使用避孕套和复方避孕药一起作为最佳的保护措施。

**结局：**你向她提供有关衣原体的书面信息，并写一封介绍信，让她带去泌尿生殖医学诊所就诊。

伊莫金和马克摊牌了，她被衣原体感染了，并质问他的风流韵事。他承认在过去的几个月和别人有过性关系，他们决定分居。他同意到诊所接受检查和治疗。

伊莫金治疗后没有发生不良反应，康复后没有任何问题。然后她来向你询问她未来的生育能力，因为她知道这可能已受到感染的影响。你告诉她，输卵管堵塞的可能性不大，因为她没有逆行性感染的症状或体征，如果她担心将来有问题，可以进行检查。

## 案例回顾

性传播感染的表现可能很复杂。病人可能会出现许多不同的症状，这些症状最初

可能并不提示感染。例如，膀胱炎的症状可能是由衣原体、淋病或滴虫引起的尿道炎症导致的。由衣原体或淋病奈瑟球菌引起的宫颈炎可导致阴道异常出血。阴道分泌物可以由性传播或非性传播的感染引起，但也可以由上述其他疾病引起。

刚开始接诊的时候，采集性病史是很尴尬的。《皇家全科医师学会手册》中有许多有用的建议可以使用。如果你不感到尴尬，病人也不太可能会感到尴尬。

衣原体病是英国确诊的最常见的性传播感染，2005 年有 110 000 例（HPA 2006），而且病例数量还在稳步上升。国家已经实施了一项衣原体筛检计划，为所有 25 岁以下的男性和女性提供检测机会。这项计划从 2001 年开始分阶段实施。

最好的做法是鼓励怀疑有性传播感染的病人到泌尿生殖科诊所就诊。诊所不仅有治疗和诊断方面的专家，而且还能保密信息、追踪接触者（请参阅下文）。诊所也是一个很好的疾病信息来源，有专科护士可以花时间和病人讨论病情。

告知伴侣（或追踪接触者）是一个过程，需要告知性病病人的性伴侣有被感染的风险并需要参加性健康检查。其目的是防止原发病例的再次感染并减少感染的传播，因为即使他们被感染也可能无症状。与诊所或卫生保健专业人员联系病人相比，让原发病例自己通知伴侣，可能会导致伴侣很难来接受检查。如果采用这种方式，则原发病例的身份可以保密（Mathews 等，2001）。对伴侣治疗的失败可能是衣原体感染治疗失败最常见的原因（Gilson & Mindel 2001）。

没有哪项检查是完美的，并且大多数病例没有症状，这使得疾病继续传播。无创性检查的出现，使无症状筛查变得更容易被接受（例如，与女性的宫颈内拭子和男性的尿道拭子相比，尿液检查或自行采集外阴的阴道拭子更容易被接受；Coyne & Barton 2006）。

## 关键要点

· 阴道分泌物的鉴别诊断包括：妇科感染——非性传播感染和性传播感染；异物（如留存的卫生棉条）；恶性肿瘤

· 英国最常见的性传播感染是衣原体感染

· 大多数的衣原体病例无症状，但女性的症状包括阴道脓性分泌物、下腹痛、性交后出血和不规则的月经间期出血

· 治疗应包括病人教育、使用抗生素和追踪接触者以及常规的避孕建议

## ○ 参考文献

*British National Formulary*, 52nd edn. (2006) Royal Pharmaceutical Society of Great Britain. RPS Publishing and BMJ Publishing Group, London.

Carter, Y., Moss, C. & Weyman, A. (eds.) (1998) *RCGP Handbook of Sexual Health in Primary Care*. Royal College of General Practitioners, London.

Coyne, K. & Barton, S. (2006) STIs. *Update* **72**, 11–20. Drife, J. & Magowan, B. (ed.) (2004) *Clinical Obstetrics and Gynaecology*. Elsevier, London.

Gilson, R.J.C. & Mindel, A. (2001) Recent advances: sexually transmitted infections. *BMJ* **322**, 1 160–1 164.

Health Protection Agency (HPA). (2006) *A complex picture, HIV and other sexually transmitted infection in the United Kingdom.* Health Protection Agency. http://www.hpa.org.uk/publications/2006/hiv_sti_2006/contents.htm Accessed on 21 March 2007.

Jones, R. & Boag, F. (2007) Screening for chlamydia trachomatis. *BMJ* **334**, 703–704.

Mathews, C., Coetzee, N., Zwarenstein, M., *et al.* (2001) Strategies for partner notification for sexually transmitted diseases. *Cochrane Database of Systemic Reviews* Issue 4. Art. No.: CD002843.DOI:10.1002/14651858. CD002843.

# 案例 25 一位“月经周期紊乱”的 34 岁女性

朱莉娅（Julia）因“月经周期紊乱”来到诊室。她受够了无法预测自己月经周期的时间，这个月的月经周期淋漓时间过长，那是促使她来诊所的“最后一根稻草”。她看上去有些疲倦，却并不痛苦。

她是当地啤酒厂的秘书。除了 2 年前因中度严重的痤疮和脚踝扭伤需要休息一段时间外，她没有因为其他事情来过诊所。



**有些人出现月经出血问题，可能的原因是什么？**

根据 O’Flynn（2006）：

· 即使月经周期仅改变 2~3 天，一些妇女也认为她们的月经周期是不规律的，这使她们无法接受

· 对月经出血可接受的严重程度有很大的差异

· 在某些宗教中，流血时不允许祈祷，这使长时间的月经出血成为一个麻烦

· 生育能力通常是朱莉娅这个年龄段最重要的因素

· 许多妇女担心不规则的出血预示着绝经期

· 朱莉娅可能担心某种特殊的病变

**完整地描述月经史，需要问什么问题？**

见框 59。

**框 59 月经史的组成部分**

国家妇幼健康合作中心（2007）：

· 询问出血的性质

· 询问相关症状

· 询问对生活质量的影响

· 询问病人的想法、担心和期望

· 最后一次子宫颈涂片的日期和以前的结果

这些问题应谨慎处理，特别是因为有些人将其看成是一个“禁忌”的话题。

朱莉娅的不规则出血已有一年。尽管她没有保留确切的记录，但她的月经周期往往很长，每次月经间隔 35~42 天。尽管她发现出血的时间比上个月的时间更长，但每个周期最多出血 12 天。在每个经期开始时，她都有水肿和伴随疼痛的血块，

但这种情况很快就会消失。她有过几次月经间期的出血，没有性交后出血。

她没有发现自己的症状会导致丧失自理能力，有时会用布洛芬进行治疗。她主要担心的是，她已经尝试妊娠大约一年，并且发现很难预测什么时候排卵。她经期出血时，她的丈夫也拒绝性交。没有性交困难。

她的上一次宫颈涂片检查是去年 10 月，结果很正常，她过去没有任何异常情况。

她想知道出血的原因是什么，出血是否为她尚未妊娠的原因，以及在不使用激素的情况下有什么方法可以控制出血。

### 不规则月经出血的鉴别诊断是什么？

见框 60。

**框 60　不规则月经出血的鉴别诊断**

Elder（2002）：
- **妊娠相关**
  - 孕期出血
  - 流产后的残留物
  - 异位妊娠
- **无排卵**
  - 与初潮或绝经有关的无排卵周期
  - 垂体或下丘脑问题
  - 多囊卵巢综合征
  - 甲状腺功能障碍
- **恶性肿瘤**
  - 子宫内膜
  - 子宫颈
- **感染**

### 你还有其他什么问题要问她吗？

- 她末次月经是什么时候（有助于排除当前妊娠）？
- 在这些问题出现之前，她的月经周期是什么样的？
- 她有无提示性传播疾病感染的相关症状？

她的最后一次月经是在 2 周前开始的，从那以后她就没有进行过无保护措施的性交。她的月经不规律是在她停止服避孕药试着妊娠后开始的。她没有妊娠，从 20 岁就开始服用避孕药。在此之前，她的月经也是不规律的。

她没有阴道分泌物、性交困难或性传播疾病感染史。

### 你想做什么检查？

你应该进行腹部和盆腔检查来完成初步评估。

### 根据病人已知的病史，是否应该用阴道拭子检查感染情况？

性行为活跃的病人如果出现月经问题，都应排除性传播疾病的感染史，因为性传播疾病可能是导致月经问题的原因之一，除非经过检查，否则不会被发现。

检查时发现她超重，面部、下腹部和胸部多毛。她的腹部和盆腔检查正常。已采集了阴道拭子。

### 最有可能的诊断是什么？

你已经排除妊娠的原因，恶性肿瘤的可能性也很小，所以停止排卵是最有可能的诊断，虽然你需要等待阴道拭子的结果来确认她没有感染性传播疾病。

### 你解释为什么不应该担心恶性肿瘤？

年龄是一个非常重要的因素，因为子宫内膜癌在 35 岁以下的人群中非常罕见。她的涂片结果是最近的，检查时子宫颈外观正常，因此患子宫颈癌的可能性很小。与已经存在了很长时间的症状相比，症状状态的变化更有可能表明存在病理改变（Shapely 等，2004）。



### 她停止排卵的最可能原因是什么？

她的特征与多囊卵巢综合征相符（框 61）。

**框 61 提示多囊卵巢综合征的特征**

- 月经过少
- 可能有无排卵性不孕
- 多毛症和向心性肥胖

### 你将进行哪些检查来确认多囊卵巢综合征，预期结果会是什么？

见框 62。

**框 62 多囊卵巢综合征的检查**

Drife 和 Magowan（2004）；Thistlethwaite（2004）：

- 超声检查——双侧卵巢增大，伴有多个外周的囊泡。然而，由于并不会总是存在囊肿，超声可能会误导
- 睾酮和雄烯二酮可能升高
- 黄体生成素高于卵泡刺激素
- 性激素结合球蛋白较低

### 你如何继续进行接诊？

- 解释你对她的症状和检查结果的看法
- 论述你想进行的检查以及原因
- 解决她的主要担忧（生育能力），建议她开始服用叶酸，以减少她妊娠时出现神经管畸形的机会

你向朱莉娅解释说，联合用药可能会让她月经周期规律，如果没有联合用药，她的月经周期可能会不规律。你确认这可能会导致她受孕困难，所以你需要对她做一些检查。

你告诉她要安排一些血液检查和超声检查来帮助你进行诊断。你决定在多囊卵巢综合征得到确诊之前，不告诉朱莉娅，然后你安排在一个月后复诊并告诉她结果。

一个月后，朱莉娅确诊为多囊卵巢综合征，阴道拭子阴性，无性传播疾病感染。

### 你将如何继续进行处理?

你需要向她解释你的诊断并解释多囊卵巢综合征是导致不孕最常见的原因，它是由卵巢不能排卵引起的（无排卵性不孕；Drife & Magowan 2004）。在某些周期内，卵子可能会被排出体外，但由于这对夫妇已经尝试了很长时间却没有成功，所以她需要转诊到专科诊所，对她及其丈夫做进一步的检查，以便他们可以根据指标选择治疗方案（框 63）。你还应该提供一些信息让她阅读（www.patient.co.uk），为这对夫妇提供支持。



**框 63　多囊卵巢综合征的治疗**

Drife & Magowan（2004）：

- 联合口服避孕药可以控制月经周期
- 口服避孕药或醋酸环丙孕酮控制多毛症
- 多囊卵巢综合征引起的无排卵周期可以通过口服抗雌激素的药物克罗米芬治疗，治疗 12 个月后累积妊娠率为 81%

朱莉娅的难过是可以理解的，她问她是否可以做些什么，以提高自己在等待转诊时受孕的机会。

你应该计算出她的体重指数，测量她的腰围，有意识地向她解释减轻体重有助于纠正激素失调、促进排卵，降低多囊卵巢综合征出现的胰岛素抵抗（Drife 和 Magowan 2004）。

### 还有哪些卫生保健专业人员可以参与?

- 执业护士可以教育她如何健康饮食和安全运动
- 转诊给营养师也很有用，但这项服务通常要等待很长时间

**结局：**朱莉亚和她的丈夫被列在不孕不育诊所的候诊名单上，不孕不育诊所的候诊长达数月之久，他们目前正在等待门诊预约。为完成转诊，还根据流程进行了其他几项检查，包括对她丈夫的精液分析。

在接下来的几个月里，你会经常看到朱莉娅，因为她非常担心失去受孕的机会，需要你的支持。

## 案例回顾

在英国的传统文化里是不谈论月经的，因此在试图评估月经失调的女性时，可能会出现困难。女性可能会感到自己无法与他人倾诉自己的担忧，因此这可能限制她们的应对能力，即使是轻微的月经问题（O'Flynn，2006）。

信念来自于病人的亲身经历以及社会、文化和教育的影响。正常的月经持续时间为3~8天，平均周期为28天（NCC for Women's and Children's Health，2007年）。

多囊卵巢综合征是育龄妇女中最常见的内分泌疾病（Kunde & Khallaf 2006）。虽然其主要特点是胰岛素抵抗、雄激素过多和促性腺激素动力学异常，但其病因尚不完全清楚。其中的一个原因是无排卵状态，这通常会导致多囊卵巢（Hunter & Sterrett 2000）。当卵泡开始发育但未成熟，变成充满液体的囊泡时，就会发生这种情况。尽管遗传因素尚未确定，但有在家族中遗传的趋势。

临床表现从轻度到重度都有可能，因此许多患有这种疾病的女性，甚至都没有去看过全科医师。治疗策略取决于目前的症状和对病人病情的优先考虑程度。在这种情况下，生育能力是最重要的考虑因素，因此朱莉娅和她的丈夫被转诊到生育诊所。

## 关键要点

· 女性因月经紊乱而就诊的原因：无法应对症状，担心潜在的病变，担心生育能力或担心绝经

· 月经不规则出血的鉴别诊断包括：妊娠相关原因，排卵障碍，恶性肿瘤和感染

· 多囊卵巢综合征：

可以表现为月经少、闭经、向心性肥胖、多毛症、痤疮

超声波扫描并不一定总是具有诊断价值，因此可以通过询问病史、体格检查和性激素检测分析来确诊

治疗策略取决于病人目前的症状和对病情的优先考虑程度

## ○ 参考文献


Drife, J. & Magowan, B. (ed) (2004) *Clinical Obstetrics and Gynaecology*. Elsevier, London.

Elder, M.G. (2002) *Obstetrics and Gynaecology: Clinical and Basic Science Aspects*. Imperial College Press, London.

Hunter, M.H. & Sterrett, J.J. (2000) Polycystic ovary syndrome: it's not just infertility. *American Family Physician* **62**, 1 079–1 090.

Kunde, D. & Khallaf, Y. (2006) Key developments in women's health. *Practitioner* **250**, 7–13.

National Collaborating Centre for Women's and Child's Health Commissioned by National Institute for Health and Clinical Excellence. (2007) *Heavy menstrual bleeding*. http://guidance.nice.org.uk/CG44 Accessed on 5 April 2007.

O'Flynn, N. (2006) Menstrual symptoms: the importance of social factors in women's experiences. *British Journal of General Practice* **56**, 950–957.

Shapely, M., Jordan, K. & Croft, P.R. (2004) An epidemiological survey of symptoms of menstrual loss in the community. *British Journal of General Practice* **54**, 359–363.

Thistlethwaite, J. (2004) Key developments in menstrual problems. *Update* 161–174.

# 案例 26 一位有问题的 15 岁女孩

丽莎·约翰逊（Lisa Johnson）是一位 15 岁的女孩（案例 14 中患有消化不良的约翰逊先生的女儿），从她上小学以来你就认识她。她很少来找你看病，但在某个周一的下午，她穿着校服过来了，看上去很沮丧。你问她怎么了，她突然大哭起来，说她妊娠了，“我的爸爸会杀了我”。

**你会如何应对这种情况?**

· 保持冷静并为她提供一些纸巾
· 查明她是否做过妊娠试验
· 询问她，你能帮什么忙，她想怎么处理妊娠的事
· 向她保证，接诊是保密的，没有她的明确许可，你不会告诉任何人



丽莎忍住不哭了，告诉你，她在药店做了两次妊娠检查，结果都是阳性。她的乳房很痛且体重在增加。她妊娠后非常痛苦，想要流产。她很害怕你会告诉她父母。

**你需要向丽莎询问什么情况?**

· 她的末次月经时间是什么时候?
· 她的月经周期规律吗?
· 她有性生活多久了?
· 她是否使用了任何避孕措施?——如果是，那是什么类型的?
· 她有一个固定的男朋友吗?
· 她被强奸了吗?
· 她确定要终止妊娠吗? 还有哪些选择?

丽莎承认她最后一次月经大约是在 8 周前。她的月经总是不规律。她只和一个人发生过性行为，那次她在朋友家过夜，喝了太多酒。她对同她睡过的那个男孩了解很少，但从那以后就再也没见过他。这不是强奸。他不知道她妊娠了。她没有采取任何避孕措施。她坚持说自己不想继续妊娠了。

**根据这些信息，你还会考虑到其他什么事情？**

· 丽莎可能有感染性病的危险

· 她可能经常喝太多的酒，使她的健康受到威胁

· 她将来会需要避孕的建议

· 对于流产的要求，你不确定让她终止妊娠是否合法，因为她未满 16 岁。你也不清楚孩子的父亲有什么权利

这是一种复杂的情况，一些医师不愿意让病人终止妊娠，因为这违反了他们的宗教或伦理信仰。如果是这样的话，《良好的医疗实践》指出："如果你觉得你的信仰可能会影响你提供的建议或治疗，你必须向病人解释这一点，并告诉他们有权利去看另一位医师。"

在这种复杂的情况下，明智的做法是与你的医疗防卫组织（the Medicl Defence Organization）取得联系，寻求建议。英国医学总会的指南规定，未满 16 岁的女孩可以根据她们对手术过程中所有事情的理解，做出明智的决定（框 64）。把丽莎送走，稍后再回来是不切实际的，所以你让她在你的房间里等着，而你从另一个房间打电话给你的医疗防卫组织。



**框 64　流产的流行病学**

2004 年，英国完成了 185 400 例人工流产，比 2003 年增加了 2.1%。这相当于年龄标准化后的流产率为：每 1 000 名 15~44 岁的常住妇女中有 17.8 人流产。在 2004 年，年龄标准化流产率最高的是 18~19 岁和 20~24 岁年龄段，每 1 000 名妇女中有 31.9 人流产。同年，16 岁以下女性的流产率为 3.7/1 000，而 2003 年为 3.9/1 000。2004 年，18 岁以下的流产率为 17.8/1 000，而 2003 年为 18.2/1 000。在 2004 年，NHS 提供了 82% 的流产相关费用；其中，超过 50%（51%）发生在 NHS 签约合同下的独立机构：88% 的流产发生在妊娠 13 周内；60% 发生在妊娠 10 周以内。药物流产占总数的 19%，而 2003 年的比例为 17%。在 2004 年，英国只有 1% 的流产是由于胎儿有严重的心理或生理缺陷的风险（卫生部流产统计数据）。

**法律要求**

1967 年的《流产法》允许在 24 周之前终止妊娠，需要符合以下标准：

· 降低对女性生命的风险

· 降低对女性身体或精神健康的风险

· 降低女性现有子女的身心健康风险

· 胎儿有严重的心理或生理缺陷的风险

大多数流产是在执行第二条标准。

医疗防卫组织的建议是，你应该试着说服丽莎至少与她双亲中的一位谈谈妊娠的事。如果她拒绝这样做，你必须用你的专业判断来评估丽莎有无能力理解终止妊娠的风险，包括身心健康方面的问题。如果你认为她有能力，那么在你将她转诊给妇科医师之前，你不需要征得她的父母的同意，你可以签署适当的表格（HSA1）要求终止妊娠。妇科医师也必须做出自己的评估，同意在进行手术之前签署 HSA1 表格。根据目前的法律规定，对于丽莎终止妊娠的决定不必告知胎儿的父亲。

作为丽莎的全科医师，你可能会对这种情况感到非常不舒服。你应该强烈地鼓励丽莎向别人倾诉（最好是向她的父母倾诉），告诉他们发生了什么事。在这个过程中，她可能需要很多情感上的支持，如果她的母亲或好朋友以及你自己能够提供帮助，那就更好了。《良好的医疗实践》（GMC）规定："医务人员应努力促进儿童与父母之间的对话。如果不可能进行对话，医师需要帮助年轻人找到另一种支持方式。"丽莎坚持认为她不能告诉她的父母，但她认为自己可以向学校里的一个好朋友倾诉。你强烈建议丽莎和她的朋友谈谈，然后问她，你是否可以给她做检查。

### 你今天需要做什么体格检查来解决这个问题?

· 血压和体重

· 做盆腔检查以确认胎儿大小

· 三支拭子检查性传播疾病（两支子宫颈拭子，一支用于衣原体，一支用于淋病，另一支阴道拭子用于其他感染）

为了进行体内检查，你必须提供一个女伴，所以你要求执业护士在场。如果你是一名男性全科医师，这是特别重要的。如果你是一名女性全科医师，你仍然应该提出需要有一个人陪伴。如果丽莎拒绝，你应该在病历中记录事实。

当你检查丽莎时，她的阴道有一层厚厚的白色分泌物，子宫如一个大柚子那么大（大小为妊娠 10~12 周），如果她要做吸引术终止妊娠，就需要紧急预约妇产科医师（框 65）。她的血压正常，为 100/66 mmHg，体重 59 kg。



**框 65　流产服务**

流产服务的可及性，可能因地理位置而异，并且在英国的农村或偏远地区更难获得。在一些地区，初级保健基金会现在正委托慈善机构，如英国孕期咨询服务中心或玛丽·斯特普斯中心（the Marie Stopes Centre）来执行国民保健服务体系的终止妊娠计划。

根据妊娠期的不同，可以采用不同的终止妊娠的技术：

· 妊娠在 9 周以内，可使用顿服抗孕酮的米非司酮和顿服前列腺素类似物进行药物流产。药物流产也可以用于晚期妊娠，但需要大剂量的前列腺素来诱导分娩

· 妊娠在 7 周内可使用吸引术

· 妊娠在 7~15 周，在局部麻醉或全身麻醉下，行刮宫吸引术终止妊娠

· 妊娠在 15 周以上，通过负压吸引器和专用钳进行宫颈扩张和刮除术

### 关于终止妊娠的事，你需要告诉丽莎什么信息吗?

你需要简要地告诉丽莎手术的风险（失败率，即妊娠物排出不完全、出血、感染、子宫穿孔的风险；框 66），以便丽莎充分地了解情况。你可以警告她，即使她迫切希望这样做，她也很可能会在流产后感到心烦，因为她可能会感到内疚，并担心后果。这些问题也将在预约妇科门诊时进一步讨论。如果你认为丽莎理解了所有这些问题，那么你可能同意写转诊信并签署 HSA1 表格。

终止妊娠对情绪的影响可能比身体的创伤更严重，抑郁和内疚感也很常见。

**框 66　英国皇家妇产科医师学院（RCOG）风险估计**

· 流产失败：每 1 000 例手术流产中有 2~3 例，药物流产中有 1~14 例
· 感染（生殖道和盆腔炎）：大约为 10%，将来可能导致不孕
· 出血：总体而言，每 1 000 例中有 1 例，如果妊娠不足 13 周，则每 1 000 例中有 0.88 例
· 子宫穿孔：（1~4）/1 000
· 宫颈外伤：不超过 1/1 000
所有这些数量取决于手术医师的技能和经验

丽莎似乎已考虑了所有这些信息，但她仍然确定想要终止妊娠。

### 如果你打算进行转诊，丽莎需要知道哪些实用信息？

你告诉丽莎，你在生育控制中心（妇科的一部分）为她安排了一次紧急的门诊预约，她在那里会被观察、检查、进行血液检查并被建议终止妊娠。决定是否继续妊娠取决于在医院接诊过她的医师，以及医师是否也愿意签署 HSA1 表格。

她需要带上转诊信、表格和一个清晨的尿液样本（框 67）。在预约时，她将接受超声波扫描，以确定胎儿的大小。如果妊娠时间少于 15 周，妇科医师会尽快安排她作为日间病例入院。手术后，她可能会感到疲劳和心烦。她将需要有人照顾她，并在当天晚些时候把她带回家（有关终止妊娠手术的详细信息，请参阅框 67）。

你意识到你回到诊室接诊已经晚了 30 min，你现在不能解决丽莎所有的问题。你打电话让丽莎明天来诊室取妇科医师的转诊信和表格。你给她一份关于终止妊娠的病人信息宣传手册和一个尿液标本瓶。

**框 67　转诊信中终止妊娠所需的信息**

· 姓名、出生日期和末次月经的第一天，或妊娠进展程度的指征（在本案例为 10~12 周）
· 任何相关的既往史——丽莎对青霉素过敏。无手术或严重疾病的病史
· 体重和血压
· 社会环境和要求终止妊娠的原因
· 你对她理解手术的能力以及她对决定负责的能力进行评估
· 避孕史（无）
· 你的姓名、任职资格和联系方式
· 正确填写 HSA1 表格
你还应该提到，你已经采集了三支拭子进行检查，一旦结果出来，你会传真给她。

### 后续的随访你应该做什么？

你安排在几天后再次与丽莎见面，向她提供三支拭子采样的结果，并查看她是否在设法与父母或朋友谈论这个情况。

上午的门诊结束后，你打电话给医院的生育控制中心，为丽莎安排一次紧急预约。不幸的是，现在是午餐时间，只有一种电话应答录音服务，你可以在上面留言，让他们给你的手机回电话。

### 当天晚些时候

你在外出家访时，生育控制中心给你回了电话。这让你很尴尬，因为如果你和另一个病人在一起，你不能在不违反保密原则的情况下与他们进行电话交谈。你告诉他们，你会在 10 min 后回电话。当时你在处理 B 夫人，她是一位老年痴呆症病人。你躲在车里给妇科诊所回电话，解释了丽莎情况的紧急性。妇产科诊所的工作人员非常乐于助人，并说他们将在本周五十点半去看她。

### 3 天后

3 支拭子的结果显示，衣原体、滴虫和淋病奈瑟球菌呈阴性，而念珠菌呈阳性。丽莎与你预约 16 点 30 分就诊，但不幸的是她没有来诊所。接待员证实，她确实是在前一天来取了给生育控制中心的转诊信。



### 你应该开什么药？你打算怎么告知丽莎？

你可以给她开 2%的克霉唑阴道栓和克霉唑乳膏的处方，但如果丽莎以前从未用过，她就需要你的指导。你可以试着给她家里打个电话，或者通过邮局给她发个紧急预约，但有些病人不喜欢收到信件，尤其是住在家里的青少年。你后悔没有记录丽莎的手机号码。另外，今天是周四，丽莎预约了明天去医院。你决定将拭子的结果传真给生育控制中心，这样当他们见到丽莎时，就可以开处方并解释治疗方法。

你需要在丽莎终止妊娠后去见她，所以你让前台接待员给她写信，让她在 2 周后和你预约。这次不会提及就诊的原因，以防家里有其他人看到这封信。

### 14 天后

你收到了医院的出院介绍信，丽莎已经终止妊娠，预计已妊娠大约 13 周。在那天傍晚，丽莎在放学后来诊所看你。

### 今天预约就诊时，你需要问丽莎哪些问题？

- 她的总体感觉如何？
- 有无疼痛或出血？
- 有无阴道分泌物或瘙痒？
- 她需要避孕吗？
- 如果她确实想避孕，在终止妊娠后是否有过保护措施的性行为？

### 自从你上次见到她以后，她是否向任何人吐露过秘密？

丽莎告诉你，尽管她看上去很焦虑，好像要哭了，但感觉还不错。她尚未告知父母或任何成年人有关妊娠的情况。终止妊娠后，她和学校里的一个朋友住在一起，她是唯一知道她妊娠的人。她确实有一些阴道出血，但是现在已经停止了。她再也没有过性生活。医院给她开了一个月的口服避孕药（妈富隆），她一直按时服药。术前给予氟康唑片 150 mg 以治疗念珠菌感染。从那以后，她就再也没有出现瘙痒，也没有阴道分泌物。

### 你还需要问她什么？你的随访应该安排什么内容？

· 她抑郁吗？为了证实这一点，你需要询问一些具体的症状，比如她的睡眠模式、食欲、对未来的看法和精力水平

· 明智的做法是主动提出在几周后见她。她将需要另一张避孕药的处方并告诉她如果忘记服用应该怎么办

丽莎肯定很难过、很痛苦。她现在睡得很好，吃得也很好，希望"一切都能恢复正常"。她仍然很担心她的父母会知道发生了什么事。你认为她没有符合临床标准的抑郁症。她同意在 3 周后再来找你，开了 3 个月的避孕药处方，外加一些避孕套。

### 你是否应该处理她大量饮酒的问题，以及她是否把自己置于危险之中？

这是一个需要探讨的问题，因为丽莎可能经常饮酒过量，这可能导致危险的行为，也可能对她的全身健康有害。在这次预约就诊中，你认为丽莎的身体状况不适合接收太多的信息。你再次向她保证，你不会把发生的事情告诉任何人。你笼统地谈到了青少年经常饮酒过量的后果可能是毁灭性的（如危险的性行为导致妊娠、性传播疾病、外伤、肝脏问题）。你让她认真考虑这些问题，并给她一张关于安全饮酒的宣传单。你预约她 3 周后来复诊。

## 案例回顾

意外妊娠和终止妊娠的请求，对病人和卫生专业人员都产生了许多伦理和情感的问题。特别是当病人不满 16 岁时。英国医学总会《良好的医疗实践指南》是处理 16 岁以下未成年人的参考指南，你的医疗防卫组织也会非常有帮助。在这种情况下，你必须非常小心，不要泄露隐私，确保你仔细记录了每一次接诊。

如果你自己的信仰阻止你去治疗病人，你必须向他们解释这一点并要求他们咨询其他医师，因为你仍然有照顾病人的责任。

以丽莎为例，你必须应对 3 种潜在的健康风险：

1. 继续或终止妊娠的心理健康风险

2. 在无保护措施的性行为后发生性传播疾病的风险

3. 随访饮酒过量的风险也很重要，对避孕和合理饮酒提供咨询，以防止发生更多的意外妊娠

在性接触 7~10 天后可检测到衣原体，丽莎很幸运，没有因为偶然的性接触而感染这种疾病。据英国卫生保护署（the Health Protection Agency）称，在英国的泌尿生殖诊所中，生殖器衣原体感染是目前最常见的性传播感染，并且自 20 世纪 90 年代中期以来，发病率一直在稳步上升。1998 年健康教育权威机构的一项研究表明，1/7 的年轻人在饮酒后发生不安全的性行为，1/10 的人喝得太多以至于他们不记得自己有无性行为。作为丽莎的全科医师，你的角色在于建议安全性行为和适度饮酒，这对于预防未来出现问题也非常重要。

这个病例也提出了我们应该如何与病人沟通的要点。手机和电子邮件可以使人与人的直接联系变得更容易，特别是对青少年来说，这些都是保持联系和保护隐私的好方法。



## 关键要点

· 意外妊娠和随后的终止妊娠是一种创伤性事件，常常伴随着抑郁和内疚感

· 在所有涉及 16 岁以下的病人中，英国医学总会建议医师鼓励病人与父母讨论这个问题

· 医疗防卫组织将对困难的伦理问题提供建议，例如为 16 岁以下的病人进行治疗和转诊

· 在与年轻人打交道时，有关“安全性行为”和有效使用避孕方法的健康教育是全科医师工作的一个重要组成部分

· 保密至关重要

· 在病历中准确记录所讨论和协商一致的内容，对于丽莎这样的伦理困境尤为重要

· 你必须始终保持一种不带偏见的立场并始终以病人的最佳利益为出发点。如果你自己的宗教信仰或伦理观念会阻止你转诊病人去终止妊娠，你可以建议他们去看另一位医师

## ○ 参考文献

Department of Health Abortion Statistics. www.patient. co.uk/showdoc/40000047 Accessed on 15 October 2006.

General Medical Council (GMC). (2006) *Good medical practice*. www.gmc-uk.org/guidance/good_medical_practice/index.asp Accessed 22 July 2007.

Health Education Authority/British Medical Research Board. (1998) *Sexual health matters: research survey.* HEA, London.

Health Protection Agency (HPA). http://www.hpa. org.uk/infections/topics_az/hiv_and_sti-chlamydia/default.htm Accessed on 22 July 2007.

Royal College of Obstetricians and Gynaecologists (RCOG). www.rcog.org.uk/resources/Public/pdi/abortion_summary.pdf Accessed on 13 October 2006.

# 案例 27 一位背痛和贫血的 27 岁孕妇

你对法蒂玛·可汗（Fatima Khan）非常熟悉，因为她患有复发性抑郁症而找你看过多次。此外，她的身体状况良好，已经一年多没有服用任何药物。经过几年的努力，她现在已经妊娠 26 周，这是她的第一个孩子。她今天因主诉背部疼痛来找你。

自 6 年前结婚以来，法蒂玛和她的丈夫莫（Mo）一直和莫的父母住在一起。这个家庭一直给这对夫妇施加了很大的压力，要他们生个孩子，所以当他们得知妊娠的消息时，所有人都感到很高兴。

你看到她在妊娠早期有阴道出血，但是很快就好了。在妊娠的前 3 个月，她还出现了呕吐和疲劳，需要休息 2 周才能从疾病中恢复过来。她在一家保洁公司担任清洁工，每周上 5 次晚班。

她的预产期和对畸形的超声检查、产前三联筛查、血压和尿液分析都是正常的。她在预约时发现患有临界性贫血，但你不知道她最近的血液检查结果。



### 孕妇背痛最常见的两个原因是什么？

- 腰肌劳损
- 椎间盘突出症

椎间盘突出症很少见，但对于腰背痛明显且有神经系统症状或体征（例如，沿坐骨神经分布处向下放射）的病人，应怀疑是椎间盘突出症。这些病人应紧急转诊接受检查和治疗，使永久性神经系统损伤的概率降到最低（Garmel 等，1997）。

### 你想问她哪些关于疼痛的问题？

- 她的疼痛持续多久了？
- 疼痛的特征、部位和辐射范围，尤其是疼痛会放射到她的双腿吗？
- 她以前是否经历过这样的疼痛？
- 她是否为疼痛采取过任何措施？有诱发或缓解因素吗？
- 她认为疼痛是由什么引起的(通常会引起无缘无故的恐惧或给你提供疾病诊断)？
- 她的双腿或臀部有麻木感或针刺感吗？
- 她在排便或排尿时有无任何问题？

法蒂玛说，自从她开始做清洁工的工作以来，她的下背部就感到一阵奇怪的刺痛。疼痛通常在休息时才会缓解，尤其是当她周末休息的时候。现在，她已经连续痛了几周了。在她背部的一个区域酸痛，没有向下传到腿部，没有感到四肢发麻，排尿没有问题，但在整个妊娠期间，她一直有点便秘。

她并没有因为疼痛而服用任何药物，因为她认为在妊娠期间不能服用任何药物。她认为继续工作会使情况变得更糟并担心这会影响胎儿。

### 最可能的诊断是什么？

没有椎间盘突出症的指征，因此很可能是腰肌劳损。

### 哪些是导致孕妇背痛的常见因素？

疼痛的机制尚不清楚，但假设是增加了关节松弛、耻骨联合和骶髂关节的改变（Brynhildsen 等，1998）并伴有姿势改变（National Collaborating Center for Women's and Children's Health，2003）。

## 你还想排除其他的诊断吗？如果有，你还会问什么问题？

### 尿路感染

在妊娠期尿路感染很常见，可伴有背痛。虽然她说自己排尿没有问题，问她有无排尿时疼痛或需要比平时更频繁地去排尿？

这不太可能，因为她没有任何泌尿系统症状，而且上周与助产士进行常规预约时，她的尿液检测结果正常。

### 装病

装病会表现出故意发生的症状，目的是为获得切实的好处（例如休假；2003 年 Fitzpatrick）。如果你不认识病人，就很难诊断。通过询问她感到痛苦时在工作或家庭中发生了什么事情，你就可以发现更多的情况，她可能从痛苦中得到什么。

在这个案例中，这是不可能的，因为法蒂玛在需要休假的时候甚至没有病假工资。在家里，她的家人没有给予她任何的同情，仍然希望她承担大部分家务活。

虽然装病不太可能，但这并不排除她的症状有心理因素。

## 另一种可能的心理诊断是什么？

### 抑郁和焦虑

这些通常表现为躯体化症状（Mayou 2002）。这个病人很有可能被诊断为抑郁症，因为她过去曾因抑郁症来见你，而且她在工作和家庭中都有压力。

### 你该如何处理她的背痛？

你应该安慰她，这种疼痛听起来像是简单的机械性疼痛，是由她下背部肌肉和韧带的拉伤引起的。你还需要解释，这在妊娠期间是很常见的，是由于激素对关节的作用以及妊娠后姿势的改变引起的。你可以让她放心，在妊娠期间服用一些对乙酰氨基酚是可以的。

她特别关心的是这个病是否会对胎儿造成伤害，所以你需要让她放心，她的疼痛不会对胎儿产生负面影响。

法蒂玛对诊断结果感到宽慰，很高兴——你认为药物不会伤害胎儿。她说自己宁愿忍受疼痛，也不愿服用任何药物。

你还决定询问她最近家里的情况怎么样，她是否觉得目前的工作量对她来说太重了？

目前，家里的气氛很紧张，所以外出工作是一种解脱。她和丈夫一直在争论什么时候能买得起自己的房子。因为在他父母的房子里没有太多的空间，她担心婴儿开始爬行时没有足够的空间让他玩耍。

### 她的痛苦可能有心理因素，你怎么向她解释这个事实？

你对她说，你很抱歉家里有这么多压力，而且经常承受这些压力的人会比没有压力的人更痛苦。

当她认为你不相信她有任何痛苦时，她变得心烦意乱。你为自己辩护，你认为疼痛是真实存在的，而且压力会加剧痛苦。

她问，当她承受不了时，除了可以提供更多的休息时间以外，你还能做什么。

### 妊娠期后背痛有哪些有效的治疗方法？

见框 68。

**框 68　妊娠期后背痛的有效治疗方法**

NCC for Women's and Children's Health（2003）：
- 水中运动
- 按摩疗法
- 团体或个人的背部护理课程

你还应该安慰她，如果病情没有好转，吃对乙酰氨基酚，并预约随访她。物理疗法是通过指导病人进行适当的背部护理来帮助治疗。

在考虑这些选择之后，你建议把法蒂玛转诊到产科物理治疗师那里，她看到很多孕妇都有背痛，这就让她放心了。你告诉她，医师会对她进行评估并让她进行锻炼，以帮助减轻疼痛。

**法蒂玛怀疑锻炼能否缓解疼痛，但她说不妨试一试。**

当你在她的手持式笔记本上写病历时，你会注意到她在上周的产前检查中又随访监测了血红蛋白（Hb）。你在电脑的实验室检查系统上查询了一下，发现她的 Hb 已降到 101 g/L。

### 为什么她的血红蛋白值很低?

许多妇女的铁储量低，这可能使她们在妊娠期间增加了贫血的风险。在妊娠期间，正常的生理反应可能看起来相似，这是由于血浆体积增加而产生的稀释作用。



### 你应该担心法蒂玛的血红蛋白吗?

血红蛋白正常参考值定义为孕初期为 Hb 110 g/L 或妊娠第 3 个月后为 105 g/L。非常低的血红蛋白水平与不良的预后相关，因此，如果检测到低于正常参考值的血红蛋白水平，就应该进行检查，考虑补充铁剂（NCC for Women's and Children's Health 2003）。

### 你应该怎么做?

解释她有贫血，这可能是导致她疲劳的原因。如果它下降得太多，可能会对她和胎儿有害。

讨论她饮食中的铁摄入量。解释说它存在于肉类、绿色蔬菜（如西兰花和菠菜）、谷类、草莓和鸡蛋中。维生素 C 存在于柑橘类水果和蔓越莓（包括它们的果汁）中，有助于身体吸收铁剂。茶和咖啡会减少铁剂的吸收，应该避免使用。可以从 www.nhs.co.uk 找到更多的信息。你还应该建议，虽然食用的动物肝脏含铁量高，但在妊娠期间应该避免使用，因为它对胎儿有害。

讨论补充铁剂的必要性及其可能的不良反应（胃刺激、恶心和改变排便习惯；BNF 2006）。你可以讨论减少不良反应的方法（框 69）。妊娠期间便秘很常见，补充铁剂会加重便秘，因此应服用通便的药。

**框 69　减少铁剂不良反应的方法**

- 随餐服用药片，但食物会减少铁的吸收，因此可能需要更长的疗程
- 服用较低的剂量，但同样可能需要更长的疗程

**结局**：法蒂玛开始去看产科物理治疗师，却发现这几乎没有效果，她仍然在整个妊娠期间抱怨背部疼痛。她开始服用铁剂，导致便秘和恶心，所以她在几周后停止服用。在她的随访预约中，你要和她协商，如果她的血红蛋白没有进一步下降，那么她可以不服用铁剂。血红蛋白的检测结果回报是 104 g/L，所以你选择每月重新检查一次。

法蒂玛提前 3 周生了一个男孩。她和婴儿在医院里住了一周，她努力给孩子母乳喂养。最后，她不情愿地决定用配方乳喂养他。因为担心她可能会患上产后抑郁症，团队中的助产士和健康随访员会定期对她进行随访。在产后最初的几个月里，她在很好地照顾新出生的儿子。

在儿子出生 4 个月后，法蒂玛来找你要求做绝育手术。她说，不想再要一个孩子，因为背痛难以忍受。你说服她在这个阶段不要采取这种永久性的避孕方式，你给她上了一个宫内节育环并承诺将在 12 个月内与她一起重新评估病情。但她的背痛仍然是一个问题。



## 案例回顾

法蒂玛在妊娠期间出现了两种非常常见的情况：背痛和贫血。这两种疾病都要制订复杂的管理计划，她的产前保健涉及几名不同专业的卫生保健人员。这个案例强调了病人持有病历的重要性，每个专业人员都可以在同一个地方记录信息。更多关于常规产前保健的细节可以在本书附录中找到。

腰背痛是孕妇常见的一种症状，多达 3/4 的女性都受到过腰背痛的困扰（Brynhildsen 等，1998 年）。妇女所经历的症状不应被轻视。在 Brynhildsen 等（1998 年）的研究中，接受调查的女性有 19% 的人因为在上次妊娠时曾有过腰痛，并担心自己的症状会加重，所以想避免再次妊娠。这项研究还表明，不幸的是，几乎所有的妇女无论是再次妊娠还是非妊娠状态下，症状都会再次出现。

导致背痛的心理因素可能很复杂，应该经常与病人一起探讨，因为这些可能是决定预后的重要因素。在这个案例中，有几件事可能对法蒂玛有影响，包括家庭的压力。在世界范围内，孕期贫血最常见的原因是缺铁。

研究病人的饮食习惯很重要，铁储量低通常需要口服铁剂来治疗。口服铁剂有几种不同的类型，包括硫酸亚铁和富马酸亚铁。

## 关键要点

· 多达 75% 的孕妇有腰背疼痛，但在某些情况下可能会非常严重，这使她们将来不愿再次妊娠

· 心理问题可能会导致腰痛并有可能阻碍它好转

· 安慰、口服对乙酰氨基酚、物理疗法、按摩疗法和替代疗法都是治疗妊娠期背痛时可以选择的方法

· 在世界范围内，导致孕期贫血最常见的原因是缺铁

· 含铁饮食的来源包括肉类、绿色蔬菜（例如西兰花和菠菜）、谷物、草莓和鸡蛋

· 补铁的不良反应包括胃部刺激、恶心和排便习惯改变

· 可以通过与食物一起服用或减少剂量来减轻不良反应

## ○ 参考文献

*British National Formulary*, 52nd edition. (2006) Royal Pharmaceutical Society of Great Britain. RPS Publishing and BMJ Publishing Group, London.

Brynhildsen, J., Hansson, A., Persson, A. & Hammar, M. (1998) Follow-up of patients with low back pain during pregnancy. *Obstetrics and Gynaecology* **91**, 182–186.

Fitzpatrick, M. (2003) Whiplash and other useful illnesses. *BMJ* **326**, 1092.

Garmel, S.H., Guzelian, G.A., D'Alton, J.G. & D'Alton, M.E. (1997) Lumbar disc disease in pregnancy. *Obestetrics and Gynaecology* **89**, 821–822.

National Collaborating Centre for Women's and Child's Health commissioned by National Institute for Health and Clinical Excellence. (2003) *Antenatal care: routine care for the healthy pregnant woman.* http://guidance. nice.org.uk/CG6 Accessed on 5 April 2007.

# 案例 28 一位勃起功能障碍的 42 岁男性

盖伊（Guy）在你的诊所注册 6 年了。他是一位英俊、略微超重的男性，皮肤黝黑，穿着一套质量很好的西装，打着引人注目的领带。你以前从未见过他，但你认识他的妻子，她是你所在区域的学校的管理同行。

他虚张声势地告诉你，他“只是不能像以前那样做爱了”，他的妻子对此感到很担心。护士最近见过他，给他提供了旅行建议。他告诉你，勃起功能在以前从来都不是问题。

他想知道如何在网上找一些西地那非（伟哥）来“解决”这个问题，但听说有些药片有点可疑，可能对心脏有害。他认为最好先来咨询你，因为他父亲有心脏病病史。

盖伊工作很努力并且玩得也很卖力。他是一家大型会计师事务所的高级经理，负责公司在东亚地区的海外业务。他已婚，有 3 个学龄期的孩子。他是一个健身爱好者，但从升职以来很少有时间锻炼，他最近体重增加了不少。

他几乎从不看病，最近一次见到他是在 4 年以前，那时你的同事让他去做输精管结扎术。当时他岳父有心脏病发作，他最小的一个孩子还只是个小婴儿，盖伊因惊恐发作而服用了短期的 β 受体拮抗剂。

你询问了更多关于这个问题的信息。

尽管他虚张声势，但他看起来很紧张，你注意到他在微微发抖。

**你想问他什么问题?**

**身体的**

- 勃起：质量，一天中出现的次数，可能引起他勃起的环境
- 性取向：他是异性恋吗？除了他的妻子，他还有其他的性行为吗？
- 性欲：他的性冲动是什么样的？它发生了变化吗？
- 以前的问题：以前发生过这种情况吗？
- 其他症状：尤其是血管疾病的症状
- 过去的疾病史
- 是吸烟者吗？
- 酒精：喝多少？多久喝一次？

· 用药史

**心理的**

· 了解他与妻子的关系
· 他在家里、工作中或其他方面有压力吗?
· 他抑郁吗?

盖伊告诉你，最近几个月来，他的家庭生活很忙，工作时间很长，因此没有多少性行为。这个问题是在他最近去远东旅行后突然出现的，当时他和同事在喝酒后与一名妓女发生了无保护措施的性行为。在这次性行为中，他毫不费力地勃起或保持勃起。他从未有过同性恋关系。

他告诉你，他时常会想到性生活，但他不会为此而困扰。这个问题已经存在一段时间了。

他早上会勃起，他可以通过手淫的方式达到高潮。勃起功能障碍似乎只与他妻子有关。

他认为在 4 年前最小的一个孩子出生后，自己当时也曾有过一次类似的短暂发作。他在 4 年前做过一次简单的输精管结扎术。他的其他方面都很好。

他偶尔吸雪茄。他的饮酒量比平时多了一点（每周 20 单位）。他不确定自己是否能胜任新工作。他的父亲最近得了心脏病，他担心自己有风险。他过去曾因焦虑服过 β 受体拮抗剂，但最近却没有服用。

他没有能表明器质性疾病的其他症状，例如臀部疼痛、小腿疼痛（血管疾病），口渴、多尿症（糖尿病），感觉异常或肌肉无力（神经系统问题）。在进一步询问后，他声称自己在这次发作以来有点排尿困难。

**你还会问他其他什么问题?**

· 他有无可能提示感染的阴茎分泌物或睾丸疼痛?
· 他妻子有什么症状?

盖伊承认，他担心自己会因无保护的性行为而染上性传播感染疾病（STI），但他不能告诉妻子，因为他们的婚姻关系已经很紧张了，因此他避免做爱。他睡得不好。他担心妻子会发现。他没有任何提示 STI 的症状。

**盖伊的勃起功能障碍有哪些可能的原因?**

生理的和心理的。

## 你能做出鉴别诊断吗?

· 压力、焦虑：对失败的恐惧、内疚

· 人际关系问题

· 身体：超重、糖尿病风险、性传播感染的风险（尽管这不会导致勃起功能障碍）

你检查他的外周动脉搏动和下肢的神经系统状况。你还要检查他的生殖器。

这次检查结果是正常的。他的体重为 78 kg，体重指数（BMI）为 26.5 kg/m$^2$。

检查不太可能帮助你直接做出诊断。然而，它们可能是有用的辅助证据，特别是要考虑到心血管疾病的家族史：

· 胆固醇和其他“脂类”

· 空腹血糖水平

· 晨起首次排尿检查衣原体

· 尿培养用于检查尿路感染

· 尿道拭子（干燥载玻片样本和培养基）用于检查非特异性尿道炎和淋病

· 血压

· 心电图记录

如果勃起功能障碍与性欲低下并存，那么应该检查睾丸激素水平来排除激素的问题。

你向盖伊解释说，你需要安排一些血液检查并在一周后预约复诊。他的血压略微升高，为 146/94 mmHg，你告诉他，在下次就诊时你还会再次检查血压。

你还请执业护士给他预约做心电图检查。

你严肃地对待这个问题，没有对他的婚外恋做出任何评价，这让盖伊松了一口气。



## 一周后

盖伊的血液检查都在正常范围内，但他的血压仍略微升高至 148/94 mmHg。

性传播感染的检测结果为阴性，没有证据表明有尿路感染。心电图很正常，没有心肌缺血的迹象。

## 你现在能做出诊断吗?

考虑到盖伊以前的病史、目前的婚姻困难、最近与妓女的性经历，以及随之而来的内疚和焦虑，他极有可能是出现了急性或慢性的心理问题。

## 你的管理策略是什么?

· 处理潜在的担忧：鼓励他告诉妻子

· 讨论勃起功能障碍的问题以及它是如何引起的。解释和安慰可能有助于解决问题

· 承认勃起功能障碍对双方心理的影响。建议进行简短的性心理干预。这对夫妇

可能需要进行婚姻咨询

·和盖伊一起探讨他是否抑郁。与他讨论生活方式的问题（如工作量、体重、吸烟、饮酒），并讨论他对心脏病的担忧，这些可能会有所帮助

·安排复诊，包括测量一次血压

·你可能会考虑在短期内使用药物，但西地那非（伟哥）和他达拉非（西力士）只能按个人自费的处方使用，除非有明确的导致勃起功能障碍的身体原因，如糖尿病或神经系统损伤。如果问题仍然存在，应考虑转诊给泌尿科医师并考虑其他的治疗方法

**结局：**对于他的性经历，盖伊拒绝告诉妻子。你建议他进行性心理方面的咨询，他勉强同意与妻子讨论这个问题，但他承认确实需要减压方面的帮助。

## 案例回顾

勃起功能障碍很常见，会引起很大的痛苦（Tomlinson & Wright 2004）。病人现在寻求帮助并期待医疗建议和干预。虽然心理原因和衰老的影响是最常见的，但也应该经常考虑其他的身体原因。血管疾病和糖尿病是导致勃起功能障碍最常见的身体原因。前列腺手术也可能导致阳痿。重要的是要获得一个完整和详细的性病史，并了解他的勃起质量，是否可以插入和有无性高潮。病人和医师都很难讨论这些问题，所以最好准备一些固定的问题，可以根据事实用不带偏见的方式来提问。

在盖伊的案例中，他的性欲降低，但勃起功能良好，因此他过去使用 β 受体拮抗剂和输精管结扎术的病史不太可能有关。这表明是一个严重的慢性心理问题和一个潜在的人际关系问题。处理性传播感染的可能性是很重要的，因为检查的阴性结果可以解决他的一些焦虑。一些全科诊所可能不具备进行阴茎拭子检查的设施或专业知识，但应该可以对尿液进行衣原体检查。建议转诊到当地的泌尿生殖医学诊所可能也是合适的。

确实还需要考虑盖伊其他的一些特点：抽雪茄、酒精摄入量增加和体重增加，但是这些不太可能是勃起功能障碍的原因。它们是未来预防血管疾病需要考虑的重要因素。

## 关键要点

·勃起功能障碍很常见，对夫妻双方都有很大的心理影响。应该严肃对待

·应处理包括药物不良反应在内的身体原因。β 受体拮抗剂和许多其他治疗高血压的药物都会引起勃起功能障碍

·药物治疗很有帮助：不受监管的因特网处方可能会影响病人的安全以及与处方

药物之间的相互作用

· 可以选择和考虑其他的治疗方法（Ralph & McNicholas 2000）

· 预防意义：照顾使用 β 受体拮抗剂的男性，及早识别和认真治疗糖尿病；管理危险因素（关于性欲影响的证据见 Rees & Patel 2006）

· 勃起功能障碍唯一可改变的危险因素是 BMI 大于 30 kg/m$^2$（Bandolier 2004）

## ○ 参考文献


Bandolier. (2004) www.jr2.ox.ac.uk/bandolier/booth/SexHlth/EDlife.html Accessed on 20 November 2007.

Ralph, D. & McNicholas, T. (2000) UK Management guidelines for erectile dysfunction. *BMJ* **321**, 499–503.

Rees, J. & Patel, B. (2006) Erectile dysfunction. *BMJ* **332**, 593.

Tomlinson, J. & Wright, D. (2004) Impact of erectile dysfunction and its subsequent treatment. *BMJ* **328**,1037.

# 案例 29 一位患前列腺疾病的 64 岁男性

阿博特（Abbott）先生预约来到了诊室。你很了解他，觉得彼此有默契。他今年 64 岁，曾在皇家邮政工作了 30 年，现已退休。他的大部分时间都是和朋友们在高尔夫球场上度过的。你叫他进来，他从候诊室出来走进诊室。他告诉你，他很难打完一轮高尔夫球，因为他经常需要排尿。

**你想问什么问题？**

· 症状持续了多长时间？
· 有无排尿延迟？
· 他每晚夜尿有多少次？
· 尿流的力量有改变吗？
· 有无排尿后淋漓不尽？
· 有尿痛吗？
· 有血尿吗？
· 以前有排尿困难吗？

他告诉你，他的症状在白天和晚上都会发生。他还告诉你，在排尿之前，他会站立一段时间，且这样已经困扰他 3 个月了。他注意到尿流的力量很小且淋漓不尽。他在排尿时没有注意到任何疼痛或出血，他在之前从未有过排尿困难。

**上述描述可能是什么问题？**

下尿路症状：
· 尿路感染
· 良性前列腺增生症（BPH）
· 前列腺癌
· 膀胱结石 / 癌
· 神经源性膀胱

**从上面来看，哪些是梗阻性和刺激性的症状？**

**梗阻性症状**

· 排尿踌躇

· 排尿不畅
· 淋漓不尽

**刺激性症状**

· 尿急
· 夜尿增多

他告诉你，他听说过前列腺问题，名人纳尔逊·曼德拉（Nelson Mandela）和科杰克（Kojak）患有前列腺癌，这是他主要担心的问题。

**前列腺疾病的初级保健管理建议是什么？**

英国泌尿外科医师协会对男性下尿路症状的初级保健管理的建议（Speakman 等，2004）。

**推荐的**

· 病史
· 直肠指检
· 症状评分（例如国际前列腺症状评分）
· 尿液分析

**可选的**

· 前列腺特异性抗原（PSA）检测
· 尿流率
· 尿剩余量
· 频率容量图
· 尿流动力学测定

**接下来你想做什么？**

腹部检查和尿液分析。

腹部检查未触及膀胱及腹股沟淋巴结。尿液试纸检测血液、蛋白质、白细胞和葡萄糖均为阴性。

**你如何解释并获得同意进行直肠指检？**

你解释说，这些问题似乎是由前列腺增生引起的，你需要给他检查一下。这意味着这个检查是“从底部”（肛门）来评估前列腺的大小和表面（框 70）。

**框 70　陪伴人员**

在私密性检查的过程中和任何可能的情况下，你都应该提供一位公正的观察者（陪伴人员）来保障病人的安全。无论你是否与病人的性别相同，这都适用（GMC Guidance 2006）。

（作为一位女性全科医师，你主动提出要在陪伴人员陪同下才进行检查，或让他预约我们诊所的一名男性全科医师做检查。）阿博特先生选择去看安德鲁斯医师。

### 两周后

两周后他来看你，说他见过安德鲁斯医师，已经做了你建议的检查。你查看病历记录上面写着前列腺增大、光滑、柔软。

### 在直肠指检后，前列腺检查的结果会告诉你什么情况？

参见图 10 和框 71（Jones 等，2004）。

你向病人解释他有前列腺增生。这意味着前列腺压在膀胱和尿道上。前列腺随着年龄增长和激素的作用而增大。

他问，你怎么知道这不是恶性的东西，比如癌症会让它变得更大吗？你解释说，

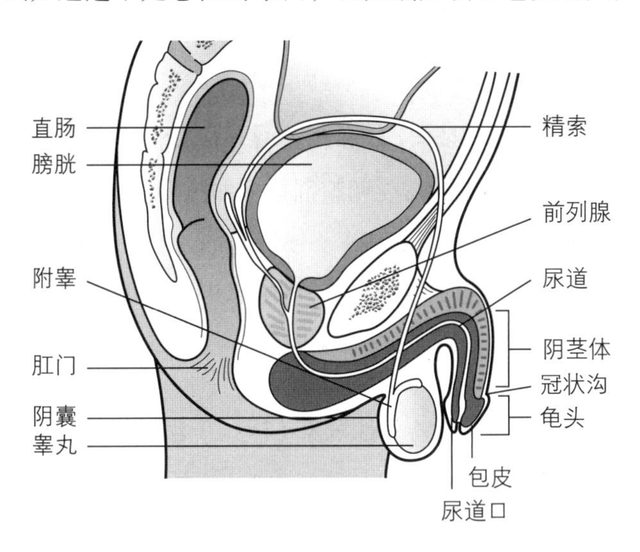


图 10　男性生殖器包括阴囊内容物

**框 71　前列腺的直肠指检**

| | |
|---|---|
| 对称，质硬，有弹性 | 正常 |
| 正常和增大 | 可疑良性前列腺增生 |
| 正常和柔软 | 可疑前列腺炎 |
| 不规则的或有硬节 | 可疑前列腺癌 |

从感觉上看很可能是前列腺增生，因为在检查时与前列腺癌的感觉不同。从这个解释可以清楚地看出，他可能需要更多的保证。

### 你还有什么更多的检查选择吗?

你们讨论了 PSA 检测（框 72）。这有一个关于前列腺大小的指南，它可以帮助确定是否正常，但不会发现所有的癌症。在其他情况下，如运动后、前列腺检查后和泌尿系感染后，PSA 也会升高。根据病史和体格检查，如果 PSA 结果的值较低，可能是前列腺增生所致，而不是前列腺癌。

**框 72　PSA 检测指南**

需要进行 PSA 检测的男性不应该出现：尿路感染、在过去 48 h 内射精、在过去 48 h 内剧烈运动、在 6 周内做过前列腺活检或在 1 周内做过直肠指检（《Prodigy 指南》）。

在讨论之后，阿博特先生决定重新考虑各种选择，你提供了有关 PSA 检测的病人信息传单（www.patient.co.uk/showdoc/ 23069165 / ）。

在通常情况下，病人要求把 PSA 检查作为体检的一部分。他们可能是任何年龄段的人，也可能是无症状的人。与这些病人进行类似的讨论是有用的。



### 两周后复查

阿博特先生决定进行 PSA 检查（同时检查肾功能，以帮助排除可能长期梗阻导致的肾损害）。有些药物在肾损害时需要调整剂量（如托特罗定和坦索罗辛）。

阿博特先生的 PSA 结果是 3.2（表 9）。你告诉他，就年龄而言，这在正常范围内，根据所有的信息，他可能的诊断是 BPH。你再次重申治疗的选择：观察和等待或药物治疗（框 73）。

**表 9　前列腺特异性抗原（PSA）结果的解释**

（www.cancerscreening.nhs.uk/prostate/faqs.html#psa-test）

| 年龄 | 正常 PSA 范围（ng/mL） |
|---|---|
| 50~59 岁 | 3 |
| 60~69 岁 | 4 |
| 70 岁以上 | 5 |

**框 73　每种治疗方案的注意事项**

**观察等待**

教育，监测，生活方式建议（Speakman 等，2004）。

**生活方式建议**

减少咖啡因的摄入量，两次排尿法，注意不要将液体摄入量减少到每天 1.5 L 以下（Speakman 等，2004）。

**药物治疗**

5α 还原酶抑制剂（例如非那雄胺）阻断睾酮的代谢且将前列腺的大小减少 30%，在 3~6 个月内有改善症状的作用（Prodigy 指南）。与病人讨论的不良反应有阳痿、性欲减退、射精障碍、睾丸疼痛、乳房疼痛和增大、过敏反应（BNF 2006）。α 受体拮抗剂（例如多沙唑嗪、坦索罗辛）用于有中度至重度的下尿路症状的男性，平均需要 4~6 周才能改善症状（Prodigy 指南）。它们能松弛平滑肌，增加尿流率和改善症状。与病人讨论的不良反应有：体位性低血压、嗜睡、头痛和口干。应提供完整的疾病信息清单（BNF 2006）。

**手术治疗**

尽管可以使用药物治疗，如果仍然有持续的症状和令人麻烦的症状，也应考虑转诊手术治疗。

他选择接受治疗，因为他的症状使他甚至无法完成 9 洞高尔夫球，并且使他很疲惫，主要是因为夜间的症状导致睡眠欠佳。由于他的症状和对首选药物不良反应的介绍，在与你的讨论中，阿博特先生选择了一种 α 受体拮抗剂。

你给他开了坦索罗辛缓释剂 400 μg/d，确认他已经了解剂量和不良反应，并安排在 4 周内复诊。

**结局：**他回来看你并告诉你，他在第一周的治疗后没有明显的不良反应，他的症状已经改善，他现在可以完成 18 洞高尔夫球。



## 案例回顾

· 阿博特先生的症状是排尿踌躇、尿流不畅、尿频和终末尿淋漓不尽。这些主要是梗阻性症状

· 要考虑药物导致症状的可能性

· 腹部检查和尿液分析均无异常

· 直肠指检是评估的重要组成部分

· 私密的检查应该由一个让病人觉得舒服的人以一种体贴的方式进行，并且提供一位陪伴者

· 当检查不是很紧急时，提供信息和时间可以让病人做出明智的选择

· 由于你是初级卫生保健团队中的一名工作人员，利用其他团队成员的能力和技能可以增强病人的体验，保持信任的医患关系

· GMC 关于陪伴人员的指南建议，在私密的检查期间，应在公正的观察者在场的情况下，为病人提供安全保障

· 维持他的生活方式和关注癌症是阿博特先生的首要任务

· 在选择决定治疗方式时，病人的担忧和症状是优先考虑的事项

· 对于年龄超过 60 岁的男性，BPH 可以影响其中 10%~50 % 的人（Jones 等，2004）

· 许多男性不寻求治疗（Jones 等，2004）

· 1%~3% 的良性前列腺增生与肾损害有关（Jones 等，2004）

· PSA 检测不应成为常规检查。PSA 在前列腺癌、前列腺增生症、前列腺炎、运动和性生活后升高

· 前列腺增生症是由尿道周围的前列腺增生引起的，可导致梗阻性症状（Jones 等，2004）

· 前列腺癌来自前列腺的边缘且基本上无症状（Jones 等，2004）

## ○ 参考文献


*British National Formulary* 52. (2006) British Medical Association and Royal Pharmaceutical Society of Great Britain, London.

General Medical Council (GMC) . (November, 2006) *Maintaining boundaries.* www.gmc-uk.org/guidance/current/library/maintaining_boundaries.asp Accessed on July 2007.

Jones, R., Britten, N., Culpepper, L., Gass, D.A., Grol, R., Mant, D., *et al.* (2004) *Oxford Textbook of Primary Medical Care.* Oxford University Press, Oxford.

Patient Information Leaflet. PSA from www.patient.co.uk/showdoc/23069165/ Accessed on 7 May 2007.

Prodigy guidance: *Prostate benign hyperplasia.* www.cks. library.nhs.uk/prostate_benign_hyperplasia/in_depth Accessed 7 May 2007.

Prostate Cancer Risk Management Questions and Answers. www.cancerscreening.nhs.uk/prostate/faqs. html#psa-test Accessed on 7 May 2007.

Speakman, M.J., Kirby, R.S., Joyce, A., Abrams, P. & Pocock, R. (2004) Guideline for the primary care management of male lower urinary tract symptoms. *BJU International* **93**, 985-990.

# 案例 30　一位咳嗽的 82 岁男性

阿格纽（Agnew）先生是一位 82 岁的退休脚手架工人，他因为长期咳嗽来你的诊室就诊。除了 5 年前妻子去世后有过一段抑郁症发作外，他几乎没有以往的任何医疗记录。他独自生活，非常独立。他没有使用过任何常规药物。他是一个沉默寡言的人，身材高大，肌肉发达，显然已经习惯了多年艰苦的体力劳动。

**你最初的可能诊断是什么？**

**上呼吸道**

· 鼻炎

· 上呼吸道感染后咳嗽

**下呼吸道**

· 肺部感染

· 慢性阻塞性气道疾病

· 哮喘

· 肺癌

· 肺结核

**心血管**

· 心力衰竭

**胃肠道**

· 食管裂孔疝

**你需要从病史中获得哪些更多的信息？**

· 咳嗽的性质和持续时间（例如，有无干咳或咳脓痰，有无咳血或喘息声，是否主要在平躺时发作）

· 近期有无感冒、鼻塞或鼻窦堵塞

· 吸烟史

· 一般健康状况，包括食欲、消化、体重、盗汗

· 是否伴有呼吸困难，如果有，是否大多出现在躺下的时候

阿格纽先生最近没有感冒，他的身体一直很好。他上个月咳得特别厉害，有点痰，但从不喘。他否认胸痛、咯血。他的饮食和体重无明显变化。他从 18 岁开始就每天吸 20 支烟。他的睡眠很好，没有发现夜间盗汗，咳嗽对他晚上的睡觉没有影响。在爬楼

梯和遛狗时，他确实会感到气短。他最近晚上不去酒吧。

检查发现，他的手指呈烟熏色，但没有杵状指。他没有发绀，静息状态下没有呼吸困难。除了通气量普遍减少之外，你没有发现他的胸部有任何明显的异常。他告诉你，如果你给他开一些抗生素，他就会马上好转。你发现他的体重比 5 年前减轻了 7 kg，体重指数（BMI）为 23 kg/m$^2$。

### 你要对阿格纽先生做哪些检查？为什么？

- 胸部 X 线检查：可显示肺结核、恶性肿瘤、肺部感染
- 全血细胞计数：了解有无贫血、红细胞增多
- 红细胞沉降率：肺结核、恶性肿瘤
- 肺功能：最可能的诊断是继发于吸烟的慢性阻塞性肺疾病（COPD）（框 74）

**框 74　慢性阻塞性肺疾病**

NICE（2004）
COPD 的诊断应包括以下部分或全部特点：
- 劳力性呼吸困难
- 每天咳嗽
- 经常咳痰
- 当前吸烟者（吸烟指数 64 包年）
- 体重减轻
- 喘息声



你还问他是否尝试过戒烟并表示可以提供帮助。他笑着说他现在太老，不能戒烟。他礼貌地同意，考虑为戒烟的事预约执业护士。你为他预约了下周来诊所，由执业护士为他注射流感疫苗。最后，你给他开了一支沙丁胺醇吸入剂，给他仔细地演示应该如何使用并为他预约了两周后的复诊。

### 结果

全血细胞计数（FBC）：血红蛋白（Hb）107 g/L，没有其他异常（正常参考值 135~175 g/L）

红细胞沉降率：55 mm/h（正常参考值 1~10 mm/h）

肺功能检查：一秒用力呼气容积（FEV1）60%，一秒用力呼气容积 / 用力肺活量（FEV1/FVC）比率 0.6（正常参考值 0.7~0.9）

### 解释到目前为止的检查结果

整体的临床表现为轻度 COPD，但有正细胞正色素性贫血和红细胞沉降率升高，提示要警惕同时存在恶性肿瘤的可能性。

3天后，一位放射科医师打电话告诉你，阿格纽先生的胸部X线检查显示右上肺叶有一个不规则的肿块，不能排除恶性肿瘤。

### 下一步要做什么？

你需要立即把阿格纽先生转诊到胸科诊所，通过“2周疑似癌症”的转诊系统完成转诊，并附上一份他的X线和血液检查结果的复印件。

你需要同阿格纽先生见面，让他做好准备。你打电话给他，安排他来见你并讨论他的检查结果。

### 你对阿格纽先生怎么说？

阿格纽先生和他的女儿伯勒尔（Burrell）女士一起来到诊室。他的第一句话是：“医师，我是患有癌症吗？我还能活多久？”你解释说，就目前的检查来看，阿格纽先生可能患有肺癌，但这并不确定，他需要做进一步的精细检查，例如支气管镜检查。他应该一步一步来，不要紧张。医师会和他逐步解释和讨论他的下一步处理方法，以便他能够决定采取哪种处置方式。你问阿格纽先生，在这个阶段他还有什么想问的吗？伯勒尔女士泪流满面，问了许多问题，但阿格纽先生始终保持沉默。就在他们快离开之前，阿格纽先生平静地说，他想死在家里。

你为他预约了2周后的门诊，强调如果有什么需要帮助，他们可以在此期间给诊所留言。

2周后，阿格纽先生去胸科诊所就诊并被诊断为不能手术的晚期低分化肺腺癌。计划进行一个疗程的姑息性放疗和化疗。

### 你如何继续支持他和他的家人？

#### 持续性照顾

你在诊所定期检查阿格纽先生的身体和心理症状。你也可以通过打电话为他提供支持。

#### 紧急照顾

你向阿格纽先生和伯勒尔女士解释，当诊所关门后如何获得紧急照顾，并将他的有关信息传真到非工作时间服务中心。你核实你已经有伯勒尔女士的联系方式。

#### 福利

你向伯勒尔女士解释，如何根据特别规定为她的父亲申领护理津贴，并将填好的DS1500表格副本交给她，同时将副本寄给社会保障部。

你签署了一份表格，使他有权使用残疾人的徽章，使他能够尽可能地把车停在靠近医院的入口附近。

### 与其他团队成员保持联络

你建议把他介绍给麦克米兰（Macmillan）家庭护理团队，并解释他们的作用。

在诊所的一个多学科团队会议上，你讨论了阿格纽先生的情况，以便所有的医师和社区护士都了解他的病情。

阿格纽先生接受了一个疗程的放疗，但化疗没有能坚持下去，在治疗两次后他放弃了化疗，因为他患上了严重的中性粒细胞减少症。他的身体情况太过虚弱，无法从进一步的治疗中获益。他现在住在家里，由麦克米兰服务中心的安宁缓和医疗团队和社区护士进行定期访视。

### 阿格纽先生可能会出现什么症状？

**身体上**

· 疼痛，包括内脏和骨骼

· 便秘

· 恶心

· 恶病质

· 呼吸困难

· 药物的不良反应

· 洗漱及如厕困难

**心理上**

· 抑郁

· 焦虑

· 接受死亡的阶段（Kubler Ross 等，1969）

1. 否认
2. 愤怒
3. 讨价还价
4. 抑郁
5. 接受

### 全科医师的角色是什么？

在英国的许多地方，特别是在市中心的诊所中，近年来全科医师的角色从“亲手照顾”转变为协调照顾（框 75）。社区护士和安宁缓和医疗团队定期访视病人并联系诊所中的全科医师。

### 框 75 全科医师在安宁缓和医疗中的作用

·精简和协调照顾工作。通过充当病人及其家人、社区护士、安宁缓和医疗团队、其他全科医师、医院非工作时间同事之间的联络人，尽可能多地开展连续性照顾

·开具处方，必要时与药剂师保持联系

为了照顾他，伯勒尔女士搬到她父亲那里去了。有一天早上，她申请紧急家访。阿格纽先生已经停止进食，变得非常虚弱、呼吸困难。晚上，他出现了严重的下腹部疼痛并痛苦地扭动着身体。

#### 你如何处理他的情况?

·确定疼痛的来源

·评估呼吸情况

·查明他为什么停止进食和饮水

阿格纽先生严重消瘦，眼球深陷。他的体重减轻了不少。在过去的 48 h 里，他一直拒绝进食和饮水。此前，他一直按处方食用少量高热量的营养液。他说，他的左髋关节很疼，因此一直在服用超量的液体吗啡。他已经一周没有排便，呼吸也越来越急促。他突然变得非常激动，说他想死。

你坐在床边，试着安慰他。他的腹部膨隆，胀得很严重。直肠检查明确提示他需要灌肠。你请社区护士来处理这个问题。他告诉护士，他非常难过，他想在去世之前与疏远他的小女儿见面。

#### 你如何来处理这些症状?

·治疗便秘：他可能需要联合使用肠道兴奋剂、膨胀剂和粪便软化剂

·改善疼痛控制：除了常规的吗啡缓释剂（MST）和按需 4 h 口服 1 次吗啡外，还应考虑使用非甾体类抗炎药

·用东莨菪碱治疗支气管分泌物过多引起的呼吸窘迫

·评估情绪：他会从抗抑郁药中受益吗?

·与他的女儿详细沟通，尤其是药物调整的事项

·确保伯勒尔女士在家中得到了足够的支持，如果情况合适的话，和她讨论入住临终关怀机构的可能性

·在这种非常痛苦的情况下，确保你得到了来自同事们的支持

一周后你再次访视时，发现阿格纽先生的小女儿在那里，他看起来平静多了。在注射器驱动的吗啡泵作用下，他的疼痛得到了很好的控制，你已经将他的口服药物转换为肠外用药。他继续表达了他希望死在自己家里的床上。他正在吸吮冰

块，但现在喝不下任何液体。在接下来的周一，你收到了非工作时间服务中心的通知，说阿格纽先生周末在家中平静地去世了。他的两个女儿都陪伴在身边。

### 最终

· 填写死亡证明书。你已经在过去的 14 天里见过这个病人，死亡是意料之中的，所以验尸官不会对此提出质询

· 与他的女儿们见面，看看她们是否对父亲的疾病和死亡有无任何直接的担忧，或对任何安排感到困惑

· 大女儿伯勒尔女士作为病人，来诊所登记注册了。你考虑在葬礼后的一两周内联系她来诊室，看看她是如何应对丧亲之痛的

· 告知诊所团队和非工作时间服务中心的所有成员，病人已经死亡



## 案例回顾

阿格纽先生患有慢性支气管炎，这是由于他吸烟 64 包年导致的，这还最终导致了他的肺癌。向他和他的女儿告知这个坏消息，对全科医师的情感来说是很困难的。尽管如此，他还是让自己以同情心为引导完成了这个任务。全科医师协调适当的服务和福利，以控制阿格纽先生的症状，使他有最好的生活质量，并与病人的照顾者伯勒尔女士进行了良好的沟通。在阿格纽先生的病情恶化时，全科医师有能力缓解他的身体和心理问题。只有在与已经疏远了的小女儿和解后，阿格纽先生才能接受死亡这件事。做好了以上这些，再加上良好的照顾者网络，使他能够按照自己的愿望，在自己的家中平静地去世。

## 关键要点

全科医师在明确诊断后具有重要的作用：

· 提供技术上的和情感上的支持

· 与病人及其家人进行细致的沟通

· 通过与参与照顾的所有人员沟通来协调照护病人

· 努力保持照顾的连续性

· 全面负责处方用药

· 识别和控制症状

· 在适当的情况下，随访丧亲的家属

## ○ 参考文献


National Institute for Health and Clinical Excellence (NICE). (February, 2004) *Chronic obstructive pulmonary disease*. Clinical guideline No. 12. http://www. nice. org.uk.

Kubler Ross, E. *et al.* (1969) On death and dying. *JAMA* **10**, 174–179.

The Gold standards framework: a programme for Community Palliative Care. www. goldstandardsframework. nhs.uk.

## 案例 31 一位想要“体检”的 44 岁男性

莱斯利（Leslie）先生今年 44 岁，是一名施工项目测量师，最近才注册你的诊所，你以前没见过他。当他走进房间时，你注意到他超重，面色红润。他之前的全科医师写的病历记录还没有收到。莱斯利先生说，他不想打扰你，但他想知道他是否可以做一次“全面检查”。他告诉你，他的妻子一直催促他“去看医师”。

**一般来说，在全科诊所要求做“全面检查”是很常见的。接下来你应该问些什么来了解他更多的情况呢?**

- 他有什么特别担心的吗?
- 他的妻子有什么担心的吗?
- 他整体的健康状况如何（例如吸烟、饮酒、运动）?
- 他过去有无严重的医疗问题或手术?

莱斯利先生显得很紧张，他的手还在微微颤抖，你能感觉到他内心的焦虑。你安慰他，你是来帮助他的，然后等着看他是如何回应的。

莱斯利先生说，他很担心自己的胃。他一直断断续续地感到恶心、反胃，经常在早上出现腹泻。这让他在工作的时候很困扰，因为他总是需要上厕所。他认为除此之外自己的整体健康状况还可以。他不吸烟，但承认喝了相当多的酒。他知道自己超重。他说他曾经打过网球，但在 4 年前跟腱断裂后就放弃了。他没有过任何严重的医疗问题或手术（除了跟腱修复术）。

你再次询问他的妻子有无特别担心的事情。莱斯利先生看起来很尴尬，说她很担心他喝了太多酒。鼓励莱斯利先生详细地说明情况并估计自己每天的饮酒量，他说他一般能喝光“几杯”葡萄酒和 2~3 杯双份威士忌酒。他承认，在被劝酒时，有时他一天可能会增加到一瓶葡萄酒和半瓶烈性酒。这意味着他每天至少喝 10~15 单位的酒精。你还记得一个男性的安全极限是每周 21 单位的酒精。

**你怀疑这是否为莱斯利先生就诊的真正原因。你还应该问哪些问题呢?**

- 每天第一次饮酒的时间
- 饮酒模式
- 戒断症状（清晨颤抖或恶心）

莱斯利先生承认，他通常会在上班之前喝上一杯酒来“稳定自己”的情绪。他不在办公室喝酒，但午餐时间会去酒吧和同事们喝几杯酒。大约在18点下班，然后有时在回家的路上突然进入酒吧。他提到过早上会感到恶心，最近还注意到自己心跳加速，还有些出汗。在他每天第一次喝酒后，这些症状都能有所改善。

他没有开车，因为8个月前他“超速”行驶，他的驾驶证被吊销一年。

**你已经看到一个重度酒精依赖的男性形象。可选用什么样的问卷做进一步的筛查？**

CAGE［减少（Cut-down）、烦恼（annoyed）、内疚（guilty）、晓晨之饮（eye opener）］问卷，包括4个问题：

1. 你有没有觉得你应该减少饮酒？
2. 有人批评你喝酒，会让你烦恼吗？
3. 你对酗酒是否感到难过或内疚？
4. 你是不是早上起来的第一件事就是喝一杯酒来缓解紧张或消除宿醉？

你向莱斯利先生解释说，你想问他上述的一些标准问题。得分在2分或以上说明存在酗酒问题。他对所有问题的回答都是肯定的，并承认他多年来一直定期饮酒（框76）。

**框76　公认的饮酒量多少是“有风险”或“危险”的？**

· 男性每天超过40 g（5单位）纯酒精
· 女性每天超过24 g（3单位）纯酒精

在英国，一单位是指含有8 g乙醇的饮料［例如284 mL酒精度3.5%的啤酒（25 mL）的烈性酒］。一小杯（125 mL）平均浓度（12%）的葡萄酒含有1.5单位。人们在家里喝酒时，往往给自己倒更多的酒。

到目前为止，你认为莱斯利先生腹泻和恶心的症状很可能与他的饮酒有关，但你想明确一下这个情况。

**你还应该问什么？**

· 他有无呕吐的情况？如果有，他是否曾呕出“咖啡渣”样的血液（这可能表明由于溃疡或严重的胃炎引起的消化道出血）？

· 他是否曾有过柏油样便（继发于胃肠道出血的黑便）？

· 他有排便带血吗？

· 他是否存在体重减轻（尽管他的外表看起来不太可能，但应始终警惕恶性肿瘤）？

· 他有无抑郁（许多酗酒的人都有潜在的心理健康问题）？

莱斯利先生偶尔在大量饮酒后有呕吐。他从未察觉到有呕血或呕出褐色呕吐物，并且他没有黑便。一般在早晨发生腹泻，然后随着时间的推移逐渐消失。他的体重没有减轻。事实上，他的体重在过去几年里稳步增加。

他否认自己感到抑郁，但承认一直饱受焦虑之苦，而饮酒能让他感觉更放松、更自信。

**你问莱斯利先生，他是否认为喝酒给他带来了什么麻烦，尤其是在工作上或家庭中？**

Prodigy 指南（2007）。

莱斯利先生说，他从来没有因为不喜欢上班而请过一天假，因为"我不是那样的人"，但在最近的几个月里，偶尔上班迟到，或者如果中午去了酒吧，午饭后他就不返回去上班。因为他不能再开车，只能依靠同事带他去做办公室以外的工作，这对他来说是一种羞辱。

他坦称妻子曾威胁他，如果不戒酒就要离开他。这时，他看起来很沮丧，低头盯着地板。你安慰他，他来就诊是对的，接下来你想给他做一次体格检查。



**如果他有继发于酗酒的肝脏疾病，你可能会发现什么？**

- 肝掌
- 手臂、颈部或胸部的蜘蛛痣
- 肝大
- 腹水
- 震颤
- 黄疸
- 男性乳腺发育

你还要测量他的脉搏、血压，听诊心脏，并检查身高、体重和腰围。

血压 164/98 mmHg

脉搏 92 次 /min，节律正常

心脏听诊正常，心尖搏动位置无移位

身高 182 cm

体重 94 kg

体重指数 28.4 $kg/m^2$（在 25~30 $kg/m^2$ 为超重）

腰围 110 cm（如果超过 102 cm，表明有胰岛素抵抗和代谢综合征的风险）

莱斯利先生双手均有轻微震颤，有肝掌，但没有蜘蛛痣或黄疸。当你检查他的腹部时，发现即使没有让他深呼吸，也能触及肝脏边缘，这提示肝脏增大，也没有腹水或男性乳腺发育的征象（尽管这两种情况在超重人群中都很难进行评估）。

### 如何对莱斯利先生解释你的临床发现和你下一步想做的检查项目？

你决定以一种不带任何评判的态度完全坦诚地告诉他，这是最好的方法。你告诉莱斯利先生，经过你的体格检查，已经证实他有肝病的迹象，如果他继续喝酒，病情就会不断进展。他的肝脏已经增大，可能是脂肪肝，如果他停止饮酒，或许肝脏能够恢复正常。然而，他有发展为酒精性肝炎并最终导致肝硬化（瘢痕形成）的风险，一旦出现这个结局就将不可逆转。他的血压轻度增高。过量饮酒还会导致许多其他的健康风险，如癌症、心脏病和胰腺炎等，如果他能设法戒酒，这些风险将会大大地降低。

为了更好地评估病情，你需要安排一些血液检查，检查他的肾脏、肝脏功能和血细胞计数，并约好在一周后再与他见面。莱斯利先生看起来很焦虑。你给他一点时间来思考你告诉他的事情。

你问他是否打算戒酒，你能提供什么样的帮助，比如与他的妻子见面谈谈和/或帮他联系当地的匿名戒酒协会（AA）？

莱斯利先生感谢你的坦诚。他说知道自己喝得太多，已经了解身体的情况，他会少喝点。他会和妻子商量，下次一起来见你。他对参加匿名戒酒协会的想法不屑一顾，并说这不是“他的风格”。

### 你会安排哪些血液检查项目？为什么？

- 全血细胞计数：巨红细胞症在酒精性肝病中很常见
- 肝功能检查：常伴有 γ-谷氨酰转移酶（GGT）和丙氨酸氨基转移酶（ALT）或天冬氨酸氨基转移酶（AST）的升高
- 尿素氮和电解质：在血压升高时应评估肾功能

莱斯利先生离开诊室，去和执业护士预约进行血液检查，他会在一周后复诊。

### 10 天后

你收到一封出院介绍信，说莱斯利先生因癫痫发作住院 3 天，考虑癫痫是继发于戒酒。医师给他开了一种抗惊厥药卡马西平 200 mg，一天 3 次，氯氮草 50 mg，一天 4 次（一种短效苯二氮草类药物），在接下来的 10 天内需要逐渐减少剂量，可用硫胺素 200 mg/d（用于预防脑病），并将他转到当地的成瘾治疗中心。一位接待员还告诉你，莱斯利先生的妻子打来电话，要求为她的丈夫出具医疗证明。你看了一下莱斯利先生的血液检查结果显示：

全血细胞计数：血红蛋白 156 g/L

平均红细胞体积（MCV）110 fL（正常范围 80~96 fL）

肝功能检查：GGT 198 IU / L（正常范围 5~80 IU / L）

ALT 112 IU / L（正常范围 5~60 IU / L）

AST 79 IU / L（正常范围 5~43 IU / L）

胆红素 15.39 μmol/L（正常范围 3.42~25.65 μ mol/L）

尿素氮和电解质：正常

70% 的酗酒者体内的 GGT 可能是正常的。其他酶水平的异常升高证实存在肝细胞损伤，尽管这并不是酒精所造成的特异性损伤。其他原因也可以导致平均红细胞体积升高，如叶酸或维生素 $B_{12}$ 缺乏。

你打电话到莱斯利先生家里，想知道发生了什么事。莱斯利的妻子拿起电话说，她丈夫的情况"非常糟糕"。莱斯利先生在周二去上班了，在办公室里大发雷霆，这种情况以前从未发生过。入院后，医师对他进行了各种检查，然后让他在回家之前拿了一些新药。你安排了一次家访，看看莱斯利先生并了解他的感受。



### 莱斯利先生大发脾气有什么意义？

在那些重度酒精依赖或者靠喝酒避免出现症状的人身上，戒断症状的发作并不少见，他们在戒酒一段时间后会出现身体症状，比如颤抖、焦虑和出汗。莱斯利先生告诉过你，他有这些症状，所以你应该建议他在几周或几个月的时间里慢慢减少酒精摄入量。

### 家访

莱斯利先生躺在客厅的沙发上，他看起来面色晦暗，很不舒服。他说他"经历了地狱"。在上周见你之后，他决定快速"戒掉坏习惯"并停止饮酒。周一晚上，他一点酒也没喝，醒来时感觉非常"糟糕"，浑身发抖，但还是坚持去上班了，后来他只记得自己醒来时已经在医院里。他知道自己有某种类型的癫痫，医师告诉他，必须服用这些药片才能不再发作。他问你，是否需要永远服药？

### 你准备怎么回答？你是否应该向他道歉，因为没有明确告诉他不应该突然戒酒？

你可以向莱斯利先生保证，这些药片只是帮助他度过戒酒期的临时措施。你认为应该诚实，你为自己没有清楚地建议他必须慢慢减少饮酒量而道歉。莱斯利的夫人哭了起来，问她的丈夫是否能康复？

### 莱斯利先生能够成功戒酒并完全康复的可能性有多大？

这是一个很难回答的问题，因为它取决于莱斯利先生的动机和意志力。作为他的全科医师，你在支持他和妻子以及联系当地成瘾治疗中心方面起着至关重要的作用。

因为莱斯利先生有严重的健康风险（震颤性谵妄、抽搐、Korsa-koff 精神病），并且需要在医院住院监督治疗，你不适合管理他的戒酒。你说，你很快就会知道他什么时候可以入院治疗。与此同时，你给莱斯利先生开了一份未来 2 周的医疗证明，并让他和妻子预约下周来见你。你还要检查他的脉搏和血压。他仍然有轻度的心动过速（脉搏 92 次 /min，节律正常），但是他的血压已降到 148/90 mmHg。

回到诊室后，你给成瘾治疗中心打了一个电话，他们确认 2 天后将在门诊接待莱斯利先生。目前没有住院床位能够接纳他，但他将被列入戒瘾病人的等候名单。他们会开出他需要的所有药物，并传真一份复印件给你。

**结局：**莱斯利先生第一次去成瘾治疗中心时，你收到一封信，信中确认他们将尽快在 2 个月内将莱斯利先生收住院。他的妻子在下一周单独来看你，说她的丈夫又开始喝酒。他仍在休“病假”，除非他接受入院治疗，否则他将不能再回去工作。

你向她提供了当地匿名戒酒协会的联系方式并同意提供一份莱斯利先生 3 个月内有效的医疗证明。

最后，莱斯利先生被送进成瘾治疗中心并成功戒酒 5 个月。他被老板解雇了。

你在等着看他能否保持戒酒并维持他的婚姻。你定期随访他，监测他的血压、心理健康和整体恢复情况。



## 案例回顾

在英国，酗酒是一个日益严重的问题，也是导致发病率和死亡率升高的主要原因之一。20%~30% 的入院率与饮酒相关（Ashworth 和 Gerada 1997）。据估计，在全国范围内，平均每年每 2 000 人中，一个全科医师会接诊 5~10 名酗酒者（Cartwright 和 Godless，2003）。

酒精很容易被胃肠道吸收，酒精在肝脏中被酶氧化为乙醛，继而被氧化为乙酸，最终它通过柠檬酸循环分解为二氧化碳和水（图 11）。氧化以固定的速率进行，因此当达到饱和时，乙醛积累并进入血液中。在这里，它通过抑制线粒体的反应和功能发挥毒性作用。长期酗酒会对胃肠道、肝脏和脑组织造成损害。

莱斯利先生有严重的酒精依赖，你之前看到的许多病人都不会达到这个阶段的损害。对于没有酒精依赖的饮酒者，通过全科医师的简短干预，包括提供有关酒精对身体影响的信息和减少酒精摄入量的建议，就可以使酗酒者的饮酒量减少 20% 以上

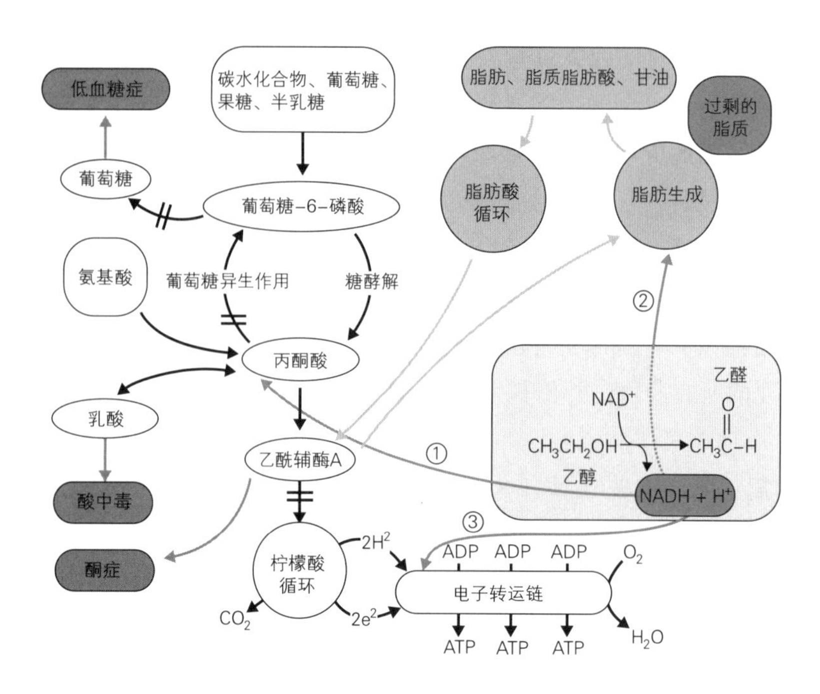


**图 11　酒精代谢小结**

（Reproduced with kind permisson from Dr Charles ophardt, professor of chemistry, Elmhurst, IL, USA.）



（Ashworth 和 Gerada，1997）。

对于像莱斯利先生这样的病人，由于严重的戒断症状（包括癫痫发作和幻觉），必须在医院进行戒断治疗。大约 5% 的重度酒精依赖者在停止饮酒后，会出现震颤性谵妄。这种情况通常发生在最后一次饮酒后 72~96 h，并伴有发热、严重的高血压和心动过速、谵妄、大汗和明显的震颤。这是一种紧急医疗情况，可能会因为头部创伤、心血管并发症、感染、吸入性肺炎或体液和电解质异常导致死亡。

在英国，不同的吸毒成瘾和滥用毒品戒断中心的服务能力千差万别，大多都有很长的名单在等待门诊和住院治疗。在私营机构和 NHS 的一些医疗单位也能提供戒毒服务。

尽管莱斯利先生不想参加戒酒互助会，但许多人发现该组织能为酗酒者及其家人提供必要的支持和实际的帮助（“12 步计划”）。

## 关键要点

· 每周饮酒的安全限量：女性为 14 单位酒精，男性为 21 单位酒精

·《国际疾病分类》（ICD-10）将有害饮酒归类为一种对身体（如肝损害）或精神（如继发于严重酗酒后的抑郁发作；SIGN 2003）健康造成损害的饮酒方式

· 筛查问卷，例如 CAGE，可以作为初级保健机构快速评估有害饮酒的有用工具

· 血液检测（如平均红细胞体积和肝功能检测）的特异性和敏感性较低，但对评

估病人的肝损伤情况以及监测酒精摄入量减少时肝功能的恢复情况可能很有用

·过度饮酒会导致许多身体问题，包括胃炎、心肌病、肝癌、口腔癌、食管癌、乳腺癌、糖尿病、脑损伤、事故和伤害

·与当地的酒精或成瘾治疗中心保持密切联系，这对帮助病人戒酒并保持戒断至关重要

·志愿组织和自助团体，例如匿名戒酒协会，可以为病人及其家人提供必要的支持和专业知识

## ○ 参考文献


Ashworth, M. & Gerada, C. (1997) ABC of mental health addiction and dependence. II: Alcohol *BMJ* **315**, 358–360.

Cartwright, S. & Godlee, C. (2003) *Churchill's Pocketbook of General Practice,* 2nd edn. Churchill Livingstone, Edinburgh.

Metabolism of alcohol summary diagram. http://elmhurst.edu/–chm/vchembook/642alcoholmet.html Accessed on 14 November 2007.

Prodigy guidance. (2007) *Alcohol-problem drinking.* www.cks.library.nhs.uk/Alcohol_problem_drinking/ Indepth/Management_issues Accessed on 27 February 2008.

Scottish Intercollegiate Guidelines Network (SIGN). (2003) *The management of harmful drinking and alcohol dependence in primary care. A national clinical guideline. http://www.sign.co.uk.*


**Voluntary organizations**

Al–anon. www.al–anonuk.org.uk/

Alcoholics Anonymous. www.aa–uk.org.uk

Drinkline 0800 917 8282

# 案例 32 一位感到疲乏的 49 岁女性

南希（Nancy）是一位 49 岁的女性，有两个成年的子女。她的儿子西蒙（Simon）也出现在这本书中（案例 16）。你认识南希已经好几年，当她深陷痛苦的离婚旋涡时，你经常看到她，之后她接受了抗抑郁药和心理治疗。她经营自己的东方古董生意，经常前往印度和远东地区。后来又过了很长一段时间，她过来看你，抱怨疲惫。

**你最初的想法是什么？**

· 可能在旅行中过度劳累并且有时差反应

· 她又抑郁了

· 她可能开始出现绝经综合征

· 她可能在旅行中感染了病毒性疾病，或者有贫血或甲状腺功能减退症等慢性病

**你还需要查找什么来鉴别这些诊断的可能性？**

· 进一步询问症状，以获得对她的总体健康状况的印象

· 了解这种疲劳感持续了多长时间，以及南希是否认为这是由某种特殊原因引起的

· 询问她的月经、睡眠情况和有无潮热

· 简单地筛查抑郁症

· 简要地找出社会背景

在 10 min 的接诊过程中，这一切似乎都是一个挑战，而事实上的确如此。全科医疗的艺术是在有限的时间内开发出一种富有同理心的有效的接诊方法。

在过去的几个月里，除了感到越来越疲惫外，南希没有什么特别具体的主诉。她经常晚上 8 点上床睡觉，早上醒来时仍然感觉疲倦。她已经有一两次没来月经了，每次来月经的时候她都感到身体非常沉重和疲惫。她说，因为体重增加了大约 3.18 kg，再也没有精力每天去做瑜伽。这使她开始消沉。但她并没有感到抑郁，只是一直感到很累。她试过从中医治疗中心买人参，但无济于事。她还经常便秘。

你不确定南希有无潜在的心理问题，但总的来说，你开始怀疑南希可能患有贫血、甲状腺功能减退症、系统性红斑狼疮或慢性疲劳综合征等躯体疾病。

经过检查，你发现她的脸色不是特别苍白，也没有突出的黏液水肿。她没有皮疹，也没有甲状腺肿。她比你 5 年前给她称重时增加了 5 kg。你已经一年多没有检查过她的血压，所以你做了这项检查，发现她的血压处于临界状态并记录下来，要求下次再复查一次血压。

**你会做哪些辅助检查项目？**

见框 77。

**框 77　对一直感到疲劳的人进行血液检查**

- 全血细胞计数
- 红细胞沉降率（这将在系统性红斑狼疮病人中升高）
- 甲状腺功能：$T_4$ 和促甲状腺激素
- 自身抗体筛查，包括甲状腺自身抗体和抗核自身抗体
- 为了获得更完整的血液检查，你还可以进行电解质、尿素氮和肝功能检查

南希的父亲死于心脏病，而她正努力保持低脂饮食，所以她要求你增加胆固醇检查。

就在南希快要离开的时候，她说忘了告诉你，她的拇指、示指和中指在晚上、有时在白天都感到疼痛和刺痛。

**这些症状可能的诊断是什么？你应该如何处理？**

腕管综合征。腕部夹板可能比消炎药更有效。你给她写了个便条，让她带去职业治疗科，这样他们就能给她提供夹板。

你安排下周见南希，回顾一下血液检查结果。

甲状腺过氧化物酶自身抗体阳性，促甲状腺激素（TSH）升高，$T_4$ 降低，
血红蛋白处于正常范围的下限，其余全血细胞计数正常，胆固醇明显升高

**可能的诊断是什么？**

你做出的诊断是桥本氏病（自身免疫性甲状腺炎）。南希记得她母亲也有这个病。她问你，“我必须一直服药吗？”（框 78）

**框 78　解释甲状腺功能的检查**

· 原发性甲状腺功能减退症：TSH 升高、$T_4$ 降低，自身抗体通常为阳性

· 亚临床甲状腺功能减退症：TSH 轻度升高，$T_4$ 在正常范围内。监测但不需治疗，只在病人自身抗体升高、甲状腺肿大或有症状时才治疗

· 低 $T_4$、正常 TSH：表示负反馈环不正常，需要筛查垂体疾病

### 你应该对南希的健康进行怎样的管理？

· 向她解释她所患疾病的性质

· 安慰她，她会好起来的

· 强调这可能需要几个月的时间

· 向她解释终身都需要接受药物治疗

· 告知她，她有资格获得免费的甲状腺素和任何其他药物的处方

· 开始给她使用 25μg 甲状腺素片，并安排在 6 周内再次检查她的甲状腺功能。从 25μg 开始每 6 周加量一次，直到 TSH 处于正常范围内（框 79）



**框 79　甲状腺素的剂量滴定**

· 甲状腺素可以促发缺血性心脏病，因此最安全的做法是 40 岁以上的人从 25μg 开始，每 4~6 周增加 25μg

· 大多数人在使用 100~200μg 甲状腺素后，甲状腺功能恢复正常。很少有人需要增加到 350μg/d

· 目的是将 TSH 维持在正常范围内

· 如果 TSH 被抑制，那么应减少甲状腺素的剂量，否则有发生心房颤动的风险

· 甲状腺自身抗体可作为恢复的标志物进行监测

4 个月后，你很高兴地发现，南希使用 100μg 的甲状腺素后，甲状腺功能检查正常，自身抗体现在是阴性的。她发现胆固醇的水平现在是令人满意的，她松了一口气。南茜感觉好多了，但她还需要两个月的时间才能恢复到原来的状态。

你给她置入了曼月乐环（一种 T 形宫内节育器）来控制她的月经过多。

诊断 6 个月后，她感觉良好。她的皮肤和头发不再那么干燥，她也不再便秘，而且已经瘦了一些。

不幸的是，在此之后不久，她患上了一种难以治疗的流感样疾病。

### 你对此有何回应？

· 复查甲状腺功能

· 进行全血细胞计数、电解质和肝功能检查，以筛查贫血和其他疾病

南希的甲状腺功能检查异常，TSH 严重升高，$T_4$ 降低。她的肝功能检查异常。

你很担心并打电话咨询值班的内分泌专科医师。医师告诉你，甲状腺功能的结果可能是紊乱的，因为南希正在从病毒性疾病中恢复过来，一旦她康复，甲状腺功能应

该会稳定下来。

她应该在早上9点进行血液皮质醇检查，以检查是否患有艾迪生（Addison's disease）病。

幸运的是，南希早上9点的皮质醇水平在正常范围内，当她从病毒性疾病中康复时，她的肝功能和甲状腺功能逐渐恢复正常。

几个月后，你把南希的甲状腺功能减退症记录在你的疾病登记册里，你审核了她的病历记录。你可以从她的处方记录中看出，她的甲状腺素片肯定是在几个月前就已用完。你打电话给她，发现最近几个月她一直在班加罗尔的一家修道院和阿育吠陀医学中心，跟随一位瑜伽大师练习瑜伽。她同意前来复诊。

**你对南希说什么？**

- 你问她为什么停止服用甲状腺素片
- 你试图解决她对治疗的任何疑虑
- 你解释了定期服药和每年进行血液监测的重要性（框80）

**框80　稳定甲状腺功能的难点**

- 可能是一种并发疾病的结果
- 可能是依从性问题引起的

如果服用的剂量超过规定的处方剂量，有些病人感觉更好。这让他们感觉更有精力、体重减轻并抑制了TSH，但这样并不安全。

南希下次见到你时，她会向你展示一些关于天然甲状腺素（含有$T_4$和$T_3$组合的脱水的提取物）的信息，这些信息是她从因特网上购买的。她更喜欢这种药，因为它更自然，但不愿意花钱买它。

你对此有何回应？

你解释一下，不能在NHS系统中开出这种药，并且它也没有得到英国甲状腺协会的认可，但只要对病人进行监测，TSH保持在正常范围内，这种药就可能是安全的（框81）。

**框81　$T_3$和$T_4$**

许多病人认为治疗$T_3$（三碘甲状腺原氨酸钠）比$T_4$（甲状腺素）更有效。大多数$T_4$在血液中转化为$T_3$，这会起效更快。

但目前，尚无确切的证据表明$T_3$在治疗甲状腺功能减退症方面更有效。

## 案例回顾

南希是一位有桥本氏病（自身免疫性甲状腺炎）家族史的中年妇女。她以一种典型的隐匿方式表现出来，你在鉴别诊断中考虑抑郁症是正确的，特别是考虑到她的既往史。

由于她处于甲状腺功能减退的状态，她还患有腕管综合征，但在甲状腺功能恢复正常后，症状得到了缓解。她的胆固醇水平升高也是甲状腺功能减退症的一个结果，当她的甲状腺功能正常时，胆固醇水平也降到了正常。月经过多也可能与甲状腺功能减退有关，或者可能是由围绝经期引起的。

当她患有病毒性疾病时，她的甲状腺功能变得紊乱，但当她康复后，它又自行恢复正常。

南希很难接受患有一种慢性疾病，而且需要长期服药。得益于你的疾病登记和审核系统，你才能够积极地随访她。南希也有强烈的健康信念，你必须了解这些信念才能成功地治疗她。



## 关键要点

·（疾病的）非特异性表现

·通常没有明显的体征

·甲状腺素的剂量需要缓慢地增加，直到 TSH 处于正常范围

·病人可能需要几个月的时间才能感觉完全康复

·一旦确诊，重要的是要把病人记录在疾病登记册上，这样就可能随访和监测他们

·许多病人具有强烈的健康信念。如果这样做是安全的，那么最好将它们纳入管理计划中

# 案例 33 一位气喘的 62 岁女性

玛丽（Mary）是一位退休教师。她在学校教过你的孩子，是一个非常喜欢步行的人，虽然有时她想走但很难做到，因为她的膝关节和髋关节有骨关节炎。她每 6 个月来诊所检查一次血压，这几年来一直很稳定。

在一个寒冷的周四下午，她来到你的诊室，你注意到她呼吸急促。她说她一直感到气喘吁吁。你注意到玛丽似乎气色不太正常，看起来面色苍白、疲惫。

### 在这个阶段你还要了解什么信息？

- 她是否真的呼吸急促或者只是感到气喘吁吁？
- 这种情况持续了多长时间？
- 这对她有什么影响？

她认为这几周以来呼吸困难已经很明显。自从乘火车去彭赞斯（Penzance）看望她唯一的女儿之后，病情可能变得更糟了，当时她感冒了，还有轻微的咳嗽。她觉得上周参加漫步俱乐部徒步走得太远，因无法适应山里的环境，她不得不早点回家。

### 还有哪些其他问题吗？

- 气喘是突然还是逐渐发生的？
- 她躺下时病情会加重吗？
- 她有咳嗽吗？
- 她有咳痰吗？
- 在休息或运动时呼吸困难是否更严重？
- 她会出现哮鸣音吗？
- 有什么诱因吗（例如焦虑或恐慌）？
- 是否同时有伴发症状（例如恶心、心悸）？
- 吸烟史
- 饮酒史
- 过敏史
- 职业史
- 遗传性过敏史
- 用药史

### 特别要询问可能表明病情严重程度的红旗症状

见红旗症状。

**红旗征**

- 体重减轻
- 咯血
- 盗汗
- 心绞痛
- 下肢水肿

玛丽说，她在几周内逐渐出现呼吸急促，晚上咳嗽更厉害，但没有呼吸困难。最近，她在早晨咳少量黄色的痰。用力时，会更加气短，但这与任何胸痛或喘息的发作无关。玛丽不知道对什么东西过敏，她没有湿疹或花粉过敏史。她在中学担任化学老师已超过 30 年。

她承认自己在 20 多岁时每天吸 40 支烟，现在每天不到 10 支。她服用低剂量 β 受体拮抗剂（普萘洛尔 40 mg/d）治疗轻度高血压和焦虑症。她并没有上面列出的任何红旗症状。

她不喝酒，因为她是由酗酒的父亲带大的，她的父亲因肝硬化而早逝。

你判定玛丽可能有呼吸或心脏的问题或贫血，因为她看起来面色苍白。她的病史中没有任何迹象表明有心理问题或过度通气综合征。



### 哪些常见的呼吸和心脏问题会引起呼吸困难？

呼吸系统的原因包括：

- 感染：伴有咳嗽、黄痰和吸烟史
- 支气管痉挛：吸烟史、父母过敏史、目前使用 β 受体拮抗剂
- 肺栓塞：不太可能，但鉴于她最近的旅行史应该考虑

心脏的原因包括：

- 缺血性心脏病：通常的诊断证据不足
- 心律失常：如心房颤动
- 轻度的心力衰竭

劳累时的呼吸困难可能表明有支气管痉挛或缺血性心脏病。

玛丽没有过敏史或遗传性过敏史，她已服用普萘洛尔好几年。

### 当你给她做体格检查时发现

玛丽显得脸色苍白，疲惫，但不发热。

体重 75 kg，身高 165 cm，体重指数（BMI）27.5 kg/m$^2$（超重）

脉搏 80 次 /min，血压 130/86 mmHg，心音正常

呼吸峰值流速 290 L/min（预测值的 80%）

胸部检查：双肺底有细湿啰音

颈静脉搏动（JVP）未见明显怒张

没有水肿或腿部肿胀

### 哪些进一步的检查有助于你做出诊断？

- 全血细胞计数
- 尿素氮及电解质
- 促甲状腺素（TSH）
- 脑钠肽（BNP）水平（用于评估心力衰竭）
- 胸部 X 线检查
- 心电图

你和玛丽谈了你今天的检查结果，并解释需要给她采血，然后请执业护士在早上为她做一份心电图。你说，会为她安排紧急的胸部 X 线检查。你问有没有人可以带她去医院做这些检查？

玛丽看起来非常焦虑。她问你，是否可以打电话给在彭赞斯的女儿解释发生了什么事。她有个朋友有车，也许能和她一起去放射科。

你同意了，一旦从检查中获得更多的信息，你就会打电话告诉她的女儿。你要求玛丽在下周预约时间来复诊。



### 3 天后

血红蛋白 88 g/L（正常范围 115~160 g/L），平均红细胞体积（MCV）76 fL（正常范围 78~100 fL）

TSH 正常

BNP 150 pmol/L——轻微升高。超过 220 pmol/L 的水平是充血性心力衰竭更确切的证据

尿素氮和电解质正常

从这些结果可以看出，玛丽患有小细胞性贫血症。这通常是由铁缺乏引起的。对于年轻女性来说，小细胞性贫血通常是饮食中铁元素摄入量不足和月经期大量出血共同作用的结果。对于像玛丽这样的绝经后妇女，应考虑其他原因造成的失血和恶性肿瘤。

心电图显示窦性心律为 76 次 /min，轻度缺血性改变伴有 T 波压低。胸部 X 线检查显示心脏略微扩大，肺底部有一些细微的阴影，表明有轻度左心室衰竭。

### 你的管理策略是什么?

·询问饮食、体重和失血[消化不良、呕吐、呕血、排便习惯、黑便(黑色柏油样便)、血尿或阴道失血]

·检查她可能在服用的非处方药

·安排贫血的检查和治疗

玛丽说她有良好的饮食习惯，没有任何肠道症状或注意到任何地方的失血。她有间歇性的消化不良已经很长时间，为此服用雷尼替丁（抗酸药）。她没有呕吐。她想减肥，但一直未能如愿。

除了普萘洛尔 40 mg 外，她一直服用非甾体类抗炎药（NSAID）萘普生，这是最近几个月她姐姐给她服用的，并告诉她对关节疼痛有好处。她不清楚使用剂量，但已经服用几个月。



### 接下来你应该安排哪些体格检查和辅助检查?

·腹部和直肠检查，以排除明显的肿块或直肠癌。你必须提出要有一个陪伴者在场才能做

·安排空腹血脂、血糖和铁含量的检查

·紧急转诊到消化内科进行内镜检查

### 你打算给玛丽什么建议?

你解释说血液检查结果显示她患有贫血症，这可能是由缺铁引起的。你想对她进行检查，然后将她转诊给专科医师做进一步的检查和治疗。你怀疑可能是萘普生导致这个问题，她应该停止服用这种药物并改用对乙酰氨基酚。在她等待门诊预约的这段时间，你会给她预先开一些铁剂来治疗贫血症。

由于心电图和胸部 X 线检查表明她可能患有轻度的心脏病，你想检查一下她的胆固醇和血糖水平。你建议，如果可能，减肥会对她有好处。

你也问她，是否考虑过戒烟或减少吸烟。

腹部和直肠检查正常，没有可触及的明显肿块。

玛丽同意去找执业护士寻求戒烟和减肥的建议。这次经历使她感到非常震惊并且比以前更有动力去戒烟。

在玛丽允许的情况下，你提议今天与她的女儿交谈，并讨论玛丽的检查结果。你安排在 1 周内再次预约玛丽并给她一张铁剂的处方。你告诉她，必须服用几个月铁剂。你嘱咐她，要注意服用铁剂的常见不良反应（恶心、便秘或腹泻），并且提醒她当她

服用铁剂时，大便可能是黑色的。

你建议玛丽以后不要拿别人的药吃，认为她的姐姐只是想帮助她。如果关节疼痛严重，规律地使用对乙酰氨基酚，每次 2 片，一天 3~4 次。

**结局：** 进一步的血液检查结果显示体内的血清铁和铁蛋白含量都很低，她对硫酸亚铁 200 mg，一天 3 次的治疗有反应。2 个月后的再次验血显示，血红蛋白为 102 g/L，玛丽感觉不那么气喘了。1 个月后复查胸部 X 线检查也显示肺野清晰，心脏处于正常大小的上限。

内镜检查显示严重的胃糜烂，判断是继发于玛丽服用的萘普生。胃肠病专科医师推荐了一种为期 8 周的治疗方法，每天服用奥美拉唑 20 mg。

发现玛丽的总胆固醇（TC）升高到 6.0 mmol/L，其中高密度脂蛋白胆固醇（HDL-C）为 2.4 mmol/L。这使得总胆固醇：高密度脂蛋白胆固醇的比值为 2.5。医师建议她继续低脂饮食并戒烟，以降低患缺血性心脏病的风险。她继续定期进行血压检查并继续服用普萘洛尔 40 mg，每天 1 次。

使用对乙酰氨基酚后，玛丽的关节疼痛有所改善，但她说这种药物的止痛效果不如萘普生。



## 案例回顾

呼吸困难是一种非常常见和重要的症状，其原因往往是多方面的。这使它成为一个需要解决的复杂问题，因为心脏、呼吸、血液和心理因素都可能起作用，而其预后取决于主要的和最严重的原因。急性呼吸困难常需要到医院做进一步的检查和治疗。

在玛丽的案例中，呼吸困难已经持续几周，尽管她感到明显的不舒服，但她没有严重的疾病，所以有时间安排进一步的检查并在诊所密切随访。针对疑似癌症的转诊指南（Prodigy，2007）建议，如果血红蛋白在 100 g/L 或更低，则建议紧急转诊到医院进行胃肠道（上消化道或下消化道）的检查。特别是在玛丽吸烟的情况下，虽然有可能是恶性肿瘤，但在鉴别诊断列表中你没有发现任何显示高度可疑的体征或症状。

玛丽的呼吸困难可能是由几个不同的原因引起的。贫血是主要原因，必须立即进行检查和治疗。由于血液携氧的能力随着血红蛋白水平的降低而降低，因此会出现呼吸困难。呼吸频率增加是为了吸入更多的氧气。贫血可能也是导致她轻度心力衰竭的原因之一，并且可能与血压升高的病史相关。她很可能在年轻时因大量吸烟而导致肺部损伤，但是在胸部 X 线片上显示得并不明显。

玛丽最近的感冒和咳嗽可能会有残留感染，吸烟也会加剧症状。然而，由于她没有发热或心动过速，这很可能是病毒性的，只需要对症治疗。缺铁性贫血会使人更容易被感染。她没有过敏史，呼吸困难的原因不太可能是由 β 受体拮抗剂引起的支气管痉挛。

尽管她最近从彭赞斯乘坐长途火车旅行，但没有发现肺栓塞的危险信号（红旗征），比如与胸痛或头晕相关的呼吸困难，或单侧腿部肿胀导致的呼吸困难，因此这种情况不太可能发生。

玛丽自己服用了萘普生。虽然这是她从姐姐那里获得的一种处方药，但其他几种非甾体类抗炎药（NSAID）可以作为非处方药使用。众所周知，随着病人年龄的增长，NSAID 的不良反应的发生率和死亡率随之增加。根据一项研究（Blower 等，1997），45~64 岁的病人定期服用 NSAID，每年的死亡风险为 1/3 800，胃肠道出血风险为 1/646。某些 NSAID 更容易引起不良反应，其中布洛芬的风险最低，萘普生更容易引起不良反应。如案例 14 所述，NSAID 可与胃黏膜保护剂（如米索前列醇）联合使用。如果可能，建议病人使用常规的对乙酰氨基酚和外用 NSAID 来治疗关节痛会更安全。

在血红蛋白水平稳定后，应持续口服铁剂治疗 3 个月，以建立铁储备（Prodigy Guideline，2007）。虽然铁剂的耐受性通常较好，但是会引起消化不良、腹泻、便秘和恶心。



## 关键要点

- 呼吸困难是一种很重要的且常见的症状
- 呼吸困难通常是由多因素引起的
- 针对多个原因的检查是很重要的
- NSAID 可带来显著的不良反应发生率和死亡率，主要是来自胃肠道的不良反应
- 缺铁性贫血会降低免疫力，使人更容易发生轻微感染
- 由于长期的轻微失血，缺铁的表现可能是隐匿性的

在口服铁剂治疗后，预计血红蛋白水平每月将上升 10 g/L。通常在治疗 2~3 个月后检查全血细胞计数，并在血红蛋白稳定后继续治疗 3 个月。

## ○ 参考文献

Bandolier Knowledge. *NSAIDs and adverse effects*. www. jr2.ox.ac.uk/bandolier/booth/painpg/nsae/nsae. html#Heading 10 Accessed on 1 December 2007.

Blower, A.L., Brooks, A., Fenn, G.C., Hills, A., Pearce, M.Y., Morant, S., *et al.* (1997) Emergency admissions for upper gastrointestinal disease and their relation to NSAID use. *Alimentary Pharmacological Therapy* **11**, 283–291 (quoted in Bandolier NSAIDs and adverse effects).

Prodigy guidance. (2007) *Anaemia-iron deficiency*. www.cks.library.nhs.uk/anaemia_iron_deficiency/in_summary Accessed on 3 December 2007.

## 案例 34 一位腹痛、阴道分泌物反复发作的 10 岁女孩

凯莉（Kelly）是一个 10 岁的女孩，有着长期的行为问题、遗粪和遗尿病史。由于母亲担心她的问题，初级卫生保健团队的很多成员见过她很多次。

她的母亲在家里照顾她和 6 岁的妹妹。她的父亲定期看望姐妹俩，并且每隔一个周末都会正式地看望孩子们。

凯莉的母亲今天带她来诊所，说自己现在很难控制住凯莉。并说，凯莉的行为经常不稳定，她在课堂上注意力不集中，干扰他人，学校老师最近对她表示了越来越多的担忧。

因为阴道分泌物和生殖器发炎，母亲最近还带凯莉找你看过几次。但很明显，你给她的治疗并没有解决这个问题。

### 接诊期间有哪些优先顺序?

你需要仔细聆听母亲的担忧，找出她今天带凯莉来的原因。你还需要弄清楚凯莉和她母亲所提供的病史。

### 关于她的阴道分泌物，你想问哪些问题?

- 凯莉还有什么症状?
- 有分泌物吗？它是什么样的？有没有出血？这种药膏（克霉唑）有用吗?
- 她小便时感到疼痛吗?
- 凯利和她的母亲对症状没有好转的原因有什么想法?

凯莉继续抱怨“下身”瘙痒和疼痛，上次给她的药膏只起了几天的作用。她小便时没有灼热感。

她的母亲认为她需要更多的治疗，担心凯莉的症状是因为她自己懒得洗澡，而且拒绝了母亲的帮助。

### 病史的哪些部分特别值得关注?

有三个方面值得关注：

1. 持续的遗尿和遗粪（大便失禁），因为这些可能有情感的原因
2. 难治性外阴阴道炎（框 82）
3. 持续存在行为的问题

**框 82　外阴阴道炎的鉴别诊断**

Royal College of Paediatricians and Child Health（2006）：
- 卫生条件差
- 创伤
- 皮肤病，包括外阴硬化性苔藓或湿疹
- 过敏，特别是对肥皂
- 感染或寄生虫感染

### 接下来你应该做什么?

- 检查以前的治疗（针对疑似念珠菌的克霉唑乳膏）是否使用正确
- 询问有无相关症状，包括腹痛、便秘以及遗尿和遗粪的影响

凯莉说，她确实使用了给她开的药膏，但没有效果。她的母亲补充说，这周她有几天拒绝去学校，她一直在抱怨肚子痛。她的母亲认为凯莉没有任何肠道症状。

她经常晚上尿床，而且在上周的白天也有几次尿湿裤子。在这些场合，她感到心烦和尴尬，特别是在学校尿湿裤子的时候。



### 你接下来想做什么?

现在对凯莉进行检查是合适的。

### 你会怎么要求给她进行体格检查?

你说，你想摸摸凯莉的肚子，还需要看看她的屁股，看看为什么它又痛又痒（就像上次她来的时候你做的那样）。你问凯莉和她妈妈，这样做行不行。

规范的做法是在检查时应该有陪护人员在场。你也应该告诉她们检查不会有什么伤害，凯莉可以随时告诉你停止检查。你解释说，你可能需要进行阴道拭子检查并检查她的尿液。

她们同意了。她的腹部似乎很柔软，没有任何阳性的发现。外生殖器检查证实了外阴部红肿发炎，但没有其他值得注意的地方。采集了阴道低位的拭子。尿液检查结果阴性。

### 你的管理计划是什么?

凯莉的症状和检查结果可能有很多原因，但最严重的可能是性虐待。在不清楚的情况下，很难决定何时需要进行专科转诊。然而，首要的原则是尽量减少持续存在的伤害，因此在确定诊断之前不应该推迟转诊。通常采取的形式是转诊给儿科医师（Royal College of Paediatricians and Child Health 2006）。

### 哪些进一步的信息有助于诊断?

可以问凯莉，为什么她认为这种治疗不起作用，这是一种既能揭示又不具威胁性的问题。她可能会或也可能不会披露虐待的行为，特别是在母亲面前，可能不愿意透露任何事情。请记住，她的答案可能是构成法庭证据的一部分，因此在记录信息时需要格外小心。

你还应该记住与初级卫生保健团队其他成员交谈的重要性，因为你不应该孤立地工作。他们可能会帮助你更清楚地了解凯莉及其家人的历史。同样重要的是，在处理一个如此令人苦恼的案例时，你需要得到同事的支持（图 12）。

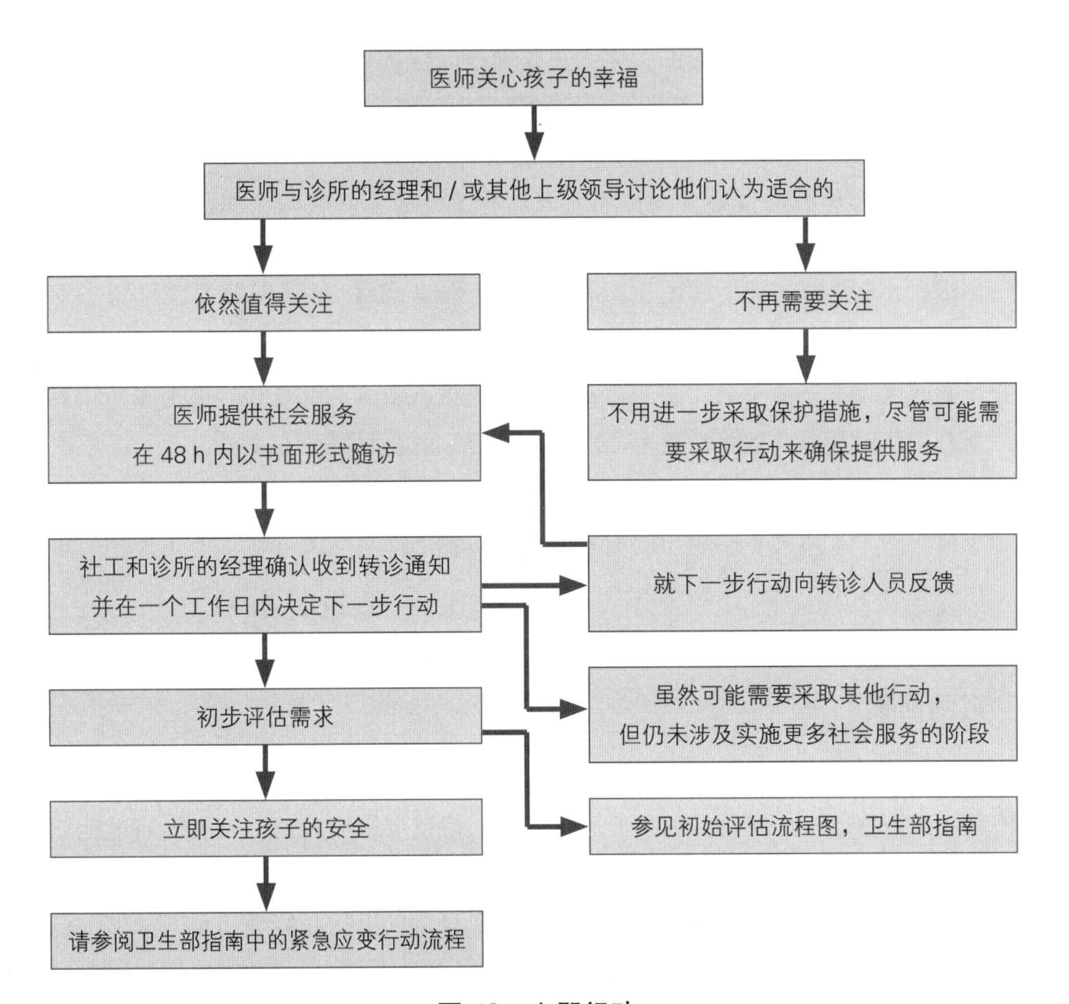


图 12　立即行动

（From Department of Health，2003）

### 应该涉及哪些其他机构?

关怀儿童的社会机构也应尽早加入转诊的路径中。

**一旦你决定需要专科医师的帮助，你如何告知凯莉和她的母亲？**

你告诉她们，你需要请专科医师来帮助缓解凯莉的症状，因为全科医师无法提供治疗。

**你能告诉凯莉或她母亲，你担心的具体问题是什么？**

没有必要与父母或孩子分享你的担忧，如果这样做，你可能会使孩子面临更大的伤害风险。在与你诊所的同事进行充分讨论并为孩子提供保护之前，你应该仔细考虑信息披露带来的问题（Royal College of Paediatricians and Child Health, 2006）。

凯莉的母亲问你，你是否认为有些令人担忧的事情。你回答说，你为凯莉转诊是因为你觉得没有专科医师的帮助，你无法正确地治疗她。凯莉的母亲试图推动你进一步地说清楚，但你们都被凯莉打断了，她平静地说她想看另一位医师。



**结局：** 你打电话给当地医院处理虐待案件的儿科医师，她同意立即到医院看凯莉，以便她能够评估情况。在接下来的一周，你将被召集到一个案例会议上讨论凯莉的情况。凯莉透露，她的叔叔一直在虐待她。

目前最担心的是凯莉和她妹妹的安全。她们没有被带离母亲，因为她们在母亲的照顾下是安全的，而警方和法院要确保叔叔不会与她们再有更多的接触。专科医师团队以及医疗保健专业人员定期为家庭提供进一步支持。

暑假结束后，凯丽回到学校，开始得到一对一教学的额外支持。她在一个学期后完全重新融入社会，她的健康报告结果在逐渐改善。除了处理常见的儿童疾病外，你很少与这家人有更多的接触。

## 案例回顾

全科医师希望他们不必处理虐待儿童的案件，但不幸的是，这种情况并不少见。身体虐待和情感忽视是虐待的形式——一个人虐待或忽视一个孩子可能是通过施加伤害或未能采取行动来防止伤害。虐待可能表现在身体、情感或性行为方面。

在日常工作中，所有接触儿童和家庭的人都有责任保护和促进儿童的幸福。它涉及三种方式的参与（Department of Health, 2003）：

1. 你可以关心孩子并求助于社会服务人员或警察。

2. 你可能会接触社会服务机构，要求提供关于儿童或其家庭的信息，参与评估或参加一个儿童保护的会议。

3. 可能会要求你执行一个具体类型的评估或提供帮助或服务。

必须记住，性虐待常常与其他形式的虐待联系在一起，很少能看到明显的诊断体征。所采集的病史应包括完整的泌尿道和肠道的病史、生殖器或肛门的症状、行为改变、青少年的月经史和性病史（Royal College of Paediatricians and Child Health, 2006）。

在评估的初期，专科医师的作用是必不可少的。如果强烈怀疑有性虐待，那么应由儿科医师和法医对儿童进行法医鉴定，他们将进行联合检查。

这包括：

· 病史
· 体格检查
· 证明文件
· 获取法医鉴定的标本

如果性虐待只是鉴别诊断的一部分，例如本案例中的复发性外阴阴道炎的案例，任何有资格的医师都可以进行仔细的病史采集和体格检查（Royal College of Paediatricians and Child Health, 2004）。

与所有其他流程一样，在检查之前必须获得知情同意。16 岁以上的儿童也可以自己获得知情同意。能完全理解流程及其含义的 16 岁以下的儿童也可以自己获得知情同意。如果他们无法同意，父母或监护人可以知情同意，但孩子仍然可以拒绝接受检查。只有在需要紧急治疗的情况下，才能未经儿童的同意进行检查（Royal College of Paediatricians and Child Health, 2006）。

医师必须根据需要与其他机构共享基本的信息。应该记住的是，儿童有权享有与成年人相同的保密原则，但不能允许妨碍保护儿童（Royal College of Paediatricians and Child Health, 2006）。



## 关键要点

· 在日常工作中，所有接触儿童及其家庭的人都有责任保护和促进儿童的幸福
· 身体虐待和情感忽视是虐待的形式。虐待可能是身体、情感或性行为方面的
· 如果强烈怀疑是性虐待，那么儿童的法医鉴定应由儿科医师和法医进行联合检查
· 如果性虐待只是鉴别诊断的一部分，例如在本案例中复发性外阴阴道炎的患者，任何有资格的医师都可以进行仔细的病史采集和体格检查
· 你不应该孤立地工作
· 请记住，被虐待儿童的兄弟姐妹也可能处于危险之中

## ○ 参考文献

Department of Health. (2003) *Children's Services Guidance. What to do if you are worried that a child is being abused.* Department of Health Publications, London. http://www.dh.gov.uk/en/Publicationsandstatistics/Lettersandcirculars/

LocalAuthorityCirculars/AllLocal–Authority/DH_4003423 Accessed on 22 March 2007.

Royal College of Paediatricians and Child Health. (2006) *Child protection companion.* http://www.rcpch.ac.uk/Publications/Publications–list–by–title Accessed on 22 March 2007.

Royal College of Paediatrics and Child Health and the Association of Forensic Physicians. (2004) *Guidance on paediatric forensic examinations in relation to possible child sexual abuse.* http://www.rcpch.ac.uk/Publications/Publications–list–by–title Accessed on 22 March 2007.

# 案例 35　一位 26 岁下腹痛的女性

姆祖贝（Mzumbe）夫人是一位 26 岁的女性，她在诊所里是众所周知的，因为她有 3 个孩子且都是正常分娩。当你正在值班时，她打电话来询问关于下腹部疼痛的建议。这家诊所有一套医师运行的分诊系统，由医师决定是否需要在当天看病人、与医师或护士进行常规的预约或需要先电话咨询。她告诉你，疼痛是突然发生的，夜里会疼醒，而且越来越严重。

### 在病史采集中有哪些问题很重要?

- 关于疼痛的问题：部位、性质是绞痛还是持续性的，有哪些加重或缓解的因素
- 有呕吐吗?
- 有腹泻吗?
- 有食欲缺乏吗?
- 最后一次排便的时间?
- 有发热吗?
- 她可能是妊娠吗?
- 有任何其他的泌尿道或月经的症状吗?



腹痛是一种非常常见的症状，症状范围很广，从自限性到危及生命的疾病都有可能（图 13）。详尽的病史是做出成功诊断最有价值的工具。

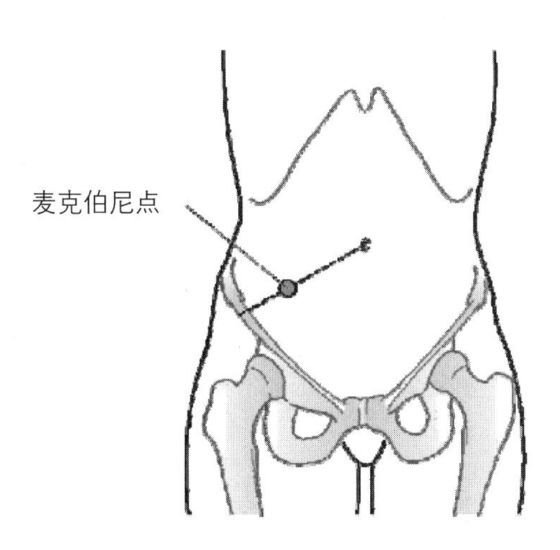


**图 13　急性腹痛**

（麦克伯尼点是代表阑尾炎的一个特殊压痛点，它位于沿着从脐部到右髂前上棘的假想线的 2/3 处）

上述这些问题的答案可以区分胃肠道疾病、泌尿道疾病或妇科疾病。在此基础上，你将能够做出决定，病人是否需要紧急地、常规地就诊或通过电话告知建议。

在电话里，姆祖贝夫人听起来很焦虑和痛苦，这与她平时的样子很不一样。她说，昨天早上她带孩子们去学校后，疼痛从腹部中央开始，但是她试图忽略它。昨天来来回回疼了一天，但是当疼痛向下移动到右下侧时，在夜晚变得难以忍受，并且之后一直保持不变。自从开始疼痛以来，她一直不想进食任何东西，而且已经呕吐 2 次。她已经 48 h 没有大便，但这对她来说并不罕见。

你决定马上去看她，安排一次家访，把急性阑尾炎排除在外。

**是什么让你怀疑阑尾炎?**

· 疼痛突然发生并且越来越严重

· 这是非常严重的，因为她在夜间疼醒

· 脐周区域的疼痛本质上是绞痛的，并且似乎已经移动到右髂窝，在那里它一直是固定的

· 她呕吐了

· 她已经 48 h 没有排便

· 她听起来是得病了

阑尾炎是最常见的急腹症之一。你的高度怀疑是正确的（框 83）。

**框 83　急性阑尾炎**

· 由于阑尾脓肿破溃和腹膜炎，延误的阑尾炎诊断可能是致命的，死亡率为 5.1/1 000
· 男性更常见，男女比为 1.4 ：1
· 多见于 10~20 岁的青少年
· 由于炎症扩散到腹膜，典型的表现为转移性右侧髂窝局部的腹痛

虽然你正在考虑阑尾炎的可能性，但妇科疾病，如异位妊娠、盆腔炎和卵巢囊肿也是有可能的。在离开诊室之前，请确认已经将妊娠试验和尿液检测试纸放入医疗袋中。

姆祖贝夫人穿着睡衣开了门。她泪流满面，弯下身子，捂着右下腹。你采集了病史，然后问她要尿液标本，在你清理了沙发上的儿童玩具后，你就可以为她做检查了。

**你还需要进一步问哪些问题?**

· 她排尿时有无任何疼痛?

· 她最后一次月经是什么时候?

· 她性交时有疼痛吗?
· 她有阴道分泌物吗?
· 她有盆腔感染的病史吗?
· 她有异位妊娠的病史吗?
· 她有阴道出血吗?

她告诉你，她排尿时有点痛，她不记得她最后一次月经的时间，并告诉你她的丈夫使用避孕套，她不记得有任何阴道分泌物。她没有任何异位妊娠或感染或近期阴道出血的病史。她否认在性交过程中有任何疼痛。

妊娠试验结果为阴性。尿液检查显示有红细胞和白细胞。你可以留下样本，送去做细菌培养和药物敏感试验。然而，尿路感染不太可能引起这种急性症状。

然后，你向姆祖贝夫人解释，你需要为她进行体格检查。她看起来非常焦虑，你尽力安慰她，告诉她你的动作会很轻柔，并解释你正在做的事情。你希望以这种方式与她交谈，也能帮助她放松腹肌。



**你准备做什么检查，你要寻找什么?**

见框 84。

**框 84 腹痛病人的检查**

**一般体格检查**

· 病人的一般情况：你注视到她时，就已经确定她生病了
· 脉搏
· 血压
· 体温
· 口臭

**腹部体格检查**

· 注意有无瘢痕和腹胀
· 检查疝孔
· 轻轻地触诊，从离疼痛最远的地方开始，然后用缓慢的压力继续触诊整个腹部。观察病人的面部表情以评估压痛，并观察任何防卫反应
· 避免检查反跳痛，因为对于一个腹膜炎病人来说，这是非常痛苦的
· 使用轻触诊来检查麦克伯尼点上的最大压痛程度，该点位于从脐到右髂前上棘的假想线的2/3 处
· 检查 Rosvig 征：如果触诊左髂窝导致右髂窝疼痛，则为阳性
· 听诊肠鸣音以检查肠蠕动。可能需要 2~3 min 才能听到肠鸣音
· 如果你对诊断仍然非常不确定，只要病人同意，你可以决定进行直肠检查。在检查直肠时，可以检查右髂窝的疼痛

**阴道检查**

· 向病人解释，这个检查为什么很重要，并征得她的同意
· 检查子宫颈兴奋性和子宫或附件的压痛或肿大

·你决定不使用窥器来采集阴道拭子和宫颈拭子检测衣原体。无论如何，在没有适当照明的病人家中，这个操作有困难

姆祖贝夫人太胖了，所以检查起来并不容易。在她的沙发上弯着腰，让你检查背痛。她有37.5℃的低热，伴有心动过速，血压在正常范围内。她没有脸红，也没有口臭。在躺着时，疼痛似乎会好一些。腹部检查显示，右髂窝处有一个模棱两可的麦克伯尼点征。可闻及少许肠鸣音。阴道检查会诱发右髂窝疼痛，无子宫颈兴奋，也没有感觉到可能提示盆腔炎的附件包块。

### 你的诊断是什么，接下来你要做什么？

你不太确定姆祖贝夫人是否得了阑尾炎，但你认为这是最有可能的诊断。

### 她现在还需要其他的检查吗？

见框85。



**框85 紧急情况的检查项目**

·腹部X线平片无助于诊断：如果你是在寻找梗阻或结石，这将很有用；但对阑尾炎没有诊断意义。此外，你已决定姆祖贝夫人在任何情况下都需要紧急住院，因此这不会改变你的管理

·计算机断层扫描（CT）是医院环境中检查阑尾炎最准确的仪器，但由于病情紧急，很少使用

·阴道超声可以显示囊肿，在剖腹手术前可以在医院进行检查

·全血细胞计数也不会改变你的管理方式，并且会导致不必要的延误

·你本可以对衣原体、淋球菌和其他性传播疾病进行拭子检测，但这又会导致更多的延迟，因此你会快速把病人送进医院

你告诉姆祖贝夫人，她需要紧急住院。令你惊讶的是，她说不可能去医院且泪流满面。她说，如果你开一些强效止痛药和一些抗生素，她就会好的。你解释说，她患有急性阑尾炎，需要尽快进行手术，如果阑尾破溃，她可能死于腹膜炎。她之所以很恐慌，是因为没有人照顾她的孩子：她的丈夫不得不去津巴布韦看望他垂死的父亲。她恳求你推迟入院，直到丈夫周五回来。

### 你怎么解决这个问题？

幸运的是，健康随访员今天早上正在诊室。她很了解姆祖贝夫人。你要求她与病人交谈，看看有无其他朋友或亲戚可以在短期内照顾她的孩子。

同时，你返回诊室安排住院并将转诊信传真给外科医师，要求前台接待人员呼叫救护车。

健康随访员开始与社会服务机构联络，以便可以将儿童送入寄养机构。幸运的是，

姆祖贝夫人的一位邻居可以给予帮助，这样孩子们就能够待在家里了。

**结局：**姆祖贝夫人进行了剖腹手术，发现右侧卵巢上有一个 6 cm 的单纯卵巢囊肿，将其取出并送去进行组织学检查。组织学显示出囊肿出血，但无恶性肿瘤的证据。她还摘掉了阑尾，但发现是正常的。

她完全康复了，仅仅 6 个月后，你祝贺她第 4 次怀孕并为她安排了产前保健。

## 案例回顾

姆祖贝夫人的症状表明是阑尾炎。她的典型表现包括突发性的急性腹痛，转移到右侧髂窝并伴有防卫，她有低热和心动过速。然而，她有肠鸣音，没有恶臭和可能的尿路感染。

由于妊娠试验的敏感度高，因此异位妊娠的可能性很小。此外，由于姆祖贝夫人是 3 个孩子的母亲，她很可能会发现早孕的症状。

在阴道检查时并不总是能触诊到卵巢囊肿。没有子宫颈兴奋和子宫压痛，不太可能是盆腔炎的诊断。

你必须让病人相信，为了她自己的安全，她需要住院，而且你及时而恰当的治疗可能会挽救生命。

## 关键要点

· 全科医师的工作必须处理可能性和不确定性的情况。在初级保健中，更重要的是认识到急性疾病，将其视为紧急情况进行转诊，而不是做出明确的诊断

· 阑尾炎是英国最常见的急腹症

· 阑尾炎的诊断并不总是简单的，必须从病史和检查中单独考虑。卵巢囊肿和急性阑尾炎的表现和检查结果可能有重叠。最后通常只能在手术室中得出明确的诊断

· 应考虑其他会引起右髂窝疼痛的严重原因，如异位妊娠

· 考虑病人的病情对他们家庭的影响也很重要

### ○ 延伸阅读

Humes, D.J. & Simpson, J.（2006） Acute appendicitis. *BMJ* **333**, 530–534.

# 案例 36 一位要求避孕的 17 岁女孩

梅利莎（Melissa）是一名 17 岁的学生，目前正在攻读 A 级水平的课程。在过去的几年里，你偶尔会看到她，主要因令人烦恼的痤疮和痛经而就诊。病历中没有任何严重疾病或住院的记录。她今天来诊室，看上去有些尴尬，说她想继续服用“药丸”。

她看起来很害羞，你安慰她说，她来这里考虑避孕是一件好事。你说有几件事需要问她。



**你初步想问什么问题?**

- 她现在的性行为活跃吗？如果是，她有性生活多久了？
- 她目前使用什么避孕措施？
- 她有无固定的男性伴侣？
- 她过去有无其他性伴侣？如果有，在多久以前有过无保护措施的性行为？
- 她有无任何可能表明有性传播感染的症状，如阴道分泌物或排尿不适？
- 她的最后一次月经是在什么时候，她通常的月经出血规律是什么？

梅利莎说她有一个 18 岁的固定男友，他们在过去的 6 个月里一直有性生活。她在一年多前有过一个前男友。她一直使用避孕套避孕。她没有发现阴道分泌物或排尿困难的问题。她不确定自己有过无保护措施的性行为，如果有，那也是很久以前的事。她最近的一次月经是 3 周前，她通常每 4~5 周来一次月经、出血 6 天。

这些信息可以让你了解她有无性传播感染疾病（STI）和 / 或妊娠的风险。从以上信息来看，她似乎不太可能有妊娠或感染，但请记住，一些性传播感染疾病，如衣原体感染，可能是无症状的。

对于一位以前没有严重疾病的 17 岁女孩来说，框 86 中的许多禁忌证都不太可能出现。然而，你应该检查梅利莎有无偏头痛，以及她的直系亲属中是否有人在 45 岁以前患过腿部血栓（深静脉血栓）或肺部血栓（肺栓塞）。

梅利莎告诉你，她没有偏头痛。她想起她母亲有一个 52 岁的妹妹，住院做了胆囊结石手术，手术后腿上有一个血凝块。据她所知，她家里没有其他人有这些问题。

**框 86　口服复方避孕药的绝对禁忌证**

British National Formulary（2006）：

· 局灶性偏头痛
· 肝病，包括传染性肝炎、腺瘤、胆汁淤积性黄疸
· 静脉或动脉血栓栓塞的病史
· 与肺动脉高压相关的心脏病
· 无法控制的高血压(收缩压 ＞160 mmHg，舒张压 ＞100 mmHg)
· 系统性红斑狼疮
· 胆囊结石
· 既往有葡萄胎的病史
· 乳腺癌或生殖道癌
· 未确诊的阴道出血

### 梅利莎的血栓栓塞家族史是否妨碍她服用复方避孕药？

不会。有凝血障碍的家族史，如易导致血栓栓塞的 V 因子或抗磷脂抗体，以及一级亲属在 45 岁以前有自发性栓塞，都有重要的意义。手术后的深静脉血栓更有可能是由不运动和 / 或肥胖引起的，不应该影响你是否开避孕药处方的决定（Prodigy，2007）。

### 你可能还会问梅利莎哪些常规问题呢？

· 她吸烟吗？
· 她是否定期服用任何非处方药？
· 她用什么来治疗痤疮？
· 有无乳腺癌家族史？

梅利莎告诉你，她不吸烟，也没有购买过任何非处方药。她正在每天服用米诺环素 100 mg 来治疗痤疮且已经服用几个月。它有助于改善她的皮肤。梅利莎不知道家族中有谁患有乳腺癌。

如果有很强的乳腺癌家族史（即一个 40 岁以下的亲属、两个 60 岁以下的亲属或同一家族中在任何年龄超过 3 个人患有癌症），可能会让你在给梅利莎开复方避孕药时更加谨慎，因为这可能意味着 BRCA1 基因突变。研究表明，在这些女性中，口服复方避孕药超过 5 年会增加乳腺癌早期发病的风险（Narod 等，2002）。

你问她是否记得每天服药？

梅利莎说她已经设法定期服用抗生素，因此她认为能很好地做到每天服用避孕药。

经常进行核对是有必要的，病人是否认为自己会记得每天服用一片药。有些人健忘或生活杂乱无章，从而影响了记住每天用药的可能性。对于这些人，你可能会考虑

每 3 个月使用一次的避孕药（醋酸甲羟孕酮注射液）。

### 你进行体格检查应该有哪些项目?

· 体重
· 身高
· 体重指数
· 血压

### 你是否应该主动提供用于检查性传播感染的拭子?

你可以做拭子采样，因为梅利莎不止有一个性伴侣，并且不能完全确定她曾经有无过无保护措施的性行为。然而，由于她没有任何感染的症状，因此你决定先集中精力解决避孕的问题，稍后再给她用拭子取样。

体重 62 kg
身高 1.65 m
体重指数 22.8 kg/m²
血压 110/74 mmHg

这些数字都在正常范围内。体重指数超过 30 kg/m² 的女性不建议服用避孕药，因为这会增加血栓栓塞的风险。

### 你打算选择哪种口服的复方避孕药?

有许多不同品牌的口服避孕药，最好让自己熟悉其中的一些。你还应该注意到这些药物的不良反应，可能使用某种药物不如另一种更合适。通常从含有 30 μg 乙炔雌二醇和 150 μg 左炔诺孕酮或 500 μg~1 mg 炔诺酮的药丸开始。这些药物包括 Microgynon-30，Ovranette，Brevinor 或 Loes-trin-30。这些都是单相药片，每片中含有固定量的雌激素和孕激素。其他制剂可能是双相或三相的，根据月经周期的不同，两种激素的含量也不同。还有其他药物，如 TriNovum 或 Synphase（BNF 2006）。

梅利莎说，她听说过一种既能避孕又能治疗痤疮的药，她想知道自己是否能吃这种药?

梅利莎指的是炔雌醇环丙孕酮片（黛安特 Dianette），它具有 35 μg 的乙炔二醇和 2 mg 的醋酸环丙孕酮。醋酸环丙孕酮（Cyproterone）是一种抗雄激素，可能会减少皮脂分泌，从而改善痤疮症状。

**你会考虑给梅利莎开黛安特处方吗？如果会，她需要继续服用米诺环素吗？**

你当然可以和她讨论这些选择。黛安特的缺点是，它含有比其他一些复方药丸稍高剂量（35 μg）的乙炔雌二醇，因为它具有抗雄激素作用，所以不建议长期使用。由于梅利莎已经注意到，使用米诺环素后，她的痤疮有所改善，因此她可以继续使用米诺环素，同时服用低剂量的口服避孕药，这可能对她的皮肤有所帮助。在你看到她对使用标准剂量药片的反应后，黛安特可能是第二个选择。

梅利莎接受了这个建议，但她认为将来可能会想要用黛安特。

**你决定开敏高乐（Microgynon）–30 ED，里面有 21 片活性片剂和 7 片白色无活性糖片。你打算怎么跟梅利莎解释服药的事，以及什么时候开始服药？**

你需要在桌面上放一包敏高乐口服避孕丸（Microgynon–30 ED 5 板，21 片装），这样你就可以向梅利莎展示它的外观以及先从包装中的哪片药开始服用。她可以等到下一个周期的第一天，然后从包装盒上的黑色条开始在相应的日子服用一片。她可能想立即开始服用该药（也是从黑色条开始服用）。如果她这样做，她将需要同时使用避孕套 7 天，直到避孕药生效。

梅利莎很想在月经开始前就开始服避孕药。这意味着她的下一个月经周期可能会推迟，直到她开始服用非活性糖片。

**你还需要向她提供哪些关于服药的信息吗？**

- 每天在同一时间服药的重要性
- 错过使用药物的 7 天规则
- 她服用药物时会发生什么
- 可能会影响药物吸收和功效的物质
- 常见的不良反应
- 令人担忧的症状，它们意味着她要立即停药（框 87）

**框 87　立即停止服用避孕药的原因**

BNF（2006）：
- 突然剧烈的胸痛发作
- 突然发生的呼吸困难
- 原因不明的单侧小腿疼痛
- 严重的胃痛
- 严重的神经系统影响，包括异常严重的长期头痛
- 肝炎、黄疸或肝大
- 血压收缩压高于 160 mmHg 和舒张压高于 100 mmHg
- 手术后或腿部受伤后长期不运动

你向梅利莎解释说，这种药丸只有每天在同一时间定期服用时，才能起到避孕效果。如果她每天晚上都刷牙，你可以建议她把这个小药盒和她的牙刷放在一起，作为提醒。

漏服药物可能意味着失去避孕的保障，特别是如果在 21 天的开始或结束时忘记服药，那么将延长无药物的间隔时间。如果梅利莎错过服用一片药，她应该在记起它时立即服用，而下一片药应该在正常时间服用。如果她应该服用避孕药但超过 12 h，她应该使用额外的保护措施，如避孕套，或避免性行为 7 天。如果这 7 天超过包装的期限，下一盒药物应该立即启动服用，但不包括那 7 片无活性糖片。

*梅利莎问她在服用无活性糖片期间，是否仍然受到避孕保护？*

在她服用非活性药片的同时，梅利莎仍然可以获得避孕保护，前提是她停止增加服用活性药片的时间不超过 7 天。在这段时间内，她有几天可能会出现停药出血，但是会比正常时期更少，疼痛也会更轻。



### 口服避孕药可能无效的原因

有几种药物和非处方药（例如，圣约翰草）可以通过干扰其吸收来降低药性，特别是一些抗生素和各种抗癫痫药以及葡萄柚汁都可能降低药性。由于梅利莎每天服用米诺环素 100 mg 已有几个月，这不会影响避孕药的功效（请参阅“案例回顾”进行进一步讨论），但如果她由于别的原因服用另外一种抗生素，那么她应该在服用这种药的几天内和之后的 7 天内采取额外的预防措施。

如果她发生腹泻和呕吐，她可能无法吸收药物，所以你建议她在这些情况下使用其他保护措施。

梅利莎问，她的体重会增长吗？她有一个朋友服用避孕药，体重增加了 3 kg，她不希望这种情况发生在她身上。

你向梅利莎解释说，有些女性似乎对避孕药中的激素非常敏感，并且确实会增加体重，但这对于 Microgynon-30 等低剂量制剂来说并不常见。她可能会发现她的乳房柔软并增大了一些。有些女性发现这种避孕药会让她们感到恶心，但如果她晚上服用这种药物可能很少发生恶心。其他罕见的不良反应有头痛、情绪变化、性欲减退、黄褐斑（脸上色素斑增加）、高血压和腿部或肺部血栓。你可以向梅利莎保证，这些令人担忧的并发症非常罕见。

对所有这些信息，梅利莎似乎不堪重负。你安慰她，你会给她一些关于联合用药的宣传单，以便让她一起带走，她也应该看看药盒内的药品说明书。计划生育协会关于复方避孕药（和其他避孕方式）的宣传单（Family Planning Association，50 Featherstone St, London ECY 8QU www.fpa.org.uk）上的内容写得很清楚，并且包含 7 天用药规则和药物相互作用等信息。

### 在这个阶段你应该开多少口服避孕药?

开一张 3 个月的处方是合适的，因为你希望 3 个月后再次看到梅利莎，重新检查她的血压和体重，并确定 Microgynon–30 ED 是否适合她。

### 你该对梅利莎说什么?

重复一些关键信息是有好处的。你建议她立即开始口服避孕药，但记得在接下来的 7 天里要使用避孕套，以确保有避孕保护措施覆盖。她应该记住，避孕药并不能防止性传播感染，因此她可能想继续使用避孕套。

你不希望她出现任何令人担忧的不良反应，如果她担心除了你提到的轻微不良反应（乳房触痛和恶心）之外，还出现其他任何不良反应时，她应该联系你。在服完第 3 盒药片之前，你想再次见到她，以便再次检查她的体重和血压。

你问她是否清楚漏服药的情况，并在必要时使用额外 7 天的预防措施。

梅利莎能够在你的帮助下复述 7 天用药规则。你给她提供了有关避孕药的计划生育宣传单和 Microgynon–30 ED 的处方。

### 3 个月后

梅利莎没有进行预约随访，然后在 6 周后来到诊所，说她必须在早上服用避孕药，并希望尽快获得更多的 Microgynon–30 ED。她与男友分手了，然后又和新男友发生了一次无保护措施的性行为。

### 你接下来要做什么?

· 查明她的最后一次月经是什么时候，如果合适的话做一次妊娠试验检查

· 采集三重拭子检查性病，或建议她去泌尿生殖疾病诊所检查

· 当你获得这个信息后，再次预约梅利莎，这样你就可以重新开始给她开复方避孕药（或讨论其他避孕措施，如 Depo–Provera），治疗任何感染，并讨论“安全性行为”的措施

## 案例回顾

这是一个性行为活跃的青少年要求口服避孕药的简单案例。联合用药是合适的，因为她没有任何禁忌证，而且它的疗效优于单独使用孕酮片或避孕套（表 10）。一些抗生素通过破坏大肠内负责吸收乙炔雌醇的菌群，来降低口服避孕药的疗效。如果抗生素使用疗程超过 3 周，细菌菌群就会产生耐药性，就不需要采取额外的预防措施（除非开了另一种抗生素）。如果一名女性服用抗生素超过 3 周，然后开始服用复方避孕药，比如梅利莎的情况，那么就没有必要采取额外的预防措施（除非她立即开始服用避孕药，

而不是等到月经来的时候）。

尚未讨论其他组合的复方制剂，例如含有孕二烯酮的第三代药丸。由于与其相关的血栓栓塞问题略有增加，因此不建议作为一线治疗。对于服用孕激素炔诺酮或左炔诺孕酮有不良反应且无禁忌证的女性（例如，没有血栓栓塞性疾病家族史、肥胖或年龄超过 35 岁的女性），这些药物是有用的。

当第一次给病人开口服复方避孕药时，有很多信息可以提供给她们，她们不太可能记住所有的信息。提供信息宣传单来备份你的建议是个好主意。

在性生活停止一段时间后，许多女性不再服用避孕药，也不希望服用它，就像梅利莎的情况一样。关于“安全性行为”的建议，使用避孕套并持续服用几个月的避孕药可能是合适的。

**表 10　避孕方法的年度失败率，包括 1 年内失败的百分比和每年每万名妇女的妊娠次数**

［From BNF（2006），除了口服复方避孕药外，根据 Guilleband（2003）计算］

| 方法 | 失败率（%） | 每年每 1 万名妇女妊娠的例数 |
|---|---|---|
| 无 | 85 | 8 500 |
| 宫颈帽 | 30 | 3 000 |
| 避孕棉 | 30 | 3 000 |
| 杀精子剂 | 21 | 2 100 |
| 女用避孕套 | 21 | 2 100 |
| 定期禁欲 | 21 | 2 100 |
| 体外射精 | 20 | 2 000 |
| 隔膜 | 18 | 1 800 |
| 男用避孕套 | 12 | 1 200 |
| 口服避孕药 | 3 | 300 |
| 孕激素 –T 形宫内节育器 | 2 | 200 |
| 含铜宫内节育器 | 0.4 | 40 |
| 注射避孕药 | 0.3 | 30 |
| 输卵管结扎术 | 0.17 | 17 |
| 口服复方避孕药 | 0.08 | 8 |
| 输精管结扎术 | 0.04 | 4 |

## 关键要点

· 如果能定期服用，口服复方避孕药的效果是可靠的（失败率为 0.08%，Bandolier，2007

· 不良反应通常很小

· 有大量不同的复方制剂使用不同含量的雌激素和孕激素，意味着通常可以为每个人找到合适的制剂

· 经常告知病人漏药方案和 7 天用药规则

· 经常提醒病人：同时使用其他的药物或物质可能会干扰药物吸收，引起腹泻及呕吐

· 考虑病人有无性传播疾病感染的风险——衣原体感染通常无症状，其在英国的发病率正在上升

· 提醒服用避孕药的严重和罕见的不良反应

· 口服避孕药的优势还包括降低患卵巢癌和子宫内膜癌的风险



## ○ 参考文献


Bandolier. (2007) *Contraception: some numbers*. www.jr2. ox.ac.uk/bandolier/band50/b50–3.html Accessed 26 November 2007.

*British National Formulary*. (2006) British Medical Association and the Royal Pharmaceutical Association of Great Britain, London.

Guillebaud, J. (2003) *Contraception*: *Your Questions Answered*, 4th edn. Churchill Livingstone, Edinburgh.

Narod, S.A., Dubé, M.P., Klijn, J., Lubinski, J., Lynch, H.T., Ghadirian, P., *et al.* (2002) Oral contraceptives and the risk of breast cancer in *BRCA1* and *BRCA2* mutation carriers. *Journal of the National Cancer Institute* **94**, 1 773–1 779.

Prodigy Clinical Knowledge Summaries. (2007) *Contraception. UK Medical Eligibility Criteria (UKMEC).* www.cks.library.nhs.uk/contraception/in_summary/scenario_combined_oral_contraceptive_coc Accessed on 4 December 2007.

# 第三部分

# 自 测 题

# 单选题

**对于每道题，请选择你认为最正确的那个选项**

**1.** 以下哪项不是肩周炎的治疗方法？

a. 针灸

b. 关节内注射类固醇

c. 麻醉下手法松解

d. 口服皮质类固醇

e. 简单镇痛

**2.** 下列哪项不是咽痛和颈部淋巴结肿大病人的鉴别诊断？

a. 细菌性咽炎

b. 淋病

c. 传染性单核细胞增多症

d. 鹅口疮（咽部）

e. 声带息肉

**3.** 以下哪个不是男性勃起功能障碍最先要问的关键问题？

a. 他可以随时勃起吗？

b. 他的性欲受到影响了吗？

c. 他在吃药吗？

d. 你能和他的伴侣谈这个问题吗？

e. 他的性取向是什么？

**4.** 对于60岁患有呼吸困难的吸烟者，适当的初步检查是什么？

a. 支气管镜

b. 胸部X线

c. 全血细胞计数（FBC），尿素氮和电解质（U/E），促甲状腺激素（TSH），胸部X线，心电图（ECG），峰值流速（PFR）

d. 仅做全血细胞计数（FBC），尿素氮和电解质（U/E），促甲状腺激素（TSH）

e. 每天记录峰值流速

**5.** 以下哪项是评估膝关节的检查？

a. 麦克默里（McMurray）检查

b. 奎克施泰特（Queckenstedt）检查

c. 红针检查

d. 林纳（Rinne）检查

e. 罗瑟拉（Rothera）检查

**6.** 在带状疱疹中，以下哪种皮肤感染总是需要紧急转诊到专科治疗？

a. V1

b. C1

c. T1

d. L1

e. S1

**7.** 对于一名27岁的疑似脑膜炎球菌败血症病人，哪种抗生素是最合适的？

a. 苄青霉素 0.2 g 肌内注射

b. 苄青霉素 1.2 g 静脉注射

c. 红霉素 1 g 静脉注射

d. 利福平 600 mg 静脉注射

e. 利福平 600 mg 口服

**8.** 下列哪项测量血压的方法是正确的？

a. 把袖带绑在肱动脉上，约占手臂的20%，用手臂支撑

b. 把袖带绑在桡动脉上，约占手臂的20%，用手臂支撑

c. 把袖带绑在肱动脉上，约占手臂的40%，用手臂支撑

d. 把袖带绑在桡动脉上，约占手臂的40%，用手臂支撑

e. 袖带为手臂周长的40%，置于桡动脉之上，无手臂支撑

**9.** 英国最常见的性传播疾病是什么？

a. 衣原体病

b. 淋病

c. 艾滋病

d. 梅毒

e. 阴道滴虫病

**10.** 下列哪项对前列腺疾病的描述是正确的？

a. 英国有一项前列腺癌筛查计划

b. 大多数前列腺癌病人在二十多岁时被诊断出患有前列腺癌

c. 前列腺癌是男性最常见的癌症

d. 前列腺炎是一种无法治疗的前列腺炎症

e. 前列腺疾病通常引起尿中带血

**11.** 以下哪项不用于评估哮喘的严重程度？

a. 辅助呼吸肌的使用

b. 哮鸣音的数量

c. 胸廓扩张

d. 脉搏次数

e. 呼吸频率

**12.** 什么情况下应用抗生素治疗中耳炎？

a. 以前使用过抗生素治疗中耳炎

b. 发生病情恶化

c. 如果 24 h 后症状仍未改善

d. 如果病人年龄超过 2 岁

e. 如果病人经常游泳

**13.** 下呼吸道感染的特征是咳嗽并伴有以下哪个症状？

a. 痰液颜色的改变

b. 胸部扩张度减少

c. 痰液的量减少

d. 咽痛

e. 哮鸣音

**14.** NICE 指南指出，在心房颤动的治疗中，在下列哪种情况下应控制心率？

a. 65 岁以下

b. 没有抗心律失常药物的禁忌证

c. 冠心病病人

d. 心率＞ 120 次 /min

e. 成功的心脏复律

**15.** 以下哪项不是月经失调出血的鉴别诊断之一？

a. 妊娠出血

b. 子宫内膜癌

c. 月经初潮

d. 多囊卵巢综合征

e. 外阴癌

**16.** 在治疗惊恐障碍时，适当的治疗可能包括：

a. 电休克疗法（ECT）

b. 锂剂

c. 长期使用苯二氮䓬类药物

d. 利培酮

e. 选择性 5- 羟色胺再摄取抑制剂

**17.** 下列关于肠易激综合征的陈述哪个是正确的?

a. 典型特征包括：腹泻、便秘、便血、发热和腹胀

b. 它可以由腹腔疾病引发

c. 病人定期进行结肠镜检查是谨慎的，因为与这种疾病相关的恶性肿瘤的风险很小

d. 这是一种排除性诊断

e. 长期低剂量抗惊厥药可能会有帮助

**18.** 关于抑郁症，下列哪一项陈述是正确的?

a. 无价值感或妄想，体重增加或减轻，嗜睡和失眠都可能提示临床抑郁症

b. 三环类抗抑郁药的剂量比选择性 5- 羟色胺再摄取抑制剂更安全，但不良反应更多

c. 病人服用抗抑郁药物后，通常需要一周的时间才会出现好转的迹象

d. 停药综合征包括以下症状：轻度躁狂、恐慌、强烈的愿望、恶心、呕吐和发冷

e. 对于重度抑郁症、复发性抑郁症和轻度抑郁症病人，如果他们认为心理干预比药物治疗更重要，应该考虑采用认知行为疗法

**19.** 对于安宁缓和医疗，下列哪项陈述是正确的?

a. 如病人的生存预期为 6 个月或少于 6 个月，便可根据特别规则（DS 1500 表）申领护理津贴

b. 为了填写死亡证明，医师需要在病人死亡前 28 天内见到过病人

c. 非甾体类抗炎药可用于控制神经性疼痛

d. 吗啡可通过以下所有途径给药：口服片剂和液体剂型、经皮、直肠、肌内注射和皮下注射

e. 伊丽莎白 · 库伯勒 · 罗斯（Elizabeth Kubler Ross）在她的经典著作《死亡与垂死》（*On death and Dying*）中描述了在接受死亡的悲伤过程中有几个阶段：否认、愤怒、讨价还价和抑郁

**20.** 对于原发性甲状腺功能减退症，下列哪个陈述是正确的?

a. 它与网球肘有关

b. 它是由自身免疫、放射性碘治疗和垂体瘤引起的

c. 在英国患病率的男女比例为 2 ∶1

d. 它与心肌梗死的风险增加有关

e. 可能导致女性提前绝经

**21.** 对于急性阑尾炎，下列哪个陈述是正确的?

a. 这是英国最常见的需要尽快手术的外科急症

b. 在妊娠期间，由于手术对胎儿有风险，考虑保守治疗

c. 口腔恶臭、凯尔尼格征、低热和肌卫征是该病的一些典型体征

d. 麦克伯尼氏点是在从脐部到右腹股沟韧带中间连线的 2/3 处

e. 典型症状通常从右髂窝的腹痛开始，然后是强度增加的全身性腹痛

**22.** 以下哪项关于激素替代治疗

（HRT）的说法是错误的？

a. 连续联合激素替代治疗出现突破性出血是很常见的，但通常在治疗 6 个月后即可稳定下来

b. 大多数选择进行 HRT 的女性使用时间为 1~3 年

c. 局部外用雌激素，例如阴道栓和乳膏，不能缓解潮热

d. HRT 会增加患乳腺癌的风险，但如果使用时间少于 4 年，则患乳腺癌的风险仍然很低

e. 对于已行子宫切除术的妇女，使用雌激素制剂是安全的

**23.** 对于 2 型糖尿病，下列哪项陈述是正确的？

a. 南亚裔患糖尿病的风险是欧洲人的 10 倍

b. 视网膜筛查应每 2 年进行一次，以检测眼底变化，例如微动脉瘤和血管增生

c. 所有出现视网膜病或肾病表现的 2 型糖尿病病人，都应每天服用阿司匹林 75 mg

d. 驾照颁发机构要求所有患有 2 型糖尿病的司机告知斯旺西的中心办公室

e. 含有 70%碳水化合物、25%蛋白质和 5%脂肪的饮食适合于 2 型糖尿病病人

**24.** 一位 25 岁的红眼病人，他没有相关的既往病史，也没有服用任何药物，来到全科诊所，选择一个最常见的原因：

a. 眼中异物

b. 结膜炎

c. 角膜炎

d. 青光眼

e. 结膜下出血

**25.** 下列关于特应性湿疹的陈述哪项是不正确的？

a. 润肤剂是特应性湿疹的一线治疗药物，如果可能，每天应使用 4 次

b. 表皮葡萄球菌是大多数湿疹病例发生感染的病原体

c. 对于湿疹的急性发作，应开出最低药效的类固醇乳膏

d. 特应性湿疹很常见，有 15%~20% 的在校儿童受其影响

e. 被感染的湿疹有明显的皮肤炎症和结痂

**26.** 下列哪个陈述是正确的？在病人进行幽门螺杆菌呼气试验或粪便抗原试验之前，他们应该进行：

a. 停止服用任何抗酸药物，如盖胃平（Gaviscon），持续 1 周

b. 停止服用质子泵抑制剂（PPI），如奥美拉唑或兰索拉唑，持续 1 周

c. 检查前空腹 24 h

d. 在检查前 2 周停止服用任何抗生素

e. 停止服用 PPI 2 周

**27.** 关于卒中，下列哪个陈述是不正确的？

a. 大约 70% 的卒中是血栓栓塞性疾病，19%的卒中是出血性疾病

b. 过量饮酒是卒中的危险因素

c. 对于患有血栓栓塞性卒中的人，建议使用地尔硫䓬和小剂量阿司匹林作为预防性治疗

d. 50% 的卒中发生在 70 岁以上的人

群中

e. 卒中后抑郁很常见，可能是由于脑组织的器质性病变所致

**28.** 下列哪些有关酒精的陈述是正确的？

a. 饮酒量与 10%~15% 的住院病人数量有关

b. 一小杯平均浓度的葡萄酒(125 mL)含有 1 单位的酒精

c. 全血细胞计数可能显示滥用酒精的病人有小细胞改变

d. 筛查问卷（例如 CAGE）在初级保健中使用受限

e. 经常饮酒超过每周建议饮酒量（14 单位 / 周）的女性，患乳腺癌的概率有所增加

**29.** 以下哪项与瘀青无关？

a. 甲状腺功能减退症

b. 血小板减少症

c. 肝病

d. 口服类固醇

e. 凝血因子 V 莱顿遗传病

**30.** 下列有关终止妊娠的陈述，哪一项是错误的？

a. 在 2004 年，88% 的 NHS 流产是在妊娠 13 周以前进行的

b. 终止妊娠后感染的风险约为 10%

c. 1967 年《流产法》允许在妊娠 24 周之前终止妊娠，前提是这样做可以降低妇女精神或生理健康的风险

d. 妊娠 9 周以内的妇女可以口服米非司酮、黄体酮和顿服前列腺素进行药物流产

e. 终止妊娠后，口服避孕药应推迟到下一个月经周期开始时服用

# 扩展匹配选择题

### 1 尿路症状

a. 尿路感染（UTI）

b. 糖尿病

c. 压力性尿失禁

d. 良性前列腺增生（BPH）

e. 急迫性尿失禁

f. 血尿

从上面的选项中，哪个是最合适的诊断？

1. 表现为排尿犹豫，尿流不畅、尿末滴沥和尿量正常。

2. 以尿频、排尿困难、尿常规试纸显示亚硝酸盐和白细胞阳性为特征。

3. 以咳嗽、打喷嚏和大笑时漏尿以及尿常规试纸显示正常为特征。

### 2 心律失常

a. 心室颤动

b. 心房颤动

c. 心房扑动

d. 阵发性室上性心动过速

e. 心室异位起搏

f. 室性心动过速

从上面的选项中，哪个是最合适的诊断？

1. 以心电图（ECG）上显示锯齿状外观为特征。

2. 在 ECG 上显示为狭窄而复杂性心动过速。

3. 在 ECG 上显示为宽而复杂性心动过速。

### 3 在病人自己家里提供照顾的人

a. 社区护士

b. 健康随访员

c. 家庭护理员

d. 职业治疗师

e. 足病治疗医师

f. 社区精神科护士

g. 上门送餐员

h. 助产士

i. 全科医师

下列各项描述的是哪种卫生保健专业人员？

1. 在社会服务的保护下工作，可以帮助病人洗澡和穿衣。

2. 作为危机解决团队的一员。

3. 到行动不便的糖尿病病人家中进行足部护理。

4. 去病人家里家访，并且可以进行包括跌倒在内的许多临床评估。

### 4 促进健康

a. 健康教育

b. 健康保护

c. 意向前期

d. 沉思（冥想）

e. 保养

f. 复发

g. 健康信念

关于健康促进模式的各个变化阶段，从以上列表中可以看出，最适合以下的情况：

1. 苏茜（Suzie）6个月前就戒烟了。由于工作压力大，她又开始吸烟了。

2. 乔治（George）是杜克（Duck）和德雷克（Drake）的房东。他每周喝80单位的酒。他认为自己的饮酒量不是问题，因为这是他工作的一部分。

3. 温蒂（Wendy）是一个餐厅的女服务员，膝关节疼痛。她的体重指数（BMI）是36。她最近意识到自己的体重加剧了膝关节疼痛，觉得现在该采取行动了。

### 5 精神健康

a. 焦虑

b. 惊恐障碍

c. 哮喘

d. 抑郁症

e. 强迫症

f. 精神分裂症

g. 广场恐怖症

从上面的选项中，哪个是最合适的诊断？

1. 朱莉娅（Julia）今年20岁，她发现自己必须洗18次手才能离开洗手间。她觉得如果不这样做，她就会把细菌传给她的父母，使他们生病。

2. 安妮（Anne）发现自己经常感到不适，当心脏跳动得非常快时，她伴随出汗和颤抖，感觉好像无法呼吸并且快要死了。她的症状没有躯体的原因。

3. 约翰（John）今年43岁，最近失业了。他觉得自己一无是处，没有自尊和自信。他感到前途渺茫。他睡眠不佳，性欲低下。他早上的感觉更糟。

### 6 前列腺检查

a. 大小正常，前列腺无压痛

b. 前列腺光滑、增生

c. 前列腺变硬、形态不规则

d. 前列腺增生、有压痛

e. 前列腺变小、形态不规则

上述直肠指检的结果，哪一项最符合？

1. 前列腺炎。

2. 前列腺增生。

3. 前列腺癌。

### 7 高血压的治疗

a. 血管紧张素转换酶抑制剂（ACEI）

b. β 受体拮抗剂

c. 钙通道阻滞剂

d. 噻嗪类利尿剂

e. 钙通道阻滞剂或噻嗪类利尿剂

f. α 受体拮抗剂

根据2006年NICE关于初级保健中成年人高血压的管理指南：

1. 对于55岁以上或黑人的病人，首选治疗方案是什么？

2. 55岁以下病人的首选治疗方法是什么？

3. 目前不推荐将哪一种作为一线治疗药物？

### 8 糖尿病的诊断

a. 空腹血糖

b. 尿糖检查

c. 葡萄糖耐量试验（GTT）

d. 葡萄糖耐量减低

e. 空腹血糖受损

f. 糖尿病

g. 血糖控制正常

h. 随机血糖

上面的选项中最合适的选择是：

1. 哪项检查是诊断 2 型糖尿病的金标准？

2. 哪些检查不是针对无症状的糖尿病病人？

3. 如果 GTT 结果为 7.8~11.1 mmol/L，可以诊断为糖尿病吗？

4. 如果空腹血糖为 6.1~7 mmol/L，能否诊断为糖尿病？

## 9　2 型糖尿病的治疗

a. 二甲双胍

b. 格列齐特

c. 罗格列酮

d. 饮食和生活方式的改变

e. 胰岛素

f. 瑞格列奈

g. 阿卡波糖

上面的选项中，最合适的选择是：

1. 哪一种是磺脲类？

2. 哪些能减轻外周胰岛素抵抗？

3. 2 型糖尿病的一线治疗药物是什么？

## 简答题

**1.** 你接到一个 59 岁妇女的丈夫打来的电话。他的妻子有严重的头疼，正卧床休息，他要求紧急出诊。在 1 h 前，他们在做园艺时突然出现了这些症状。她以为后面的东西撞到了自己头上，但丈夫无法弄清是怎么回事。这是她经历过的最严重的头痛。

a. 哪些症状是“红旗征”？

b. 对于这种突然的头痛，必须排除哪些严重疾病的诊断？

c. 最合理的诊疗计划是什么？

**2.** 一名 42 岁的妇女在第 3 次妊娠的前 3 个月来诊室。她以前每次妊娠时的血红蛋白（Hb）都很低。最近测得她的 Hb 为 102 g/L。

a. 你应该为此担心吗？

b. 她贫血的可能原因是什么？如何检查？

c. 你应该给她什么具体的建议？

d. 她请你提醒她哪些食物富含铁。请列出 5 个。

e. 她还需要补充其他的饮食吗？或者避免吃什么？

**3.** 一位 82 岁的女士由她的女儿带来就诊。她的母亲几个月前搬来与她住在一起，她注意到她的母亲白天睡得很多。

a. 可能的原因是什么？

b. 你问这位母亲，她是否认为自己有问题。她说，自从去年丈夫去世后，她晚上一直睡不好，所以她发现自己白天没有精力。后来她不得不卖掉自己的房子，搬来和女儿及其家人住在一起，从此她感觉更糟了。这些信息提醒你，她可能患有抑郁症。你能用什么诊断工具来正规地评估她呢？

c. 与她们两人进行了长时间的咨询之后，完成了 PHQ-9 问卷评估，你可以诊断出中度严重的抑郁症。在这个阶段你还想做什么其他的检查吗？

d. 这些检查结果都是正常的。你有哪些可选择的治疗方案？

**4.** 亚瑟·史密斯（Arthur Smith）在 11 个月前被诊断出患有 2 型糖尿病。他今年 64 岁，体重超重，他的治疗计划包括口服几种药物来控制糖尿病和降低心血管疾病风险。

a. 他的糖尿病年度评估日期即将到来。评估项目应该包括哪些？

b. 你从计算机上看到他没有按要求定期服药。病人依从性差的原因是什么？

c. 他说他不确定为什么需要服用所有的药片，因此你需要花一些时间向他解释每种药片，并通过书面信息宣传单进行补充。

糖尿病病人最好的平衡饮食是什么？

**5.** 一名 72 岁的妇女患有高血压，有膝关节和髋关节的骨性关节炎，她参加了每年一次的血液检查。她不是糖尿病病人，但有吸烟史。她的总胆固醇为 6.2 mmol/L，高密度脂蛋白胆固醇为 0.8 mmol/L，血压（BP）为 138/88 mmHg。这意味着她的 10

年心血管疾病风险估计大于20%。目前，她正在服用两种降压药来控制血压。

a. 她可能会吃什么药？

b. 你希望年度血液检查有哪些项目？

c. 审核她的冠心病用药之后，还需要进行其他的检查吗？

d. 她说她不明白为什么需要服用所有这些药片，并承认她经常忘记服用其中一些药片。你应该怎么跟她说？

**6.** 一位23岁的电话销售代表来到诊室，要求你给她开抗生素处方，因为她咽痛，已经两天不能说话，以至于不能工作。

a. 可能的诊断是什么？

b. 你对她进行了检查，她的咽部有轻微的充血，声音嘶哑，并且有轻微的颈部淋巴结肿大。她的体温是37.8℃。她想让你做咽拭子检查，因为她听说这样可以知道她哪里出了问题。你应该做咽拭子检查吗？

c. 你会用抗生素治疗吗？

d. 可以建议她下次使用哪些资源来获得帮助？

**7.** 当地医院的物理治疗师与你联系，因为她一直在接诊你的一名腰肌劳损的病人，尽管进行了干预，但疼痛似乎并没有好转。

a. 病人可能对治疗无效的原因是什么？

b. 慢性腰痛的危险因素有哪些？

c. 收集到的腰痛的“红旗征”和体征的名称是什么？这些症状和体征可能表明遗漏了一种严重的疾病。它们是什么？

**8.** 一名76岁的老年男性因消化不良、疲倦和吞咽困难来就诊。这几个月的病情仍然在进展。

a. 需要排除哪些诊断？

b. 他疲劳的原因可能是什么？

c. 其他“红旗征”是什么？

d. 应该做哪些紧急检查以确诊？

**9.** 一个5岁男孩因手腕扭伤被其祖母带到诊室。祖母说这是他从沙发上摔下来时发生的。你给他检查时，他对自己的手腕和前臂非常在意。你尝试触摸时，他就会哭泣。

a. 有什么让你担心的吗？

b. 需要排除哪些诊断？

c. 什么是最合适的干预计划？

**10.** 一名67岁的妇女因咳嗽而来就诊。她咳出的痰又多又黏。她认为自己又感染了一次，这是今年冬天的第三次感染。她的呼吸比正常情况要差一点，因为平时一口气就能登上去的楼梯，现在她不得不中途在楼梯上休息两次。

a. 最可能的原因是什么？

b. 次要的原因是什么？

c. 你该怎么办？

d. 目前还没有对她的慢性呼吸问题做出明确的诊断。在这里可以选择哪些检查？

## 单选题的答案

**1.** d. 针对疾病的每个阶段量身定制治疗方案。针灸是可以用于这种疾病的补充疗法。注射类固醇可以减少滑膜炎，因此是对的。

麻醉下手法松解对难治性病例是有用的。简单的镇痛通常是早期痛苦的冻结肩阶段的主要治疗。口服糖皮质激素不会产生任何持久的效果，所以应该避免使用。参见案例 9。

**2.** e. 尽管细菌性或病毒性扁桃体炎和咽炎是最常见的诊断，但也有可能选择传染性单核细胞增多症和更罕见的淋病或鹅口疮。声带息肉的病人表现为声音嘶哑，而不是咽痛。参见案例 7。

**3.** d. 以下是在对勃起功能障碍进行初步评估时需要询问的重要问题：勃起、性行为、性欲、既往的问题、其他症状、既往病史、吸烟。虽然伴侣双方都应接受治疗，但在诊断和检查阶段让伴侣参与是不合适的。参见案例 28。

**4.** c. 气短可能有许多原因，因此在开始接诊时需要进行多种调查。鉴别诊断的清单包括肺部疾病，有哮喘、慢性阻塞性呼吸道疾病、间质性疾病、肺癌、肺栓塞、肺炎，冠状动脉疾病，心力衰竭，心律失常，惊恐发作，食管裂孔疝。虽然上述所有检查都是用来诊断气短的原因，但在开始接诊时应该进行广泛的检查，然后根据最初的结果做进一步的专科检查。多种疾病可以共存，因此需要进行几种不同的检查。参见案例 33。

**5.** a. 麦克默里（McMurray）试验是通过膝关节外旋强迫屈曲，用于检查半月板损伤。将一只手放在膝关节的关节线上，然后弯曲和伸展膝关节，同时用另一只手旋转踝关节。如果半月板撕裂，可以感觉到关节线上有“咔哒”声。奎肯斯泰试验（Queckenstedt）——颈静脉压迫试验用于检测脑脊液循环中的阻塞。红针试验用于勾勒出中心视野。里恩（Rinne）试验是通过空气传导和骨传导来比较听力。罗瑟拉（Rothera）试验是检查尿酮的化学测试（Swash，M. 2007. Hutchinsom's Clinical Methods, Saunders）。参见案例 10。

**6.** a. 带状疱疹感染可以影响任何部位的皮肤。尽管它可能成为一种急症，特别是免疫功能低下的病人，但它通常是可以在全科诊所中治疗的。眼睛周围有任何感染的病人都必须立即就诊，因为这可能导致失明。参见案例 11。

**7.** b. 脑膜炎球菌败血症的经验性治疗是通过静脉内或肌内注射苄青霉素 1.2 g。参见案例 13。

**8.** c. 指南指出，袖带必须占臂围的 40%，气囊必须在手臂被支撑的情况下置于肱动脉上方。指南附加指出，应在气候温和的环境下安静地进行测量。参见案例 18。

**9.** a. 衣原体是英国最常见的性传播疾病，2005 年有 11 万例，而且病例数仍在稳步上升。参见案例 24。

**10.** c. 没有明确的证据表明英国对前列腺癌进行筛查是有益的，因此它还没有被实施。这种疾病的风险随着年龄的增长而增加，因此被诊断的都是老年男性。它是男性最常见的癌症，约占所有男性新诊断癌症的 1/4。它是常见的与癌症相关的第二大死亡原因。前列腺炎是由炎症引起的，它是可以治疗的，它可以发生在任何年龄。前列腺疾病会导致尿血，但这种情况很罕见。参见案例 29。

**11.** c. 通过脉搏频率、呼吸频率和呼吸困难程度、使用辅助呼吸肌的程度、哮鸣音数量、躁动程度和意识水平来衡量疾病的严重程度。胸廓扩张度与哮喘严重程度的相关性很差。应当记住，所有独立出现的体征都与气道阻塞程度的相关性较弱。参见案例 2。

**12.** b. 如果病情恶化，应使用抗生素。如果 72 h 后症状没有改善，如果病人年龄小于 2 岁，或者病人免疫功能低下，也可以给予抗生素。以前是否使用过抗生素，不应影响决定这次是否给予。游泳是外耳炎的危险因素，但不应影响中耳炎的抗生素处方。参见案例 6。

**13.** e. 下呼吸道感染的特征是咳嗽并伴有下列至少一种症状：痰液分泌增多、呼吸困难、喘息声、胸痛或不适，症状出现不足 21 天且没有可以明确解释的其他原因。参见案例 1。

**14.** c. 对于 65 岁以上的病人、冠心病病人、具有抗心律失常药物禁忌证和不宜进行心脏复律的病人，应考虑控制心房颤动的发生率。参见案例 19。

**15.** e. 外阴癌不会引起月经不规则出血。月经不规则出血可由妊娠相关原因引起：无排卵（包括月经初潮、绝经期、垂体或下丘脑问题、多囊卵巢综合征、甲状腺功能障碍）；宫颈癌或子宫内膜癌；感染。参见案例 25。

**16.** e. 在案例 21 中，讨论了对焦虑的处理。治疗惊恐障碍的方法稍有不同。通常使用认知行为疗法（CBT）和 / 或抗抑郁药。应避免长期服用苯二氮䓬类药物，因为病人会上瘾和耐药。利培酮是一种抗精神病药物，锂剂用于治疗躁狂症、预防双相障碍和预防复发性抑郁症。参见案例 21。

**17.** d. 有血便或发热可能是炎症性肠病。肠易激综合征可由胃肠炎而非腹腔疾病引发。这与恶性肿瘤没有关联，但建议 45 岁以上有新发胃肠道症状的病人转诊给专科医师。长期服用低剂量的抗抑郁药而非抗惊厥药可能会有帮助。参见案例 16。

**18.** e. 双相情感障碍病人有夸大妄想。错的。过量服用选择性 5- 羟色胺再摄取抑制剂比三环类抗抑郁药更安全，且不良反应更少。在开始服用抗抑郁药时，通常需要 2 周时间才会出现初步好转的迹象。

抗抑郁药不会使人上瘾，停用后也不会引起心理渴望。NICE 指南证实(e)是正确的。参见案例 22。

**19.** a. 在填写死亡证明时，需要医师在病人死亡之前的 14 天内见过病人。非甾体类抗炎药对骨性疼痛有用，三环类抗抑郁药对神经性疼痛有用。吗啡不能通过透皮途径给药。悲伤过程的各个阶段：第 5 个阶段，“接受”阶段已被省略。参见案例 30。

**20.** d. 原发性甲状腺功能减退症与腕管综合征有关，与网球肘无关。垂体疾病引起继发性而非原发性的甲状腺功能减退。在英国，男女患病的比例为 6 ∶ 1。它不会引起过早绝经。参见案例 32。

**21.** a. 在妊娠期可能仍需要手术治疗。凯尔尼格（Kernig）征阳性提示脑膜炎。麦克伯尼氏点位于从脐到右髂前上棘连线的 2/3 处。典型的疼痛始于脐周，然后转移到右髂窝。参见案例 35。

**22.** a. 连续联合激素替代治疗的突破性出血并不常见，如果出现 6 个月就应该进行检查，因为这可能是生殖器恶性肿瘤的标志（SIGN 指南 www.sign.ac.uk/pdf/qre61/pdf）。大多数妇女使用 HRT 的时间相对较短（即 1~3 年）。局部外用雌激素可以缓解泌尿系统症状和阴道干涩，但不能充分吸收用于治疗潮热。来自妇女健康倡议研究（2002）的数据表明，接受 HRT 超过 4 年的妇女患乳腺癌的风险更高。对于有子宫的妇女，如果使用非对抗性雌激素类药物，患子宫内膜癌的风险就会增加，但对于做过子宫切除术的妇女则没有必要同时使用孕激素。参见案例 23。

**23.** c. 南亚裔患糖尿病的概率是欧洲人的 3 倍。每年应进行视网膜筛查，以发现眼底的变化。2 型糖尿病和视网膜病变或肾病病人已经有微血管疾病时，罹患卒中和栓塞的风险更高。由于阿司匹林具有抗血栓的特性，因此可以预防性使用。

如果仅通过饮食就能控制，DVLA 不需要通知 2 型糖尿病病人（取消驾驶资格），除非出现相关的残疾，如影响视力的糖尿病性眼部问题。含有 55%~60% 碳水化合物，15%~20% 蛋白质和 20%~30% 脂肪的基础饮食是合适的。参见案例 20。

**24.** b. 除非病人从事暴露于灰尘或其他颗粒物的职业，否则异物不如感染那样常见。感染性结膜炎（50%病毒性，50%细菌性）约占全科诊所接诊的眼部疾病的 35%（Royal College of General Practitioners 和 Royal College of Ophthalmologists 2001，在 Prodigy 指南中引用）。角膜炎并不少见，但发生率低于感染性结膜炎。这在戴隐形眼镜的人群中更常见。

患病率和发病率各不相同，但 NICE 指南估计，40 岁以上的人群中有 2%的人患有慢性开角型青光眼，而 75 岁以上的人群中有 10%的人易患急性青光眼，但这在 25 岁的人群中不太可能发生。结膜下出血可能自发发生，可能是由于血压升高、凝血障碍或静脉压升高（咳嗽等）引起的。它在老年人中更常见。参见案例 5。

**25.** b. 金黄色葡萄球菌和化脓性链球菌是两种最常与感染性湿疹有关的微生物。Prodigy 指南建议，每天至少使用 3~4 次保湿霜，对防止皮肤干燥和打破瘙痒—抓痒—痒的循环至关重要。外用类固醇会导致皮肤变薄，应在短时间内以最低的药效强度使用，并根据对它们的反应而增加或降低药量。在英国，特应性湿疹很常见，但通常随着儿童的成长而改善。结痂是感染的致病因素，应使用全身性抗生素治疗；除非涉及的皮肤面积很小，后者应局部使用抗生素。参见案例 12。

**26.** e. 抗酸剂可以连续服用。在测试幽门螺杆菌之前，必须停止使用质子泵抑制剂 2 周，因为它们可以抑制细菌。呼气测试前 1 h 内禁止进食、摄入液体或吸烟。测试前必须停用抗生素 4 周。从停止使用质子泵抑制剂开始需要 2 周的洗脱期，以避免产生假阴性结果。参见案例 14。

**27.** c. 大约 70% 的卒中是血栓栓塞性的，19% 是出血性的，还有一小部分是由于罕见原因引起的，例如血管炎、颈动脉夹层分离、血压突然下降或静脉窦血栓形成。酒精会引起血管损伤。地尔硫䓬是一种钙通道阻滞剂。双嘧达莫由于具有抗血小板的特性，可与阿司匹林一起预防性使用。年龄是卒中的危险因素。抑郁症很常见，被认为是由环境和大脑器官的有机变化共同导致的。参见案例 4。

**28.** e. 饮酒与 20% ~30% 的住院人数有关。一小杯中等强度的葡萄酒含有 1.5 单位的酒精。全血细胞计数更容易提示巨红细胞症，但该检查的特异性和敏感性较低。CAGE 问卷是一个非常有用的筛查工具。过量饮酒会增加患乳腺癌以及口腔癌、食道癌和肝癌的风险。参见案例 31。

**29.** b. 甲状腺功能减退可伴有淤青。血小板减少症（血小板缺乏症）与淤青有关，血小板增多症会增加血栓形成的风险。肝脏疾病由于凝血因子紊乱，可导致瘀斑。口服类固醇会导致皮肤变薄，这可能导致瘀斑。凝血因子 V 型莱顿遗传病会增加凝血的风险，特别是当该病人是纯合子时。参见案例 17。

**30.** e. 根据卫生部的统计数据，有 60% 的流产是在不到 10 周的时间内发生的。英国皇家妇产科学院估计，未来感染导致不孕的风险总体为 10%。在 HSA1 表格中列出的终止妊娠最常见的原因是降低妇女精神或身体不健康的风险。米非司酮顿服可在妊娠早期诱导流产，但如果在妊娠后期使用药物流产，则需要大剂量的前列腺素来诱导。在终止妊娠或流产后应立即开始口服避孕药。参见案例 26。

# 扩展匹配选择题的答案

**1**

1. d
2. a
3. c

**2**

1. c
2. d
3. f

**3**

1. c
2. f
3. e
4. a

**4**

1. f
2. c
3. d

**5**

1. e
2. b
3. d

**6**

1. d
2. b
3. c

**7**

1. e
2. a
3. b

**8**

1. c
2. a，b，h
3. d
4. e

**9**

1. b
2. c
3. d

# 简答题的答案

**1.**

a. 第一次和最严重的发作（单发和突然发作），突然的暴发性头痛（如对头部的打击）

b. 突然的爆炸性头痛可能提示蛛网膜下腔出血

c. 紧急访视病人：

- 核实病史
- 检查病人（生命体征；神经系统检查：格拉斯哥昏迷评分、眼科、脑神经、周围神经系统；颅外结构：颈动脉、鼻窦、颞动脉、颈椎检查）
- 安排紧急入院

参见案例 3。

**2.**

a. 是的，你确实需做这些检查。正常范围为登记时 Hb > 110 g/ L 或孕晚期 > 105 g/L。极低的血红蛋白水平与胎儿预后不良有关。

b. 尽管由于血液稀释，妊娠期间 Hb 的下降很常见，但也可能是由于铁缺乏引起的，特别是要考虑到她的既往病史。应该通过验血以检查她的铁含量。

c. 在低于正常范围的水平时，你应该讨论饮食摄入、补铁剂和随访。

d. · 肉类

- 绿色蔬菜（例如西兰花和菠菜）
- 谷物
- 草莓
- 蛋类

e. 维生素 C 有助于人体吸收铁，柑橘类水果或蔓越莓包括它们的果汁中都富含维生素 C。茶和咖啡会减少铁的吸收，所以应该避免使用。

参见案例 27。

**3.**

a. · 一种器质性疾病

- 与抑郁症有关
- 病人及其家属因其他原因前来就诊（例如人际关系问题）

b. 常用的评分系统有 PHQ–9、贝克（Beck）抑郁量表和医院焦虑抑郁量表。这些不应单独使用，而应作为临床评估的辅助手段。

c. 仅仅因为你诊断出她患有抑郁症，并不意味着她没有器质性疾病。你应该进行全血细胞计数（FBC）和甲状腺功能检查（TFT），来排除贫血和甲状腺功能减退症。

d. · 支持

- 丧亲咨询
- 认知行为疗法（CBT）
- 抗抑郁药

参见案例 22。

**4.**

a. 评估：

- 微血管和大血管疾病（检查足部、视网膜，尿液检测微量白蛋白，测血压）
- 血液检查（包括 HbA1c、肾功能和胆固醇的检查）
- 药物审查，包括病人的用药一致性

· 持续地进行病人教育，包括改变生活方式

b. · 不知道如何服药

· 不了解服药的重要性

· 服用几种药物

· 担心出现预料到的或经历过的不良反应

· 忘记

· 身体功能受损

c. · 减少脂肪

· 增加水果和蔬菜的摄入量

· 增加富含纤维的淀粉食品的摄入量

· 减少食盐的摄入量

· 增加鱼的摄入量

· 减少糖的摄入

参见案例 20；案例 11 为了病人保持一致性。

**5.**

a. · 阿司匹林

· 他汀类

· 噻嗪类利尿剂

· ACEI 类

· 骨关节炎的止痛药

b. · 随机血糖

· 肾功能

· 肝功能

· 血脂

c. · 血压检查

· 尿液试纸检查尿蛋白

· 检查病人的依从性

d. 你应该告诉她，虽然她没有觉得不舒服，但她的血压升高和高胆固醇意味着她有心脏病发作或卒中的风险，而她服用的药物正在降低这种风险。你可以用具体的数字来详细说明她的心血管疾病风险。参见案例 18。

**6.**

a. · 病毒性咽炎 / 喉炎

· 细菌性扁桃体炎 / 咽炎

· 传染性单核细胞增多症

· 咽部鹅口疮

· 声带过度使用

b. 这种方法的敏感性和特异性较低，因此只能用于持续性咽痛或治疗失败的病例。

c. 不，因为最可能的诊断是病毒性喉炎。

d. · 使用来自朋友、家人和过去的经验来解决自己的症状。

· 向药剂师寻求建议

· 要求从健康热线中获取信息

· 预约诊所的护士或执业护士

参见案例 6 和案例 7。

**7.**

a. · 急性背痛发作后，病人出现了慢性背痛

· 遗漏或替代性诊断，因此治疗不适当

b. · 肥胖、文化程度低、痛苦和严重失能

· 苦恼、情绪低落、躯体化

· 对工作不满

c. 红旗征

· 体重减轻、发热、盗汗

· 夜间疼痛

· 恶性肿瘤病史

· 在老年人中急性发作

· 持续或进行性疼痛

· 双向或交替出现症状

· 神经系统功能紊乱

· 大小便障碍

· 晨僵

· 免疫抑制

· （当前或最近的）感染

· 跛行或周围血管缺血的体征

· 处于俯卧（支撑胃部）或胎儿体位仍不能缓解的疼痛

参见案例 8。

**8.**

a. 上消化道癌

b. 他可能会贫血，因为癌症可能会引起胃肠道出血，而且可能在一段时间内不会被发现

c. 体重减轻、呕吐和触摸到肿块

d. 应该安排紧急内镜检查，还可以进行全血细胞计数（FBC）检查来评估他是否贫血

参见案例 14。

**9.**

a. 受伤的机制与检查结果不符。换句话说，即便是轻微的跌倒，也可能会导致严重的扭伤或骨折

b. 非意外性伤害

c. 适当处理损伤，包括在事故和紧急情况下，对是否可以用 X 线进行评估

· 查找有关事件（包括任何可能的证人）更多的信息

· 查看病人的病历记录，以查找以前是否对儿童的福利有任何担忧。如果你在了解更多的有关事件后，仍对儿童的福利感到担忧，请与资深同事讨论，并确保适当地转介给社会服务机构

参见案例 34。

**10.**

a. 慢性阻塞性肺疾病（COPD）

b. 吸烟。 通常病人已经吸烟 64 包年以上

c. 治疗感染。关于戒烟的重要性向病人进行再教育，并安排随访以控制其持续的症状

d. 肺功能测定仪将显示她患有 COPD，且 FEV1 / FVC 比率降低，呈现阻塞性通气功能障碍的图像

参见案例 30。

# 附录

## 附录 1　医师的急救（出诊）包

全科医师的急救包必须锁好，在家访或放在车上时不能无人看管。

以下是可以携带的物品清单：

· 听诊器
· 血压计
· 耳镜
· 压舌板
· 温度计
· 笔形手电筒
· 止血带
· 无菌手套
· 叩诊锤
· 润滑剂
· 皮尺
· 血糖仪
·（呼吸）峰值流量计
· 阴道窥器
· 血液样本瓶
· 注射器
· 针头
· 静脉输液器
· 尿液检查试纸条
· 注射用水
· 垫片（间隔装置）

· 药物：青霉素注射液、硝酸甘油喷雾剂、胰高血糖素或葡萄糖、肾上腺素、支气管扩张剂、抗组胺药、镇痛药（口服和肌内注射）、止吐药、利尿剂和氢化可的松注射剂。至关重要的是，每年至少要对所有药物进行两次检查，以确保它们仍然在有效期内

· 病历记录纸
· 处方笺
· 文具
· 移动电话
· 英国国家处方指南
· 当地的地图

关于应该携带什么物品有很多争论。这取决于就诊的规律性，诊所的覆盖范围，包括病人离二级医疗机构的距离等重要因素。2002 年，一项欧洲主持的来自比利时的家访研究，询问了全科医师们携带什么物品，上面的部分清单是由此产生的。有些是在 1/3 以上的接诊过程中使用的物品（例如听诊器、血压计和处方笺），其他物品很少需要，但在特殊的紧急医疗情况下会随身携带。在较偏远地区工作的全科医师可能会携带吸氧管和氧气瓶、自动体外除颤仪和溶栓药。

参考：Devroey，D.，Cogge，M. & Betz，W.（2002）Do general practitioners use what is in their doctor's bag？ Scandinavian Journal of Primary Care 20，242-243.

附录

附录2　2002年英国按疾病/状态分类估计找全科医师就诊的病人人数

| 疾病/状态 | 病人（千人） | 疾病/状态 | 病人（千人） |
| --- | --- | --- | --- |
| 传染病和寄生虫病 | 5 496 | 呼吸系统 | 13 876 |
| 肿瘤 | 1 500 | 消化系统 | 6 476 |
| 血液和造血系统 | 651 | 皮肤和皮下组织 | 9 775 |
| 内分泌、营养和代谢疾病 | 3 986 | 肌肉骨骼系统和结缔组织 | 9 937 |
| 精神和行为障碍 | 5 270 | 泌尿生殖系统 | 6 738 |
| 神经系统 | 3 012 | 妊娠、分娩和产褥期 | 348 |
| 眼及附属器官 | 4 025 | 围生期疾病 | 59 |
| 耳和乳突 | 4 007 | 先天异常（畸形） | 309 |
| 循环系统 | 8 047 | 损伤和中毒 | 5 832 |

参考：Office of Health Economics.（2003/2004）Compendium of Health Statistics，15th edn. OHE，London.

## 附录3　英国的免疫接种时间表

NHS免疫接种网站提供了有关疫苗接种计划的原因，其工作方式以及所用每种疫苗（包括风险）的全面信息。

| 接种时间 | 预防的疾病 | 使用的疫苗 |
| --- | --- | --- |
| 2个月 | 白喉、破伤风、百日咳、脊髓灰质炎、b型流感嗜血杆菌、肺炎球菌 | DTaP / IPV / Hib + 肺炎球菌结合疫苗（PCV） |
| 3个月 | 白喉、破伤风、百日咳、脊髓灰质炎、b型流感嗜血杆菌、C型脑膜炎 | DTaP/IPV/Hib + Men C |
| 4个月 | 白喉、破伤风、百日咳、脊髓灰质炎、b型流感嗜血杆菌、C型脑膜炎、肺炎球菌 | DTaP/IPV/Hib + Men C + PCV |
| 大约12个月 | b型流感嗜血杆菌，C型脑膜炎 | Hib/Men C |
| 大约13个月 | 麻疹，腮腺炎，风疹，肺炎球菌 | MMR + PCV |
| 3年4个月至5年 | 白喉、破伤风、百日咳、脊髓灰质炎、麻疹、腮腺炎、风疹 | DTaP / IPV / Hib 或 dTaP / IPV+ MMR |
| 13~18岁 | 破伤风、白喉、脊髓灰质炎 | Td/IPV |

参考：http：//www.immunisation.nhs.uk/article.php？ id=55.

## 附录 4　正常儿童的呼吸和脉搏频率

| 年龄（岁） | 呼吸频率（次/min） | 脉率（次/min） |
| --- | --- | --- |
| ＜1 | 30~40 | 110~160 |
| 1~2 | 25~35 | 100~150 |
| 2~5 | 25~30 | 95~140 |
| 5~12 | 20~25 | 80~120 |
| ＞12 | 15~20 | 60~100 |

参考： Jlint Royal colleges Ambulance Liaison committee.(2004)
Recognition of the Seriously Ⅲ Child. Joint Royal college Ambulance Liaison Committee, London.

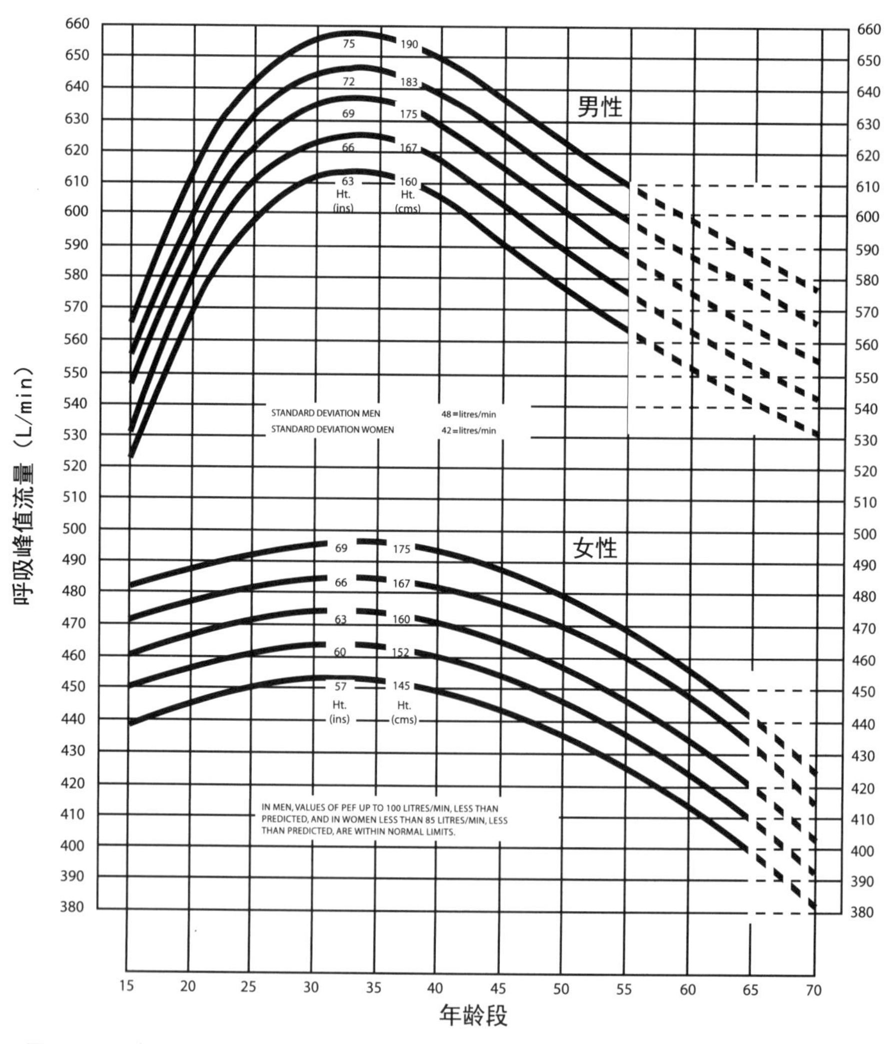


**图 14　正常成年人的呼气峰值流量** (Reproduced from Nunn，A.J. & Gregg，I. 1989 New regression equations for predicting peak expiratory flow in adults. BMJ 298，1 068–1 070，with permission from the BMJ Publishing Group.)

## 附录 5　肺功能预测值的正常值

这些值适用于白种人，对亚洲人而言应降低 7%，对非洲加勒比地区的人而言应降低 13%。

**男性**

对于 70 岁以上的男性，其预测值的确定性较差，但可以通过以下公式计算出来（身高以厘米为单位；年龄以年为单位）：

$FVC$ =（0.057 6 × 身高）–（0.026 × 年龄）–4.34（SD: ± 0.61 L）

$FEV_1$ =（0.043 × 身高）–（0.029 × 年龄）–2.49（SD: ± 0.51 L）

| 年龄 / 岁 | | 5'3"<br>160 cm | 5'5"<br>165 cm | 5'7"<br>170 cm | 5'9"<br>180 cm | 5'11"<br>185 cm | 6'1"<br>190 cm | 6'3"<br>195 cm |
|---|---|---|---|---|---|---|---|---|
| 38~41 | $FVC$ | 3.81 | 4.20 | 4.39 | 4.67 | 4.96 | 5.25 | 5.54 |
| 38~41 | $FEV_1$ | 3.20 | 3.42 | 3.63 | 3.85 | 4.06 | 4.28 | 4.49 |
| 42~45 | $FVC$ | 3.71 | 3.99 | 4.28 | 4.57 | 4.84 | 5.15 | 5.43 |
| 42~45 | $FEV_1$ | 3.09 | 3.30 | 3.52 | 3.73 | 3.95 | 4.16 | 4.38 |
| 46~49 | $FVC$ | 3.60 | 3.89 | 4.18 | 4.47 | 4.75 | 5.04 | 5.33 |
| 46~49 | $FEV_1$ | 2.97 | 3.18 | 3.40 | 3.61 | 3.83 | 4.04 | 4.26 |
| 50~53 | $FVC$ | 3.50 | 3.79 | 4.07 | 4.36 | 4.65 | 4.94 | 5.23 |
| 50~53 | $FEV_1$ | 2.85 | 3.07 | 3.28 | 3.50 | 3.71 | 3.93 | 4.14 |
| 54~57 | $FVC$ | 3039 | 3.68 | 3.97 | 4.26 | 4.55 | 4.83 | 5.12 |
| 54~57 | $FEV_1$ | 2.74 | 2.95 | 3.17 | 3.38 | 3.60 | 3.81 | 4.03 |
| 58~61 | $FVC$ | 3.29 | 3058 | 3.87 | 4.15 | 4.44 | 4.73 | 5.02 |
| 58~61 | $FEV_1$ | 2.62 | 2.84 | 3.05 | 3.27 | 3.48 | 3.70 | 3.91 |
| 62~65 | $FVC$ | 3.19 | 3.47 | 3.76 | 4.05 | 4.34 | 4.63 | 4.91 |
| 62~65 | $FEV_1$ | 2.51 | 2.72 | 2.94 | 3.15 | 3.37 | 3.58 | 3.80 |
| 66~69 | $FVC$ | 3.08 | 3.37 | 3.66 | 3.95 | 4.23 | 4.52 | 4.81 |
| 66~69 | $FEV_1$ | 2.39 | 2.60 | 2.82 | 3.03 | 3.25 | 3.46 | 3.68 |

**女性**

对于 70 岁以上的女性，其预测值的确定性较差，但可以通过以下公式计算出来（身高以厘米为单位；年龄以年为单位）：

$FVC$ =（0.044 3 × 身高）–（0.026 × 年龄）–2.89（SD: ± 0.43 L）

$FEV_1$ =（0.039 5 × 身高）–（0.025 × 年龄）–2.60（SD: ± 0.38 L）

| 年龄 / 岁 | | 4'11"<br>150 cm | 5'1"<br>155 cm | 5'3"<br>160 cm | 5'5"<br>165 cm | 5'7"<br>170 cm | 5'9"<br>175 cm | 5'11"<br>180 cm |
|---|---|---|---|---|---|---|---|---|
| 38~41 | *FVC* | 2.96 | 2.91 | 3.13 | 3.35 | 3.58 | 3.80 | 4.02 |
| 38~41 | $FEV_1$ | 2.30 | 2.50 | 2.70 | 2.89 | 3.09 | 3.29 | 3.49 |
| 42~45 | *FVC* | 2.59 | 2.81 | 3.03 | 3.25 | 3.47 | 3.69 | 3.91 |
| 42~45 | $FEV_1$ | 2.20 | 2.40 | 2.60 | 2.79 | 2.99 | 3.19 | 3.39 |
| 46~49 | *FVC* | 2.48 | 2.70 | 2.92 | 3.15 | 3.37 | 3.59 | 3.81 |
| 46~49 | $FEV_1$ | 2.10 | 2.30 | 2.50 | 2.69 | 2.89 | 3.09 | 3.29 |
| 50~53 | *FVC* | 2.38 | 2.60 | 2.82 | 3.04 | 3.26 | 3.48 | 3.71 |
| 50~53 | $FEV_1$ | 2.00 | 2.20 | 2.40 | 2.59 | 2.79 | 2.99 | 3.19 |
| 54~57 | *FVC* | 2.27 | 2.49 | 2.72 | 2.94 | 3.16 | 3.38 | 3.60 |
| 54~57 | $FEV_1$ | 1.90 | 2.10 | 2.30 | 2.49 | 2.69 | 2.89 | 3.09 |
| 58~61 | *FVC* | 2.17 | 2.39 | 2.61 | 2.83 | 3.06 | 3.28 | 3.50 |
| 58~61 | $FEV_1$ | 1.80 | 2.00 | 2.20 | 2.39 | 2.59 | 2.79 | 2.99 |
| 62~65 | *FVC* | 2.07 | 2.29 | 2.51 | 2.73 | 2.95 | 3.17 | 3.39 |
| 62~65 | $FEV_1$ | 1.70 | 1.90 | 2.10 | 2.29 | 2.49 | 2.69 | 2.89 |
| 66~69 | *FVC* | 1.96 | 2.18 | 2.40 | 2.63 | 2.85 | 3.07 | 3.29 |
| 66~69 | $FEV_1$ | 1.60 | 1.80 | 2.00 | 2.19 | 2.39 | 2.59 | 2.79 |

参考：Chronic Obstructive Pulmonary Disease.（2004）National clinical guideline for management of chronic obstructive pulmonary disease in adults in primary and secondary care. Thorax 59，（Supplement 1），1–232.

附录

## 附录 6　产前保健：对健康孕妇的常规保健

- 在整个妊娠期间，每次预约时都应重新评估每个孕妇的需要
- 在每次预约就诊时，应向孕妇提供信息，使其有机会讨论问题和提出问题
- 孕妇通常应携带自己的病历记录
- 应告知孕妇所有检查的结果
- 口头信息应该支持分类，书面信息应该是基于证据的
- 确定哪些女性可能需要额外的照顾（有关列表，请参阅完整的 NICE 指南）

**在初次预约就诊时**

- 提供有关饮食和生活方式、妊娠护理服务、生育福利、筛查测试的信息
- 告知补充叶酸的益处
- 提供筛查——在进行每次检查之前，应了解每项检查的目的。应该明确规定妇女有接受或拒绝检查的权利
- 通过提供戒烟的干预措施来帮助吸烟的女性

**在妊娠 16 周之前**

- 血液检查：ABO 血型、RH 血型、红细胞抗体、血红蛋白、乙型肝炎病毒、艾滋病病毒、风疹易感性、梅毒血清学
- 检查尿液中有无细菌
- 超声波扫描以确定胎龄
- 唐氏综合征筛查：11~14 周时进行胎儿颈项透明层检查，14~20 周时进行血清学检查

**妊娠 18~20 周后**

- 定期进行超声扫描以检测结构异常（时间间隔取决于孕妇、胎儿的胎次以及孕妇的健康状况）
- 对筛查测试的所有结果进行审查、讨论和记录
- 测量血压
- 检查尿液中的尿蛋白
- 测量耻骨联合 - 宫高

**在妊娠 28 周时**

- 为贫血和非典型的红细胞抗体提供重复筛查
- 如果 RH 血型阴性，则提供抗体（检查）

**在妊娠 36 周时**

- 检查产式。如果臀位，可以选择剖宫产

**在妊娠 41 周时**

- 提供自然催产法
- 41 周后开始诱导（分娩）

参考：http：//www.nice.org.uk/nicemedia/pdf/ANC_FINAL_Algorithm.pdf

## 附录 7 病人健康问卷（PHQ-9）

姓名： 日期：

在过去 2 周内（如距离前次测试仅相隔 1 周，则评估过去 1 周的总体状况），有多少时候你受到以下任何问题的困扰？（在你选择的回答下画√）

| 序号 | 项目 | 没有 | 有几天 | 一半以上时间 | 几乎每天 |
|---|---|---|---|---|---|
| 1 | 做事时提不起劲或没有兴趣 | 0 | 1 | 2 | 3 |
| 2 | 感到心情低落、沮丧或绝望 | 0 | 1 | 2 | 3 |
| 3 | 入睡困难、睡不安或睡得过多 | 0 | 1 | 2 | 3 |
| 4 | 感觉疲倦或没有活力 | 0 | 1 | 2 | 3 |
| 5 | 食欲缺乏或吃得太多 | 0 | 1 | 2 | 3 |
| 6 | 觉得自己很糟糕或觉得自己很失败，或让自己、家人失望 | 0 | 1 | 2 | 3 |
| 7 | 对事物专注有困难，例如，在看报纸或看电视时 | 0 | 1 | 2 | 3 |
| 8 | 行动或说话速度缓慢到别人已经察觉？或刚好相反——变得比平日更烦躁或坐立不安，动来动去 | 0 | 1 | 2 | 3 |
| 9 | 有不如死掉或用某种方式伤害自己的念头 | 0 | 1 | 2 | 3 |
| | | | | + | + |

医疗专业人员：如需解释，请参阅随附计分卡　　总分

10. 如果你勾选了任何问题，这些问题对你的工作、处理家庭事务或与他人相处有多困难？

一点也不困难 ______

有点困难 ______

非常困难 ______

极度困难 ______



### PHQ-9 病人抑郁问卷

**用于初步诊断**

1. 病人完成了 PHQ-9 快速抑郁评估。
2. 如果阴影部分至少包含 4 个√（包括问题# 1 和问题# 2），请考虑抑郁症。

添加分数以确定严重程度。

**考虑重度抑郁症**

如果阴影部分至少有 5 个√（其中一个对应于问题＃ 1 或问题＃ 2）

**考虑其他抑郁症**

如果阴影部分中有 2~4 个√（其中一个对应于问题＃ 1 或问题＃ 2）

注意：由于调查表依赖于病人的自我报告，因此所有结果均应由临床医师核实，并根据病人对问卷的理解程度以及来自病人的其他相关信息，在临床基础上做出最终诊断。

对重度抑郁症或其他抑郁症的诊断，也需要考虑社会、职业或其他重要功能领域的损害（问题 10）并排除正常的丧亲之痛、躁狂发作（双相情感障碍）的病史以及身体上的不适、药物或其他毒品，这些都是造成抑郁症的生物学原因。

**随着时间推移，监测新诊断的病人或当前正在接受抑郁症治疗的病人的严重程度**

1. 病人可以在家中完成基线和定期（例如每 2 周）的问卷调查，并在下次预约就诊时带来他们的评分，或者他们可以在每次预约期间填写问卷。

2. 将每列√数相加。对于√：有几天 =1，一半以上时间 =2，几乎每天 =3

3. 将每列的分数相加，得出总分。

4. 请参阅附加的 PHQ-9 评分框来解释总得分。

5. 结果可能会存入病人档案中，以帮助你制定治疗目标，确定反应程度以及指导治疗干预措施。

**评分：将 PHQ-9 上的所有复选框加起来**

对于√：没有为 0；有几天为 1；一半以上时间为 2；几乎每天为 3。

**对总分的解释**

| 总分 | 抑郁严重程度 |
| --- | --- |
| 1~4 | 最轻微的抑郁 |
| 5~9 | 轻度抑郁 |
| 10~14 | 中度抑郁 |
| 15~19 | 中重度抑郁 |
| 20~27 | 重度抑郁 |

# 病例诊断结果索引

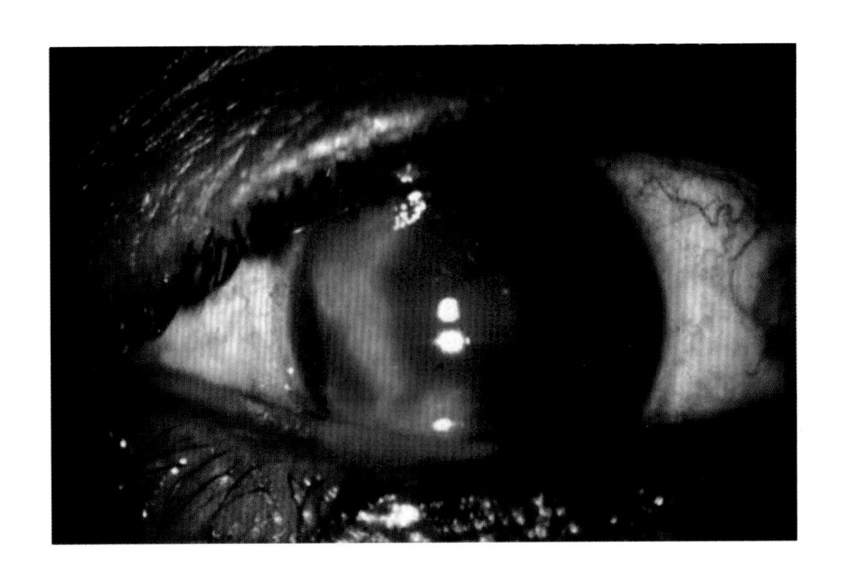

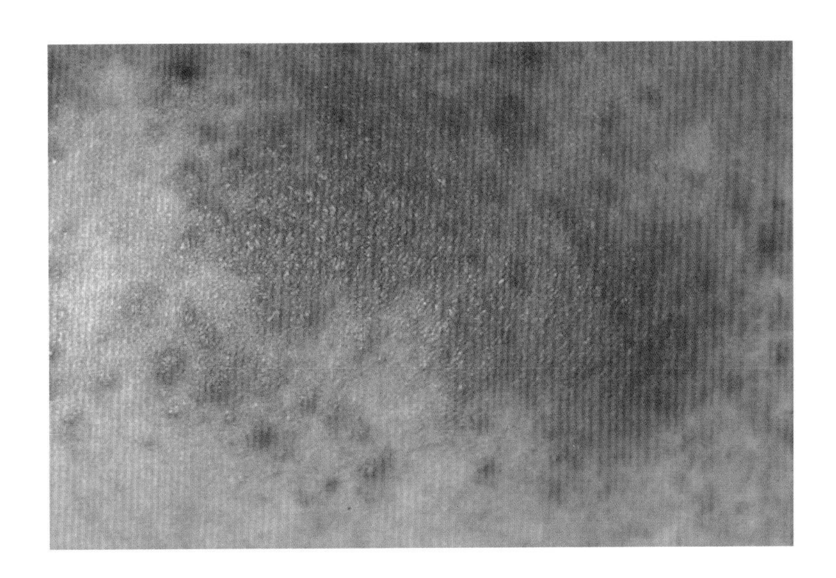

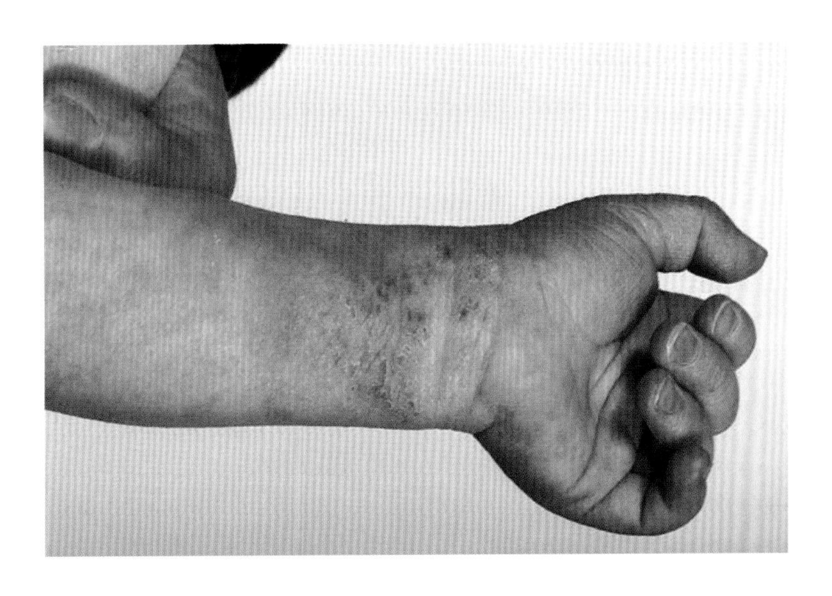

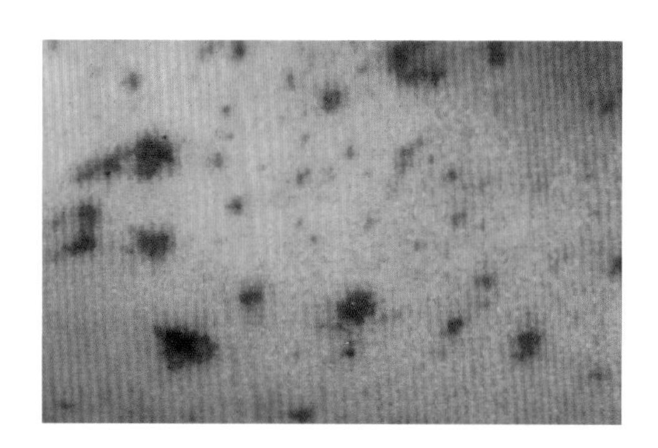

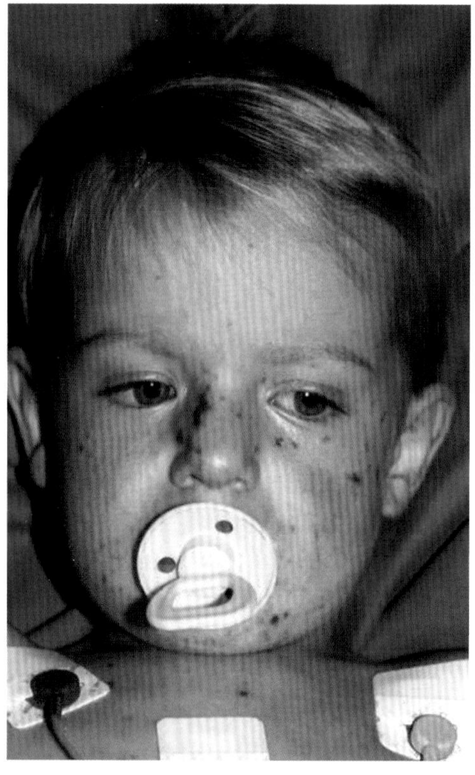

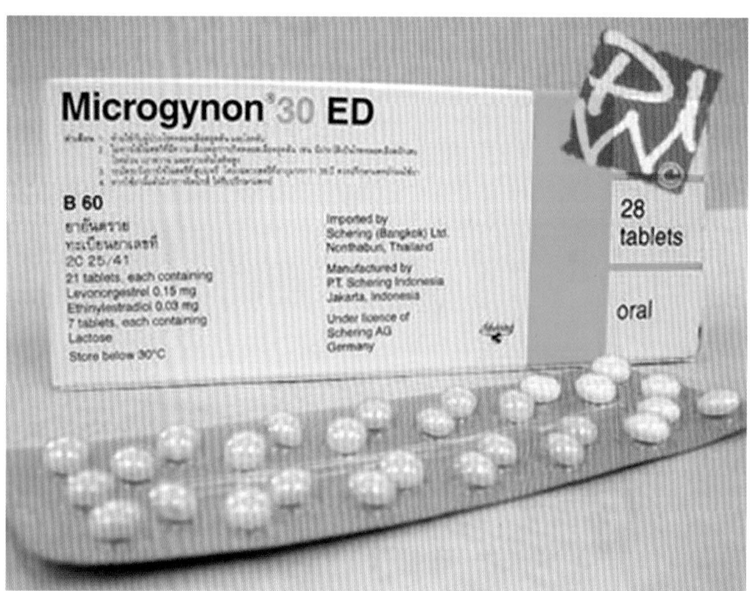
Microgynon® 30 ED
B 60
2C 25/41
21 tablets, each containing
Levonorgestrel 0.15 mg
Ethinylestradiol 0.03 mg
7 tablets, each containing
Lactose
Store below 30°C
Imported by
Schering (Bangkok) Ltd.
Nonthaburi, Thailand
Manufactured by
P.T. Schering Indonesia
Jakarta, Indonesia
Under licence of
Schering AG
Germany
28
tablets
oral